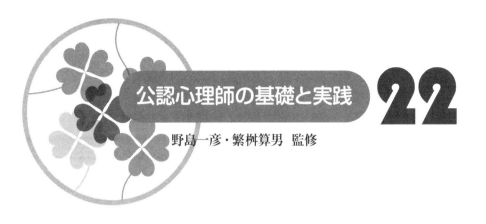

公認心理師の基礎と実践 **22**

野島一彦・繁桝算男 監修

精神疾患とその治療

加藤隆弘　神庭重信 編

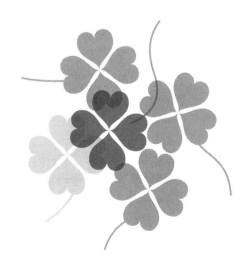

遠見書房

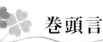

巻頭言

心理学・臨床心理学を学ぶすべての方へ

　公認心理師法が2015年9月に公布され，2017年9月に施行されました。そして，本年度より経過措置による国家資格試験が始まります。同時に，公認心理師の養成カリキュラムが新大学1年生から始まります。

　現代日本には，3万人を割ったとは言えまだまだ高止まりの自殺，過労死，うつ病の増加，メンタルヘルス不調，ひきこもり，虐待，家庭内暴力，犯罪被害者・加害者への対応，認知症，学校における不登校，いじめ，発達障害，学級崩壊などの諸問題の複雑化，被災者への対応，人間関係の希薄化など，さまざまな問題が存在しております。それらの問題の解決のために，私たち心理学・臨床心理学に携わる者に対する社会的な期待と要請はますます強まっています。また，心理学・臨床心理学はそのような負の状況を改善するだけではなく，より健康な心と体を作るため，よりよい家庭や職場を作るため，あるいは，より公正な社会を作るため，ますます必要とされる時代になっています。

　こうした社会状況に鑑み，心理学・臨床心理学に関する専門的知識および技術をもって，国民の心の健康の保持増進に寄与する心理専門職の国家資格化がスタートします。この公認心理師の養成は喫緊の非常に大きな課題です。

　そこで，私たち監修者は，ここに『公認心理師の基礎と実践』という名を冠したテキストのシリーズを刊行し，公認心理師を育てる一助にしたいと念願しました。

　このシリーズは，大学（学部）における公認心理師養成に必要な25科目のうち，「心理演習」，「心理実習」を除く23科目に対応した23巻からなります。私たち心理学者・心理臨床家たちが長年にわたり蓄えた知識と経験を，新しい時代を作るであろう人々に伝えることは使命であると考えます。そのエッセンスがこのシリーズに凝縮しています。

　このシリーズを通して，読者の皆さんが，公認心理師に必要な知識と技術を学び，国民の心の健康の保持増進に貢献していかれるよう強く願っています。

　　2018年3月吉日

　　　　　　　　　　　　　　　監修者　野島一彦・繁桝算男

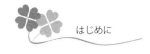

■ はじめに

　「心の健康なくして健康なし」"without mental health there can be no true physical health" とは，WHO の初代事務総長ブロック・チゾム（Brock Chisholm）氏の言葉です。今日誰もが共有している "健康" の概念，すなわち「健康とは，病気でないとか，弱っていないということではなく，肉体的にも，精神的にも，そして社会的福祉においても，すべてが満たされた状態にあること」を提唱したのもチゾム氏です。彼が精神科医だったと知れば，この画期的な "健康" の定義には，心身相関の洞察あるいは精神疾患の生物−心理−社会モデルが現れていることが読み取れます。

　今日メンタルヘルスへの関心が日本の社会にも広く普及しました。そのきっかけの一つは WHO による障害調整生命年（disability adjusted life years, DALY）の採用だったと思います（1990 年）。この報告は，精神疾患の疾病負担が腫瘍に次いで 2 番目に高いことを明らかにしたのです。

　日本社会がバブル景気から一転して大不況の時代へと突入し，我が国の自殺者が年間 3 万人を超えたのは 1998 年のことでした。自殺対策基本法が 2006 年に策定され，自殺のリスク因子としての精神疾患，なかでもうつ病の啓発と早期発見・介入（ゲートキーパー養成，病診連携，診療科間連携など）が推し進められました。この時期と重なるようにして，過重労働によるうつ病や自殺が社会問題となり，職域でのメンタルヘルスの重要性が認識され，ストレスチェック制度の確立へとつながりました。2013 年には，五疾病五事業の五疾病目に「精神疾患」が位置づけられました。

　こうした流れとともに，精神疾患を抱える方が地域の一員として生活できることを目標として，施設から地域移行を進める地域包括ケアシステムの構築が進められてきました。2004 年に策定された「精神保健医療福祉の改革ビジョン」では，当事者が，地域の一員として安心して自分らしい暮らしをすることができるよう，圏域ごとの医療・保健・福祉関係者による協議の場を通じて，精神科医療施設，その他の医療機関，地域援助事業者，市町村などとの重層的な連携による支援体制を構築していくことが必要と謳っています。この改革は道半ばであり，粘り強く推し進めていかねばなりません。

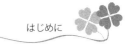

　今日，メンタルヘルスの活動は病院や診療所だけでなく，職場や教育現場をはじめ社会の幅広い領域において取り組まれています。メンタルヘルスのさらなる向上をめざして，精神医療従事者はそれぞれの専門性を生かし，チームとして活動していく必要があります。心理職の方にとり本書が臨床に生かせる精神疾患の知識を提供できることをこころより願っています。

　2020（令和2）年5月6日

　　　　　　　　　　　　　　　　　　　　　　　　　神庭重信

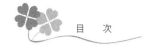

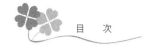

目　次

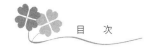

第3部　精神疾患の治療システムとその背景

第 1 部

精神医学概説

精神疾患の日本語病名について

　本書で用いる精神疾患の分類・病名は，歴史的なあるいは慣用的な分類・用語，DSM-5 診断名などをのぞき，原則，日本精神神経学会による ICD-11（2019）の日本語病名を用いている。大きな変更は，病名の disorder の訳に「障害」ではなく「症」をあてることにしたことである。たとえば，bipolar disorder の日本語病名は，双極症〈同義語として双極性障害〉となる。この試みは，すでに DSM-5 の翻訳の際に，一部の病名で取り入れたが，ICD-11 では原則として病名の disorder に「症」を当てはめることにした。病態をより適切に表す病名に訳し変えた病名も複数ある。新病名とともに旧病名を山括弧〈　〉に入れて標記した。また類義語は丸括弧（　）に入れて表記した。

第 1 章

精神医学の歴史的展望

加藤隆弘・早川宏平

🔑 *Keywords*　EBM，バイオ・サイコ・ソーシャルモデル，DSM，ICD，クレペリン，フロイト

I　はじめに

　現在の精神科臨床では，一人ひとりの患者を生物学的側面，心理的側面，社会的側面から多軸的に評価するのが一般的になっており（バイオ・サイコ・ソーシャルモデル［bio-psycho-social model］；BPS モデル），精神病理学的に病態を理解し，診断ガイドラインや操作的診断基準に（あるいは，古典的ドイツ精神医学に）基づいて診断を下し，その疾患に相応しい治療を開始する。精神医学も医学の分野のひとつであり，そうである以上は他の領域同様に科学的根拠に基づいた医療（evidence-based medicine; EBM）が求められている。このように EBM が求められる医学の一分科となった現代の精神医学の日常臨床における診断と治療それぞれの背景には，さまざまな歴史が存在する。本章ではこれまでの精神医学の歴史を振り返りながら，実臨床における診断と治療がどのような経緯を辿って現在の精神医学の形に至ったかを概観する。

II　精神医学における診断の歴史

　統一された疾患概念や診断基準が不在だった時代は，精神科医による精神疾患の診断の不一致が大きな問題となっていた。同じ患者を目の前にしても，診察する精神科医によって診断が異なるというのはありふれたことであった。そのような診断の信頼性の問題を解決すべく，現在の精神医学では臨床と研究のどちらにおいても，精神疾患の診断のためにはもっぱら世界保健機関（World Health Organization; WHO）による『疾病及び関連保健問題の国際統計分類』

（International Classification of Diseases; ICD）ないしアメリカ精神医学会による
『精神疾患の診断と統計マニュアル』（Diagnostic and Statistical Manual of Mental
Disorders; DSM）が用いられている。厚生労働省は疾患分類統計に ICD を用いて
いる。臨床研究や治験には厳密な診断基準を要件とする DSM を用いることが多
い。

　両診断基準とも現在では明確な診断基準（DSM）や診断ガイドライン（ICD）を
持つ診断基準であり，それまで問題となっていた精神科医による精神疾患の診断
の不一致の問題を解消させ，その高い信頼性と妥当性によって精神疾患の病態を
解明することに寄与するものとなっている。診断の妥当性と信頼性をさらに高め，
より適切な治療と対応につながるような診断分類システムを構築するために，さ
まざまな基礎的・臨床的研究によって精神疾患の病態が解明されるに伴い，これ
らの診断基準そのものも継続的に改訂され発展していく性質を持っている。

　入院精神疾患患者の統計分類として DSM の前身となるものが 19 世紀にアメリ
カで作成され，1952 年に DSM-I，1968 年に DSM-II へと改訂された。1980 年に
出版された画期的な DSM-III では，クレッチマー（Ernst Kretschmer：1888-1964）
が提唱した多次元診断をベースに多軸診断と操作的診断が導入された。それとと
もに DSM は ICD にも対応した用語体系を備えるに至り，ここで急速に精神医学の
標準化が進んだ（中井，1999; p.226）。その後，1994 年の DSM-IV，2000 年の
DSM-IV-TR を経て，2013 年に最新版の DSM-5 が出版された。DSM-5 では，精神
疾患を「精神機能の基盤となる心理学的，生物学的，または発達過程の機能障害
によってもたらされた，個人の認知，情動制御，または行動における臨床的に意
味のある障害によって特徴づけられる症候群」と定義しており，現在の DSM-5 で
は診断をして終わりというのではなく，診断と同時に心理社会的および状況的要
因と能力障害とを別に記載するという方法が採用されている（APA, 2013）。DSM
や ICD をもとにして精神疾患の病態生理の研究は進められ，徐々にそれらの生物
学的諸側面が明らかとなり，有効な治療法の確立に繋がっている。このように，
精神医学における診断では DSM と ICD を中心として，日々，病態解明につなが
る知見が積み重ねられているが，これらの診断基準が作成される以前の過去には，
精神疾患の概念がさまざまに変遷してきた歴史がある。

　精神医学は主にヨーロッパで確立した学問であり，古くは古代ギリシャのヒポ
クラテス（Hippocrates；BC 460 頃 -370 頃）にさかのぼる。ヒポクラテスの功績
は，彼の没後に編纂された『ヒポクラテス全集』を通じて知ることができる。彼
は，古来より「神聖病」と言われてきたてんかんを神聖な現象などではなく，脳

の病気であると主張した。また，彼は病気の原因を血液，粘液，黄胆汁，黒胆汁の4つの体液のアンバランスに求める四体液説という医学理論を唱えた。その中でも黒胆汁の過剰によって引き起こされるのが，メランコリーであるとされた。古代の医学の到達点に存在するのはガレノス（Galenus；129-200頃）であり，彼はヒポクラテスの四体液説を引き継ぐとともに精気理論を提唱したが，ここでは精神医学的な発展はほとんどみられなかった。中世に入ると社会はキリスト教の教会を中心に形成・組織化され，この時代には精神医学の進歩は停滞した。この時代の精神疾患を抱えるものの多くが「悪魔憑き」として認識され，結果的に魔女狩りによる迫害の対象にもなっていた。

　精神医学が医学の一領域としてその歴史に登場してくるのは，やっと18世紀に入ってからである。この時代には精神疾患の疾病分類学が成立したが，当初の混沌とした疾病分類学の中で，フランスのピネル（Philippe Pinel；1745-1826）はスコットランドのカレン（William Cullen；1710-1790）の疾病分類学を継承して精神病をマニー，メランコリー，デマンス，イディオティスムの4つに分類した。彼が1801年に執筆した教科書である *Traité médico-philosophique sur l'aliénation mentale, ou la manie"* はすぐに英語に翻訳されて国際的に広く使用されるようになり，近代精神医学を切り開く契機となった。ピネルの弟子であるエスキロール（Jean-Étienne Dominique Esquirol；1772-1840）はピネルの疾病分類学をさらに発展させ，ピネル同様に近代精神医学の建設者として知られている。

　19世紀に入ると，フランスの疾病分類学の流れを踏襲しつつ，1845年にドイツのグリージンガー（Wilhelm Griesinger；1817-1868）が「精神病は脳病である」とする脳病論を提唱した。この時代の精神疾患においては進行麻痺などの神経変性疾患が多く見られ，それらの脳病理学的研究にも影響を受けていると考えられる（加藤，2006）。グリージンガーの脳病論は，脳を解剖学的・病理学的に研究することによって精神疾患の病態を解明しようとしたマイネルト（Theodor Meynert；1833-1892）の流れを経て，今日までに至る生物学的精神医学に多大なる影響を与えている。グリージンガー後の精神医学史には，現代の精神医学の礎を築いたドイツのクレペリン（Emil Kraepelin；1856-1926）とスイスのブロイラー（Eugen Bleuler；1857-1939）が登場し，ドイツを中心とした精神病理学が発展した。ここでは主に現在で言うところの統合失調症を対象として，さまざまな精神病理学的な考察が積み重ねられていった。クレペリンは患者の様子を緻密に観察し，1883年に精神医学の教科書の初版を出版した。その後もクレペリンは精力的に教科書の改訂を行ない，1927年の第9版まで版を重ねて，その

教科書は国際的に広く使用されるようになった。クレペリンは教科書の第6版で，早発痴呆（Dementia precox）と躁うつ病を二大精神病として分類した。早発痴呆という用語は，青年期という人生の早い時期に発症して徐々に認知機能が障害されていくという，統合失調症の臨床経過に注目した概念であった。ブロイラーはクレペリンが早発痴呆と名付けたものを精神分裂病（Gruppe der Schizophrenien）の用語に置き換える修正案を提唱するとともに，その症状を基本症状（連合障害，感情の障害，自閉，両価性の4つをまとめて，Bleuler's 4Aと呼ぶ）と，その他の幻聴や妄想などの副次症状に分類した。当初，精神医学を専門としていた哲学者のヤスパース（Karl Theodor Jaspers；1883-1969）は1913年に『精神病理学総論』を発表し，「了解」と「説明」の概念を精神病理学に導入した。彼はドイツの哲学者であるディルタイ（Wilhelm Dilthey；1833-1911）の了解心理学および説明心理学という概念を用いて，追体験することによって直感的に意味のつながりを認識できる「了解」と，因果関係によって精神現症を理解する「説明」を明確に区別した。また，フッサール（Edmund Husserl；1859-1938）の現象学を導入して，患者の体験を現象学的に記述することの重要性を主張した。そして，現象学的記述によって患者の体験を了解することができない了解不能性に，統合失調症の特性を見出した。クレペリンやブロイラー以外の精神医学者としては，統合失調症の一級症状を提唱したドイツのシュナイダー（Kurt Schneider；1887-1967）がいる。シュナイダーは統合失調症の一級症状として自我の障害に注目し，「考想化声，言い合う形の幻声，自身の行動と共に発現する幻声，身体的被影響体験，考想奪取およびその他の考想被影響体験，考想伝播，妄想知覚，感情・志向（欲動）・意志の領域における他者によるすべてのさせられ体験・被影響体験」を抽出し，これらが統合失調症に特徴的であると主張した（Schneider, 1967）。同じドイツのクレッチマーは前述のように精神疾患の多次元診断を提唱したが，それ以外にも特定の体格と気質との関連を類型化し，統合失調症を始めとする精神疾患の病前性格について論じた。このように，クレペリンを始めとする精神医学者達によって発展してきたドイツを中心とした精神病理学による精神疾患の分類学が，後のDSMにまで続く現在の精神科診断学に大きな影響を与える基礎となっている。

　精神医学的診断のためには，患者やその家族から具体的に困っていることや病院を受診した理由，これまでの生活史などを聴き取るだけでなく，身体的な診察や各種臨床検査も必要に応じて行われることになる。検査としては生体から採

取した血液や尿，髄液といった検体を調べるものから，生理学的検査や放射線を用いた脳神経画像検査も行なわれている。例えば生理学的検査としては，脳波（electroencephalography; EEG）が臨床場面で頻用されている。EEG は神経の電気的活動を頭皮の表面から記録する検査で，てんかんの診断や後述する電気けいれん療法においても用いられている。EEG は，ベルガー（Hans Berger；1873-1941）が 1929 年に人間の脳の電気的活動を記録したのが始まりであった。20 世紀後半からは，コンピュータ断層撮影（computer tomography; CT）や磁気共鳴画像（magnetic resonance imaging; MRI），単光子放出コンピュータ断層撮影（single photon emission computer tomography; SPECT），ポジトロン放出断層撮影（positron emission tomography; PET）といった脳神経画像検査も，精神疾患の診断のために日常的に臨床場面で用いられるようになっている。しかしながら，現代の精神医学においては，こうした客観的な指標が診断に有用であるというエビデンスをもつ疾患は，てんかんや認知症などごく一部に限られている。これからの精神医学の発展は，こうした客観的評価ツールの開発によるところが大きいだろう。

III　精神医学における治療の歴史

　現在の精神医学における治療では，神経化学と精神薬理学に代表される生物学的精神医学に基づいた向精神薬による薬物療法が主流となっているが，それと同時あるいは単独に，認知行動療法や精神分析などの精神療法，電気けいれん療法といった非薬物療法も必要に応じて行われているのが現状である。

　向精神薬の歴史は新しいようで，古い。古来より人々の間では酒，大麻，アヘンなどが用いられてきた。現在の精神医学における治療で用いられる向精神薬としては，抗精神病薬，抗うつ薬，抗不安・睡眠薬，抗認知症薬などがある。初めて開発された抗精神病薬はフェノチアジン系のクロルプロマジンで，1950 年にフランスの製薬会社ローヌ・プーラン社によって開発された。フランスの外科医ラボリ（Henri Laborit；1914-1995）が，手術の際にショックを起こさないようにする目的でクロルプロマジンの効果を検証したところ，クロルプロマジンには意識を障害することなく精神状態に変化をもたらす作用があることに気付いた。そこから本薬剤が精神疾患の治療に応用されることになり，後に統合失調症に対する最初の治療薬として発売された。その後，ベルギーのヤンセン社によって合成されたブチロフェノン系のハロペリドールがクロルプロマジンよりも強い

抗精神病作用を持つことがわかり，統合失調症治療薬として広く用いられるようになった。以後，さまざまな抗精神病薬が開発されたが，それらの薬は薬理学的にドパミンD_2受容体阻害作用を共通して持つことから，統合失調症の病態におけるドパミン仮説が提唱されるに至った。統合失調症に対する抗精神病薬の有効性が知られる一方で，ドパミン受容体阻害作用による薬剤性パーキンソン症候群等の副作用が問題となっていた。このような従来型の抗精神病薬（定型抗精神病薬）の持つ副作用の問題を解決する薬物として，クロザピンを皮切りに非定型抗精神病薬が次々と開発されるに至った。抗うつ薬は，1951年に開発されたイミプラミンに抗うつ作用があることが1957年に報告され，最初の三環系抗うつ薬として広く使われるようになった。三環系抗うつ薬もさまざまな薬剤が上市されたが，その副作用の強さが問題となり，それを解消するために新規抗うつ薬の開発が進められた。その結果，フルボキサミンをはじめとした選択的セロトニン再取り込み阻害薬（selective serotonin reuptake inhibitor; SSRI）やセロトニン・ノルアドレナリン再取り込み阻害薬（serotonin-norepinephrine reuptake inhibitor; SNRI）などが開発され，うつ病やパニック症〈パニック障害〉，強迫症〈強迫性障害〉といったさまざまな精神疾患に対して用いられるようになっている。

　薬物療法が一般的になる以前は，精神疾患に対する瀉血や浣腸，強制嘔吐などさまざまな非薬物療法が古来より行われていたが，当然のことながらそれらが治療的有効性を発揮することはほとんどなかった。そのため，精神疾患を持つ多くの患者が精神病院に収容されていた。有名なのは17世紀のフランスに誕生した男性用のビセートル病院と女性用のサルペトリエール病院である。これらの病院では精神疾患患者だけでなく浮浪者や犯罪者，貧民なども区別なく収容され，鎖につながれていた。前述のピネルも両病院で働いており，彼が鎖に繋がれている患者を解き放つよう命じた姿は非常に象徴的で，精神病院改革の始まりを表していると言えるだろう。このような収容・拘束のための精神病院から治療のための精神病院に向けた改革は，18世紀末のイタリアでキアルージ（Vincenzo Chiarugi；1759-1820）によって始められた。サルペトリエール病院では，ピネルだけでなくシャルコー（Jean-Martin Charcot；1825-1893）も働いていた。彼はシャルコー・マリー・トゥース病にその名を残しているように，現在では神経学の祖として著名であるが，晩年はヒステリーに対する催眠療法を実践していたことでも知られている。元々，基礎神経科学者としての活動に従事していたオーストリアのフロイト（Sigmund Freud；1856-1939）もシャルコーのもとに留学している。シャルコーの元でヒステリーの治療を学んだフロイトは，そこから臨床実践を通

じて人間には無意識というものがあることを提唱し，無意識を理解し取り扱う治療である精神分析を創始した。そして，精神分析はアメリカにわたってマイヤー（Adolf Meyer；1866-1950）に受け継がれ，力動精神医学の潮流が生まれた。精神分析・力動精神医学は神経症を始めとするさまざまな精神疾患の治療につながっただけでなく，人間の意識や無意識に関する理解を深め，精神医学に留まらず人文諸科学や思想に多大なる影響を与え続けている。

　その後，今では行われなくなったものの，精神疾患に対するさまざまな身体的治療が登場した。1918 年にはオーストリアのヤウレッグ（Julius Wagner-Jauregg；1857-1940）が進行麻痺の治療をきっかけに，患者をマラリアに感染させて高熱を出させることによって精神病を治療するマラリア療法を開発している。この治療法の開発により，ヤウレッグは 1927 年にノーベル医学・生理学賞を受賞した。1922 年にバンティング（Frederick Banting；1891-1941）とベスト（Charles Best；1899-1978）が膵臓からインスリンを抽出することに成功した後，1933 年にはオーストリアのザーケル（Manfred Sakel；1900-1957）が，大量のインスリンを投与することで統合失調症患者に低血糖性昏睡を引き起こし，それとともにブドウ糖を投与して覚醒させるという方法で精神病を治療する，インスリン・ショック療法を考案したが，事故が多発したため行われなくなった。1935 年にはポルトガルのモニス（Egas Moniz；1874-1955）が前頭葉を離断する前頭葉白質切截術（ロボトミー）を開始し，1949 年のノーベル医学・生理学賞を受賞している。しかし，これは倫理的問題から批判が強く，行われることはなくなった。

　その一方で，現在でも行われている精神疾患に対する身体的治療も存在する。代表的なのは電気けいれん療法（Electroconvulsive Therapy; ECT）で，イタリアのチェルレッティ（Ugo Cerletti；1877-1963）らによって統合失調症や躁うつ病の治療法として，1938 年に考案された。当初は無麻酔で頭皮上から通電して痙攣を起こす方法が取られていたが，骨折のリスクが問題となった。そのため，麻酔下に筋弛緩させることでけいれんを起こさずに通電するように方法が洗練され，現在の臨床場面でも施行され続けている。他にも 1985 年にベーカー（Anthony Barker）らによって経頭蓋磁気刺激法（transcranial magnetic stimulation; TMS）が行われ（Barker et al., 1985），現在ではそれをもとにした反復経頭蓋磁気刺激法（repetitive transcranial magnetic stimulation; rTMS）が施行されている。rTMS は，難治性のうつ病を始めとするさまざまな精神疾患への有効性が示されている。

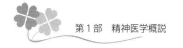

■ IV　おわりに

　精神医学の歴史を振り返りながら，どのようにして現在の精神医学の形に至っ
たかを概観した。各論で詳述する各々の精神疾患の概念は20世紀にいたって明確
化され，洗練されていった。疾患の診断基準が作られ，それに基づいた生物学的な
治療法も数多く開発された。しかし，その趨勢に対して，純粋に生物学的な疾患モ
デルに留まらず人間の心理的苦悩や社会的苦悩に着目したBPSモデル（生物－心
理－社会モデル）という考え方もエンゲル（George Libman Engel；1913-1999）
によって提唱されている（Engel, 1977）。精神科の診察は，内科や外科などの他
の診療科で行われる診察と基本的には大きく変わらない。患者がどのように診察
に入ってきて，どのような表情で，口調で，態度で，何を話すのか，その言動の
ひとつひとつを注意深く観察しながら，困っていることや苦痛について患者に尋
ねる。初めて出会う患者であれば果たしてどのような疾患が隠れているのかを考
えながら慎重に話を聴くだろうし，何度も出会っている患者であれば前回の診察
までの病状がどういう経過を辿ったかを確認するだろう。場合によっては，患者
本人だけでなく家族からも話を聴き，その病状を見極めようと努める。現在のこ
とだけでなく，これまでに患者がどのような人生を送ってきたかを知るのも重要
である。また，必要に応じて，さまざまな検査も行う。そのように丁寧に診察を
しながら，目の前の患者がどのような社会的状況におかれ，どのような心理的苦
しみを感じているのかに想像を巡らせ，適切な治療に繋げていく。そこでは，生
物学的モデルだけでは不十分であり，患者をひとりの人間として多面的に見つめ
ていく必要がある。これからの精神医学においては，神経化学や遺伝学，精神薬
理学といった生物学的精神医学としてだけではなく，人間の苦悩や障害といった
側面も視野に入れた臨床・研究の発展が望まれる。心理職には，心理学のエクス
パートとしてこうした精神医学の発展に大きく貢献していただきたい。

　◆学習チェック表
□　精神疾患の概念が形成された歴史について概説できる。
□　精神疾患の診断の歴史について概説できる。
□　精神疾患の治療の歴史について概説できる。

より深めるための推薦図書
　Zilboorg, G.（神谷美恵子訳，1958）医学的心理学史．みすず書房．

風祭元（2001）わが国の精神科医療を考える．日本評論社.

加藤敏・神庭重信・中谷陽二ほか編集（2011）現代精神医学辞典．弘文堂.

中井久夫（1999）西欧精神医学背景史．みすず書房.

Sadock, B.J., Sadock, V.A., & Ruiz, P.（2017）*Kaplan and Sadock's Comprehensive Textbook of Psychiatry, 10th Ed.* Wolters Kluwer.

文　　献

American Psychiatric Association（2013）*Diagnostic and Statistical Manual of Mental Disorders, the 5th Edition: DSM-5.* Washington, DC: American Psychiatric Publishing.（日本精神神経学会監修，高橋三郎・大野裕・染矢俊幸ほか訳（2014）DSM-5：精神疾患の診断・統計マニュアル．医学書院.）

Barker, A.T., Jalinous, R., & Freeston, I.L.（1985）Non-invasive magnetic stimulation of human motor cortex. *Lancet*, 1 (8437); 1106-1107.

Engel GL.（1977）The need for a new medical model: A challenge for biomedicine. *Science*, **196** (4286); 129-36.

加藤敏（2006）グリージンガーにおける単一精神病論―精神疾患概念の脱構築に向けて．精神医学史研究，**10** (1); 35-41.

中井久夫（1999）西欧精神医学背景史．みすず書房.

Schneider, K.（1967）*Klinische Psychopathologie, 8th Ed.*（針間博彦訳（2007）新版　臨床精神病理学．文光堂.

WHO（1992）*The ICD-10 Classification of Mental and Behavioural Disorders: Clinical Descriptions and Diagnostic Guidelines.* World Health Organization.（融道男・中根允文・小見山実ほか監訳（2005）ICD-10 精神および行動の障害：臨床記述と診断ガイドライン（新訂版）．医学書院.）

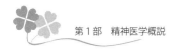

第2章

精神医学診断体系

丸田敏雅・松本ちひろ・神庭重信

🗝 *Keywords*　ICD-11, DSM-5，診断分類，診断基準，世界保健機関，米国精神医学会

Ⅰ　はじめに

　「精神医学における分類は，精神医学が学問として成立する以前から存在していた。事実，精神医学それ自体が分類から生じたのである」という指摘（Stefanis, 1988）もあるように，精神医学の歴史は分類から始まったと言っても過言ではない。

　本章では現在使用されている世界保健機関（World Health Organization；WHO）の第 10 回 国際疾病分類（*International Classification of Diseases and Related Health Problems, 10th Revision*；*ICD-10*）および 2019 年に公表された第 11 回 国際疾病分類（*International Classification of Diseases and Related Health Conditions, 11th Revision*；*ICD-11*），米国精神医学会（American Psychiatric Association；APA）による診断と統計のための手引き，第 5 版（*Diagnostic and Statistical Manual of Mental Disorders, 5th Edition*；*DSM-5*）について概説する。

Ⅱ　ICD の歴史

　最初に国際疾病分類（ICD）の歴史について概説する。

　ICD は国際統計協会（International Statistical Institute）による 1893 年の国際死因分類（International Classification of Causes of Death）である。その後これの第 1 回改訂会議が 1900 年にパリで開催され，それ以降おおむね 10 年ごとに改訂会議が開催されてきた。

　第 2 次世界大戦後の 1948 年に第 6 回改訂会議がパリで開催され，同年の第 1 回世界保健総会において ICD-6 が採択された。それまでの ICD は死因分類であっ

たが，ICD-6 から「国際疾病死因分類（International Statistical Classification of Diseases, Injuries and Causes of Death）」となり，精神疾患も「精神病，精神神経症および人格異常」として独立した章として取り扱われることになった。ICD-6（WHO, 1948）の分類は，第 2 次世界大戦中の米陸軍の委員によって経験された精神医学的原因分類から発展したものであった。

　ICD-6（1948 年）（WHO, 1948；厚生省，1950），ICD-7（1956 年承認）（厚生省，1962），ICD-8（1965 年承認）では「精神病」「神経症，人格異常およびその他の非精神病性精神疾患」および「精神薄弱」の 3 つの大分類に分けられていた。なお，ICD-8 では「頭蓋内感染に伴う精神病」および「その他の脳性病態に伴う精神病，その他の身体的病態に伴う精神病」が精神病のなかに加えられた。しかし，ICD-8 では各疾患の定義が明確でないことが大きな問題であった。このため，WHO は異なる国や学派で用いられる診断概念の違いを最小限にするために，1974 年に ICD-8 に対する用語集（Glossary）（WHO, 1974）を出版した。

　WHO は ICD-8 の発表の翌年から「精神科診断と統計の標準化のためのセミナー」（加藤，1980）などを合同開催し，ICD-9 の基礎となる情報収集が行われ，ICD-9 に向けての改訂作業が着手された。またこの時期に行われた「米国・英国間精神科診断プロジェクト（USA-UK Diagnostic Project）」（Cooper et al., 1972）と「精神分裂病の国際パイロット研究（International Pilot Study of Schizophrenia; IPSS）」（WHO, 1973）の 2 つの国際共同研究も精神科診断分類に大きな影響を与えた（精神分裂病は，現在では統合失調症）。

　ICD-9（1975 年承認）（WHO, 1978）では，ICD-8 で遅れて出版された用語集も当初から本文に組み込まれた。ICD-9 のなかでこのような用語集を含むものは精神疾患の章だけである。ICD-9 の作成には Lewis, A. などの英国精神科医の貢献が大きい。

　次いで，ICD-10（1990 年承認）は 1978 年から WHO が米国のアルコール・薬物乱用および精神保健管理局（Alcohol, Drug Abuse and Mental Health Administration; ADAMHA）との共同研究を開始することから始まったといえる。そして，後述するように，1980 年に APA が発表した『精神疾患の診断・統計マニュアル，第 3 版（*Diagnostic and Statistical Manual of Mental Disorders, Third Edition; DSM-III*）』（APA, 1980）の影響も大きく受けることになった。当時に WHO の「精神保健および薬物乱用部」の Sartorius, N. 部長および上級専門官の Jablensky, A. 氏を中心に，Cooper, J.E. 氏，Rutter, M. 氏などの主に英国の精神科医が骨格を作成した。

　2019 年 に 公 表 さ れ た ICD-11 は，WHO が 2007 年 か ら Hyman, S. 氏
（International Advisory Group for the Revision of ICD-10 Mental and Behavioural,
2011）を座長として「ICD-10 精神および行動の障害改訂のための国際アドバイ
ザリー・グループ会議」を開催することにより開始された。後にこのグループの
もとに，各疾患群ごとにワーキンググループが設置され，また，WHO 専門官の
Reed, G. 氏が指揮をとって（Reed et al., 2018, 2019），分類をどのようにすべき
かなどを探索するグループや信頼性や妥当性検討を行うフィールドスタディグル
ープなども設置され作成されていった。WHO は ICD-11 の改訂の目的を Clinical
Utility（臨床的有益性）に置いて改訂作業を行った（丸田ら，2012；丸田・松本，
2014）。

III　DSM の歴史

　表 1 は 19 世紀に米国の国勢調査に用いられた精神疾患の変遷である。このよ
うに，精神疾患は当初，Idiocy（白痴）だけで統計が取られていた。

　米国では 20 世紀になっても，多くの精神科医によって精神科診断分類への興味
が抱かれることはなかった。この背景のひとつとして，当時米国では精神分析学
が台頭していたことも一因である。また，米国精神医学会の大御所 Meyer, A. は個
の発育歴を精神疾患の原因として重視し，Kraepelin, E. の疾病分類学的精神医学
を好まず，当時米国で使用されていた統計マニュアル（Statistical Manual for the
Use of Institutions for the Insane）に対しても，その委員であったにもかかわら
ず異を唱えた（Meyer, A. は上記のように反疾病分類学的な立場をとり，神経症反
応，躁うつ状態，分裂病状態，中毒性せん妄状態，欠損傾向の器質精神疾患，精
神遅滞と考えればよいとした）。

　第二次世界大戦後も米国の精神医学は精神分析的，精神力動的な捉え方を中心

表 1　精神疾患の初期の分類

1840 年代の米国の国勢調査	1880 年代の米国国勢調査
Idiocy（白痴）	Mania（躁狂） Melancholia（メランコリー） Monomania（モノマニー） Paresis（進行麻痺） Dementia（認知症） Dipsomania（酒渇症） Epilepsy（てんかん）

に展開していった。このようななかで，精神科医の興味は精神病よりも神経症，適応障害，人格障害へと向き，1952年にDSM-I（APA, 1952）が登場した。DSM-Iは上記のMeyer, A.の考え方が大きく取り上げられている。

　次いで，1968年にDSM-II（APA, 1968）が公表された。DSM-IIはICD-8との調和を考慮するように作成された。

　このように精神分析的，精神力動的な流れを中心としてきた米国精神医学であるが，1960年代後半から，このよう流れが衰退し始めた。この背景は多岐にわたるが，新規薬剤の開発や生物学的精神医学の研究への関心の高まり，「精神疾患は異常な世界に対する正常な反応である」「精神疾患は神話に過ぎない」などと訴えた反精神医学の台頭，前記の「米国・英国間精神科診断プロジェクト（USA-UK Diagnostic Project）」により，「英国の精神科医はうつ病の概念が広く，米国精神科医は統合失調症の概念が広い」という知見が得られたこと，などが挙げられる。このような背景があったため，APAは信頼度の高い診断基準の開発が求められていた。このため，Spitzer, L. 氏を委員長としてDSM-IIIが作成されていった。DSM-IIIは，Robins, E. とGuze, S. をリーダーとするワシントン大学グループが作成した操作的診断基準であるFeighner Criteria（Feighner et al., 1972）とSpitzer, L.を中心とするニューヨーク学派が作成したResearch Diagnostic Criteria（Spitzer et al., 1975）を基礎にして作成された。DSM-IIIの特徴は，ある特定の学派や仮説にとらわれないように「理論を排した（atheoretical）」こと，均質な患者群を抽出するため操作的診断基準を採用したこと，表2のような多軸評価を採用したことなどが挙げられる。

表2　DSMの多軸評定

DSM-III の多軸評定	第Ⅰ軸	臨床症候群
	第Ⅱ軸	人格障害
		特異的発達障害
	第Ⅲ軸	身体疾患および身体状態
	第Ⅳ軸	心理社会的ストレッサーの強さ
	第Ⅴ軸	過去1年間の適応機能の最高レベル
DSM-IV の多軸評定	第Ⅰ軸	臨床疾患
		臨床的関与の対象となることのある他の状態
	第Ⅱ軸	人格障害
		精神遅滞
	第Ⅲ軸	一般的身体疾患
	第Ⅳ軸	心理社会的および環境的問題
	第Ⅴ軸	機能の全体的評定

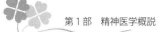

　その後，1987 年に DSM-III の改訂版である DSM-III-R（APA, 1987）が発刊され，ICD-10 の作成似合わせて 1994 年には，Frances, A. 氏を委員長として DSM-IV（APA, 1994），2000 年には DSM-IV-TR（APA, 2000）が発刊された。

　次いで Kupfer, D. 氏を委員長として 2013 年に DSM-5 が発刊された。

■ IV　ICD-10 と ICD-11 の構造

　上記のように ICD-11 は 2019 年から web 上ですでに英語版が公表されたが，現在国内ではまだ ICD-10 が使用されているため，ICD-10 についても本稿では触れる。

　表 3 および表 4 に ICD-10 および ICD-11 に収載された疾患をまとめた。ICD は全科の疾患が取り上げられており，この点が DSM と大きく異なる。精神疾患は両者とも第 5 章が割り当てられた。

　ICD-10 では精神科関連疾患は「第 6 章　精神および行動の障害」にまとめられていたが，ICD-11 では新たに「第 7 章　睡眠－覚醒の障害」，「第 17 章　性の健康に関連する状態」の 2 つの章が設けられ，不眠症などの睡眠に関連する問題は第 7 章で，性同一性障害（ICD-11 では「Gender Incongruence；性別不合」に改称）や性機能不全は第 17 章で扱うことになった。

表 3　ICD-10　第 5 章に収載された障害

F0　症状性を含む器質性精神障害
F00 アルツハイマー病型認知症，F01 血管性認知症，F02 他に分類されるその他の疾患の認知症，F03 特定不能の認知症，F04 器質性健忘症候群，アルコールおよび他の精神作用物質によらないもの，F05 せん妄，アルコールおよび他の精神作用物質によらないもの，F06 脳損傷，脳機能不全および身体疾患による他の精神障害，F07 脳疾患，脳損傷，脳機能不全によるパーソナリティおよび行動の障害，F09 特定不能の器質性あるいは症状性精神障害

F1　精神作用物質による精神および行動の障害
F10 アルコール使用による精神および行動の障害，F11 アヘン使用による精神および行動の障害，F12 大麻類使用による精神および行動の障害，F13 鎮静薬あるいは睡眠薬使用による精神および行動の障害，F14 コカイン使用による精神および行動の障害，F15 カフェインおよび他の精神刺激薬使用による精神および行動の障害，F16 幻覚剤使用による精神および行動の障害，F17 タバコ使用による精神および行動の障害，F18 揮発性溶剤使用による精神および行動の障害，F19 多剤使用および他の精神作用物質使用による精神および行動の障害
F1x.0 急性中毒，F1x.1 有害な使用，F1x.2 依存症候群，F1x.3 離脱状態，F1x.4 せん妄を伴う離脱状態，F1x.5 精神病性障害，F1x.6 健忘症候群，F1x.7 残遺性および遅発性精神病性障害，F1x.8 他の精神および行動の障害，F1x.9 特定不能の精神および行動の障害

表3（つづき）

F2　統合失調症，統合失調型障害および妄想性障害

F20 統合失調症，F21 統合失調型障害，F22 持続性妄想性障害，F23 急性一過性精神病性障害，F24 感応性妄想性障害，F25 統合失調感情障害，F28 他の非器質性精神病性障害，F29 特定不能の非器質性精神病

F3　気分（感情）障害

F30 躁エピソード，F31 双極性感情障害［躁うつ病］，F32 うつ病エピソード，F33 反復性うつ病性障害，F34 持続性気分（感情）障害，F38 他の気分（感情）障害，F39 特定不能の気分（感情）障害

F4　神経症性障害，ストレス関連障害および身体表現性障害

F40 恐怖症性不安障害，F41 他の不安障害，F42 強迫性障害，F43 重度ストレス反応［重度ストレスへの反応］および適応障害，F44 解離性（転換性）障害，F45 身体表現性障害，F48 他の神経性障害

F5　生理的障害および身体的要因に関連した行動症候群

F50 摂食障害，F51 非器質性睡眠障害，F52 性機能不全，器質性の障害あるいは疾患によらないもの，F53 産褥に関連した精神および行動の障害，他に分類できないもの，F54 他に分類される障害あるいは疾患に関連した心理的および行動的要因，F55 依存を生じない物質の乱用，F59 生理的障害および身体的要因に関連した特定不能の行動症候群

F6　成人のパーソナリティおよび行動の障害

F60 特定のパーソナリティ障害，F61 持続的パーソナリティ変化，脳損傷および脳疾患によらないもの，F63 習慣および衝動の障害，F64 性同一性障害，F65 性嗜好障害，F66 性の発達と方向づけに関連した心理および行動の障害，F68 他の成人のパーソナリティおよび行動の障害，F69 特定不能の成人のパーソナリティおよび行動の障害

F7　精神遅滞［知的障害］

F70 軽度精神遅滞［知的障害］，F71 中度［中等度］精神遅滞［知的障害］，F72 重度精神遅滞［知的障害］，F73 最重度精神遅滞［知的障害］，F78 他の精神遅滞［知的障害］，F79 特定不能の精神遅滞［知的障害］

F8　心理的発達の障害

F80 会話および言語の特異的発達障害，F82 運動機能の特異的発達障害，F83 混合性特異的発達障害，F84 広汎性発達障害，F88 他の心理的発達の障害，F89 特定不能の心理的発達の障害

F9　小児期および青年期に通常発症する行動および情緒の障害

F90 多動性障害，F91 行為障害，F92 行為および情緒の混合性障害，F93 小児期に特異的に発症する情緒障害，F94 小児期および青年期に特異的に発症する社会的機能の障害，F95 チック障害，F98 小児期および青年期に通常発症する他の行動および情緒の障害，F99 特定不能の精神障害

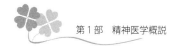

表4　ICD-11　第6章に収載される疾患（障害）

神経発達症〈神経発達障害〉群
6A00 知的発達症群，6A01 発達性発話及び言語症群，6A02 自閉スペクトラム症，6A03 発達性学習症群，6A04 発達性協調運動症，6A05 注意欠如多動症群，6A06 常同運動症，6A0Y 神経発達症群，他の特定される，6A0Z 神経発達症，特定不能

統合失調症または他の一次性精神症群
6A20 統合失調症，6A21 統合失調感情症，6A22 統合失調型症，6A23 急性一過性精神症，6A24 妄想症，6A25 一次性精神症群の症候的な出現，6A2Y 統合失調症及びその他の一次性精神症群，他の特定される，6A2Z 統合失調症及びその他の一次性精神症群，特定不能

カタトニア
6A40 他の精神疾患と関連するカタトニア，6A41 医薬品を含む精神作用物質誘発性カタトニア

気分症〈気分障害〉群
双極症〈双極性障害〉または関連症群
6A60 双極症Ⅰ型〈双極Ⅰ型障害〉，6A61 双極症Ⅱ型〈双極Ⅱ型障害〉，6A62 気分循環症，6A6Y 双極症〈双極性障害〉または関連症，他の特定される，6A6Z 双極症〈双極性障害〉または関連症，特定不能
抑うつ症群
6A70 単一エピソードうつ病，6A71 反復性うつ病，6A72 気分変調症，6A73 混合抑うつ不安症，6A7Y 抑うつ症，他の特定される，6A7Z 抑うつ症，特定不能
他に 6A80 気分症〈気分障害〉群における気分エピソードにおける症状および経過の表現，6A8Y 気分症〈障気分害〉，他の特定される，6A8Z 気分症〈気分障害〉，特定不能
なお，GA34.41 月経前不快気分症〈月経前不快気分障害〉は泌尿生殖器系のシステムの疾患群に含まれる。

不安または恐怖関連症群
6B00 全般不安症，6B01 パニック症，6B02 広場恐怖症，6B03 限局性恐怖症，6B04 社交不安症，6B05 分離不安症，6B06 場面緘黙，6B07 不安または恐怖関連症，他の特定される，6B0Z 不安または恐怖関連症，特定不能

強迫症または関連症群
6B20 強迫症，6B21 醜形恐怖症，6B22 自己臭関係付け症（自己臭症），6B23 心気症，6B24 ためこみ症，6B25 向身体性反復行動症群〈身体への反復行動症群〉，6B2Y 強迫症または関連症，他の特定される，6B2Z 強迫症または関連症，特定不能

ストレス関連症群
6B40 心的外傷後ストレス症，6B41 複雑性心的外傷後ストレス症，6B42 遷延性悲嘆症，6B43 適応反応症，6B44 反応性アタッチメント症，6B45 脱抑制性対人交流症，6B4Y ストレス関連症，他の特定される，6B4Z ストレス関連症，特定不能

解離症群
6B60 解離性神経学的症状，6B61 解離性健忘，6B62 トランス症，6B63 憑依トランス症，6B64 解離性同一性症，6B65 部分の解離性同一性症，6B66 離人感・現実感喪失症，6B6Y 解離症，他の特定される，6B6Z 解離症，特定不能

表4（つづき）

食行動症または摂食症群（摂食障害） 6B80 神経性やせ症〈神経性無食欲症〉，6B81 神経性過食症〈神経性大食症〉，6B82 むちゃ食い症〈過食性障害〉，6B83 回避・制限性食物摂取症，6B84 異食症，6B85 反芻・吐き戻し症，6B8Y 食行動症または摂食症，他の特定される，6B8Z 食行動症または摂食症，特定不能
排泄症群 6C00 遺尿症，6C01 遺糞症，6C0Z 排泄症，特定不能
身体的苦痛症群または身体の体験症群 6C20 身体的苦痛症，6C21 身体完全性違和，6C2Y 身体的苦痛症または身体的体験症，他の特定される，6C2Z 身体的苦痛症または身体的体験症，特定不能
物質使用症〈物質使用障害〉群または嗜癖行動症〈嗜癖行動障害〉群 物質使用症 6C40 アルコール，6C41 大麻，6C42 合成カンナビノイド，6C43 オピオイド，6C44 鎮静薬，睡眠薬または抗不安薬，6C45 コカイン，6C46 精神刺激薬（アンフェタミン，メタンフェタミン，またはメトカチノンなど），6C47 合成カチノン，6C48 カフェイン，6C49 幻覚薬，6C4A ニコチン，6C4B 揮発性吸入剤，6C4C MDA MDMA または関連薬物（MDA など），6C4D 解離性薬物（ケタミン，フェンシクリジンなど），6C4E 他の特定される精神作用物質（医薬品など），6C4F 複数の特定される精神作用物質（医薬品など），6C4G 不明または特定不能の精神作用物質，6C4H 精神作用のない物質 嗜癖行動症〈嗜癖行動障害〉群 6C50 ギャンブル行動症〈ギャンブル行動障害〉，6C51 ゲーム行動症〈ゲーム行動障害〉，6C5Y 嗜癖行動症〈嗜癖行動障害〉，他の特定される，6C5Z 嗜癖行動症〈嗜癖行動障害〉，特定不能
衝動制御症群 6C70 放火症，6C71 窃盗症，6C72 強迫的性行動症，6C73 間欠爆発症，6C7Y 衝動制御症，他の特定される，6C7Z 衝動制御症，特定不能
秩序破壊的または非社会的行動症群 6C90 反抗挑発症，6C91 素行・非社会的行動症，6C9Y 秩序破壊的または非社会的行動症，他の特定される，6C9Z 素行・非社会的行動症，特定不能
パーソナリティ症〈パーソナリティ障害〉および関連特性群 6D10 パーソナリティ症〈パーソナリティ障害〉，6D11 顕著なパーソナリティ特性
パラフィリア症群 6D30 露出症，6D31 窃視症，6D32 小児性愛症，6D33 強制的性サディズム症，6D34 窃触症，6D35 同意しない者を対象とする他のパラフィリア症，6D36 単独で行う，または同意する者を対象とするパラフィリア症，6D3Z パラフィリア症，特定不能
作為症群 6D50 作為症，自らに負わせる，6D51 作為症，他者に負わせる，6D5Z 作為症，特定不能

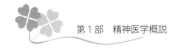

表4（つづき）

神経認知障害群
6D70 せん妄，6D71 軽度認知障害，6D72 健忘症，6D80 アルツハイマー病による認知症，6D81 血管性認知症，6D82 レビー小体病による認知症，6D83 前頭側頭型認知症，6D84 精神作用物質（医薬品を含む）による認知症，6D85 他のどこにも分類されない認知症，6D86 認知症にみられる行動的または心理的症状，6D8Z 認知症，原因は不明または特定不能，6E67 二次性神経認知症候群，6E0Y 神経認知障害群，他の特定される，6E0Z 神経認知障害群，特定不能

妊娠，分娩および産褥に関連する精神および行動の障害
6E20 妊娠，分娩及び産褥に伴う精神又は行動の障害，精神症状を伴わないもの，6E21 妊娠，分娩又は産褥に伴う精神又は行動の障害，精神症状を伴うもの，6E2Z 妊娠，分娩又は産褥に伴う精神又は行動の障害，特定不能

他のどこにも分類されない障害や疾患に影響を与える心理的および行動の要因
6E40 どこにも分類されない障害や疾患に影響を与える心理的および行動の要因

他のどこにも分類されない障害や疾患と関連する二次性の精神および行動上の症候群
6E60 二次性神経発達症候群，6E61 二次性精神症性症候群，6E62 二次性気分症候群，6E63 二次性不安症候群，6E64 二次性強迫あるいは関連症候群，6E65 二次性解離性症候群，6E66 二次性衝動制御症候群，6E67 二次性神経認知症候群，6E68 二次性パーソナリティ変化，6E69 二次性カタトニア症候群，6E6Y 他の特定された二次性の精神あるいは行動の症候群，6E6Z 二次性の精神あるいは行動の症候群，特定不能

注：ICD-11 導入版（https://icd.who.int/browse11/l-m/en）第6章「精神，行動および神経発達の症群」をもとに作成。なお，紙幅の関係もありコード番号の4桁目までとした。

　なお，ICD-10 では分類項目数が，ICD-9 の約 7,000 から 14,000 と大幅に増えたため，それまでの4桁の数字コードでは対応できなくなった。そのため，各科の分類コードをA〜Zのアルファベットで示し，それ以降を数字で示すような表示法が取られた（例えば，双極性感情障害，現在軽症あるいは中等症うつ病エピソードの場合，F31.3 とコードされる）。

　一方，ICD-11 では ICD-10 以降に IT が普及したため，より桁数が増えたコーディングが可能となった（例えば，双極症Ⅰ型〈双極Ⅰ型障害〉，現在精神症症状を伴わない中等症抑うつエピソードの場合，6A60.4 とコードされる）。

■ Ⅴ　DSM-5 の構造

　表5に DSM-5 に収載された疾患をまとめた。DSM-5 は，Ⅰ. DSM-5 の基本，Ⅱ. 診断基準とコード，Ⅲ. 新しい尺度とモデル，Ⅳ. 付録の4つの section から構成され，DSM-IV-TR まで採用されていた多軸評定は廃止された。

表5　DSM-5 Section Ⅱ に収載される疾患（障害）

1．神経発達症群〈神経発達障害群〉
知的能力障害群，コミュニケーション症群〈コミュニケーション障害群〉，自閉スペクトラム症〈自閉症スペクトラム障害〉，注意欠如・多動症〈注意欠如・多動性障害症〉，限局性学習症〈限局性学習障害〉，運動症群〈運動障害群〉，他の神経発達症群〈他の神経発達障害群〉
2．統合失調症スペクトラム障害および他の精神病性障害群
統合失調症型（パーソナリティ）障害，妄想性障害，短期精神病性障害，統合失調症様障害，統合失調症，統合失調感情障害，物質・医薬品誘発性精神病性障害，他の医学的疾患による精神病性障害，他の特定される統合失調症スペクトラム障害および他の精神病性障害，特定不能の統合失調症スペクトラム障害および他の精神病性障害 緊張病
3．双極性障害および関連障害群
双極Ⅰ型障害，双極Ⅱ型障害，気分循環性障害，物質・医薬品誘発性双極性障害および関連障害，他の医学的疾患による双極性障害および関連障害，他の特定される双極性障害および関連障害，特定不能の双極性障害および関連障害
4．抑うつ障害群
重篤気分調節症，うつ病（DSM-5）大うつ病性障害，持続性抑うつ障害（気分変調症），月経前不快気分障害，物質・医薬品誘発性抑うつ障害，他の医学的疾患による抑うつ障害，他の特定される抑うつ障害，特定不能の抑うつ障害
5．不安症群〈不安障害群〉
分離不安症〈分離不安障害〉，選択性緘黙（場面緘黙），限局性恐怖症，社交不安症〈社交不安障害〉，パニック症〈パニック障害〉，広場恐怖症，全般不安症〈全般性不安障害〉，物質・医薬品誘発性不安症〈物質・医薬品誘発性不安障害〉，他の医学的疾患による不安症〈他の医学的疾患による不安障害〉，他の特定される不安症〈他の特定される不安障害〉，特定不能の不安症〈特定不能の不安障害〉
6．強迫症および関連症群〈強迫性障害および関連障害群〉
強迫症〈強迫性障害〉，醜形恐怖症〈醜形恐怖障害〉，ためこみ症，抜毛症，皮膚むしり症，物質・医薬品誘発性強迫症および関連症〈物質・医薬品誘発性強迫性障害および関連障害〉，他の医学的疾患による強迫症および関連症〈他の医学的疾患による強迫性障害および関連障害〉，他の特定される強迫症および関連症〈他の特定される強迫性障害および関連障害〉，特定不能の強迫症および関連症〈特定不能の強迫性障害および関連障害〉
7．心的外傷およびストレス因関連障害群
反応性アタッチメント障害〈反応性愛着障〉，脱抑制型対人交流障害，心的外傷後ストレス障害，急性ストレス障害，適応障害，他の特定される心的外傷およびストレス因関連障害，特定不能の心的外傷およびストレス因関連障害
8．解離症群〈解離性障害群〉
解離性同一症〈解離性同一性障害〉，解離性健忘，離人感・現実感消失症〈離人感・現実感消失障害〉，他の特定される解離症〈他の特定される解離性障害〉，特定不能の解離症〈特定不能の解離性障害〉

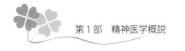

表5　（つづき）

9．身体症状症および関連症群 身体症状症，病気不安症，変換症〈転換性障害〉（機能性神経症状症），他の医学的疾患に影響する心理的要因，作為症〈虚偽性障害〉，他の特定される身体症状症および関連症，特定不能の身体症状症および関連症
10．食行動障害および摂食障害群 異食症，反芻症〈反芻性障害〉，回避・制限性食物摂取症〈回避・制限性食物摂取障害〉，神経性やせ症〈神経性無食欲症〉，神経性過食症〈神経性大食症〉，過食性障害，他の特定される食行動障害または摂食障害，特定不能の食行動障害または摂食障害
11．排泄症群 遺尿症，遺糞症，他の特定される排泄症，特定不能の排泄症
12．睡眠－覚醒障害群 不眠障害，過眠障害，ナルコレプシー **呼吸関連睡眠障害群** **睡眠時随伴症群**
13．性機能不全群 射精遅延，勃起障害，女性オルガズム障害，女性の性的関心・興奮障害，性器－骨盤痛・挿入障害，男性の性欲低下障害，早漏，物質・医薬品誘発性性機能不全，他の特定される性機能不全，特定不能の性機能不全
14．性別違和 性別違和，他の特定される性別違和，特定不能の性別違和
15．秩序破壊的・衝動制御・素行症群 反抗挑発症〈反抗挑戦性障害〉，間欠爆発症〈間欠性爆発性障害〉，素行症〈素行障害〉，反社会性パーソナリティ障害，放火症，窃盗症，他の特定される秩序破壊的・衝動制御・素行症，特定不能の秩序破壊的・衝動制御・素行症
16．物質関連障害および嗜癖性障害群 **物質関連障害群** アルコール関連障害群，カフェイン関連障害群，大麻関連障害群，幻覚薬関連障害群，吸入剤関連障害群，オピオイド関連障害群，鎮静薬，睡眠薬，または抗不安薬関連障害群，精神刺激薬関連障害群，タバコ関連障害群，他の（または不明の）物質関連障害群 **非物質関連障害群** ギャンブル障害
17．神経認知障害群 **神経認知領域** せん妄，他の特定されるせん妄，特定不能のせん妄 **認知症および軽度認知障害** アルツハイマー病による認知症またはアルツハイマー病による軽度認知障害，前頭側頭型認知症または前頭側頭型軽度認知障害，レビー小体病を伴う認知症またはレビー小体病を伴う軽度認知障害，血管性認知症または血管性軽度認知障害，外傷性脳損傷による認知症または外傷性脳損傷による軽度認知障害，物質・医薬品誘発性認知症または物質・医薬品誘発性軽度認知障害，HIV 感染による認知症または HIV 感染による軽度認知障害，プリオン病による認知症ま

表5　（つづき）

たはプリオン病による軽度認知障害，パーキンソン病による認知症またはパーキンソン病による軽度認知障害，ハンチントン病による認知症またはハンチントン病による軽度認知障害，他の医学的疾患による認知症または他の医学的疾患による軽度認知障害，複数の病因による認知症または複数の病因による軽度認知障害，特定不能の神経認知障害
18.　パーソナリティ障害群 A群パーソナリティ障害 B群パーソナリティ障害 C群パーソナリティ障害 他のパーソナリティ障害
19.　パラフィリア障害群 窃視障害，露出障害，窃触障害，性的マゾヒズム障害，性的サディズム障害，小児性愛障害，フェティシズム障害，異性装障害，他の特定されるパラフィリア障害，特定不能のパラフィリア障害
20.　他の精神疾患群 他の医学的疾患による他の特定される精神疾患，他の医学的疾患による特定不能の精神疾患，他の特定される精神疾患，特定不能の精神疾患
21.　医薬品誘発性運動症群および他の医薬品有害作用 神経遮断薬誘発性パーキンソニズム，他の医薬品誘発性パーキンソニズム，神経遮断薬悪性症候群，医薬品誘発性急性ジストニア，医薬品誘発性急性アカシジア，遅発性ジスキネジア，遅発性ジストニア，遅発性アカシジア，医薬品誘発性姿勢振戦，他の医薬品誘発性運動症，抗うつ薬中断症候群，医薬品による他の有害作用
22.　臨床的関与の対象となることのある他の状態 対人関係の問題，虐待とネグレクト，教育と職業の問題，住居と経済の問題，社会的環境に関連する他の問題，犯罪または法制度との関係に関連する問題，相談や医学的助言などの他の保健サービスの対応，他の心理社会的，個人的環境的状況に関連する問題，個人歴における他の状況

VI　ICD-11 と DSM-5 の違い

　ICD と DSM には表6にまとめたような根本的な違いがあり，ICD-11 と DSM-5 の章立てを比較すると表7のようになる。

1．DSM-5 でコードが与えられていないが，ICD-11 でコードが与えられた疾患

①遷延性悲嘆症

　これはストレス関連症群の中に含まれている。パートナー，親，子ども，または他の親しい人との死別の経験による持続的かつ広汎性の悲嘆反応である。これ

表 6　ICD と DSM の特徴の比較

ICD	DSM
国際連合の関連機関である世界保健機関（WHO）により作成	米国精神医学会（APA）により作成
全科の疾患を扱う	精神疾患のみを扱う（睡眠－覚醒障害群を含む）
公衆衛生向上のために無料でオープンアクセスできる	APA の大きな収入源となっている
1）国々のために，そして 2）最前線のサービス提供者のために存在	精神科医のために存在
グローバル，学際的，多言語での展開	米国と英語が優位に立っている
世界保健機関で承認	APA 総会で承認

には，故人に対する希求や故人への持続性のとらわれといった特徴があり，強烈な情動的苦痛を伴う。苦痛は，悲しみ，罪責感，怒り，否認，非難，死を受け入れることへの困難，自分の一部を失ってしまったという感覚，情動の麻痺，対人交流または他の活動に参加することへの困難などのかたちで顕在化しうる，とされている。

② 自己臭関係付け症（自己臭症）

　これは強迫症または関連症群に含まれる。

　自分はくさい，もしくは不快な体臭や口臭を発していると本人が知覚しており，そのとらわれが持続している。体臭や口臭は，実際にあるとしても他人には認識できないか，できてもかすかなものであり，本人の懸念は臭いに対して明らかに過剰である，とされている。

　この疾患に新たにコードが与えられた背景には，文化結合症候群の一つとされる Taijin-Kyofu-Sho の存在があり，その亜型とされる Jikoshu-Kyofu が注目されたという背景があったようである。

③複雑性心的外傷後ストレス症

　これはストレス関連症群の中に含まれている。極度の脅威や恐怖を伴い，逃れることが難しいか不可能と感じられる，強烈かつ長期間にわたる，または反復的な出来事（単発か複数回かを問わず）に曝露された体験がある。このような出来事には，拷問，強制収容所，奴隷制，大虐殺，その他の組織的な暴力，長期間にわたる家庭内暴力，反復的な小児期の性的または身体的虐待が含まれるが，これ

表7　ICD-11（左）とDSM-5（右）の章立ての比較

・Neurodevelopmental disorders［神経発達症〈障害〉群］	・Neurodevelopmental disorders（神経発達症群／神経発達障害群）
・Schizophrenia and other primary psychotic disorders［統合失調症または他の一次性精神症群］	・Schizophrenia spectrum and other psychotic disorders（統合失調症スペクトラム障害および他の精神病性障害群）
・Catatonia（カタトニア）	
・Mood disorders［気分症〈障害〉群］	・Bipolar and related disorders（双極性障害および関連障害群）
・Bipolar and related disorders［双極症〈性障害〉および関連症群］	
・Depressive disorders［抑うつ症群］	・Depressive disorders（抑うつ障害群）
・Anxiety or fear-related disorders［不安または恐怖関連症群］	・Anxiety disorders（不安症群／不安障害群）
・Obsessive-compulsive and related disorders［強迫症または関連症群］	・Obsessive-compulsive and related disorders（強迫症および関連症群／強迫性障害および関連障害群）
・Disorders specifically associated with stress［ストレス関連症群］	・Trauma-and stressor-related disorders（心的外傷およびストレス因関連障害群）
・Dissociative disorders［解離症群］	・Dissociative disorders（解離症群／解離性障害群）
・Feeding and eating disorders［食行動症または摂食症群］	・Feeding and eating disorders（食行動障害および摂食障害群）
・Elimination disorders［排泄症群］	・Elimination disorders（排泄症群）
・Disorders of bodily distress or bodily experience［身体的苦痛症群または身体的体験症群］	・Somatic symptom and related disorders（身体症状症および関連症群）
・Disorders due to substance use or addictive behaviours［物質使用症〈障害〉群または嗜癖行動症〈障害〉群］	・Substance-related and addictive disorders（物質関連障害および嗜癖性障害群）
	・Sleep-wake disorders（睡眠－覚醒障害群）
	・Sexual dysfunctions（性機能不全群）
	・Gender dysphoria（性別違和）
・Impulse control disorders［衝動制御症群］	・Disruptive, impulse-control, and conduct disorders（秩序破壊的・衝動制御・素行症群）
・Disruptive behaviour and dissocial disorders［秩序破壊または非社会的行動症群］	
・Personality disorders and related traits［パーソナリティ症〈障害〉群および関連特性］	・Personality disorders（パーソナリティ障害群）
・Paraphilic disorders［パラフィリア症群］	・Paraphilic disorders（パラフィリア障害群）
・Factitious disorders［作為症群］	
・Neurocognitive disorders［神経認知障害群］	・Neurocognitive disorders（神経認知障害群）
・Mental or behavioural disorders associated with pregnancy, childbirth and the puerperium［妊娠, 出産および周産期に関連する精神および行動の症群］	・Other mental disorders（他の精神疾患群）
	・Medication-induced movement disorders and other adverse eff ects of medication（医薬品誘発性運動症群および他の医薬品有害作用）
・6E40 Psychological or behavioural factors affecting disorders or diseases classified elsewhere［他のどこにも分類されない症群や疾患群に影響を及ぼす心理的および行動上の要因］	・Other conditions that may be a focus of clinical attention（臨床的関与の対象となることのある他の状態）
・Secondary mental or behavioural syndromes associated with disorders or diseases classified elsewhere［他のどこにも分類されない障害や疾患と関連する二次性の精神および行動上の症候群］	

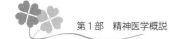

らに限定されるわけではない。

　心的外傷となった体験後の再体験，入念な回避および現在でも大きな脅威が存在しているかのような持続的な知覚は，心的外傷となった出来事の最中またはその後（通常 1 カ月以内，ほとんどの場合数カ月以内）に出現し，少なくとも数週間続く，とされている。

　ICD-10 の F62.0「破局的体験後の持続的パーソナリティ変化」に概念は近いものとされている。

④ゲーム行動症〈ゲーム行動障害〉

　これは物質使用症〈物質使用障害〉群または嗜癖行動症〈嗜癖行動障害〉群に含まれる。オンライン，オフラインに関わらず，持続的あるいは反復的にゲーム行動によって特徴付けられ，ゲーム行動の制御がきかなくなり，日常生活の何よりもゲームを優先し，負の結果があるにもかかわらずゲームを継続あるいは増大する，とされている。

⑤強迫的性行動症

　これは衝動制御症群に含まれる。強烈で繰り返される性的衝動あるいは反復的な性行動に起因する衝動により特徴付けられる強迫的な行動症である。疫学的なデータは明確ではないが有病率は一般人口の 1 〜 3 ％と推定されている。性差は女性よりも男性が多いとされ，治療がなされなければ深刻な問題を引き起こすことが多いとされ，今回新たにコードが与えられたようである（Kraus et al., 2018）。

2．ICD-11 と DSM-5 で概念が大きく異なる疾患（障害），パーソナリティ症

　ICD-11 と DSM-5 で概念が大きく異なる疾患（障害）として，パーソナリティ症〈障害〉群および関連特性がある。

　DSM-5 の Section II「診断基準とコード」のパーソナリティ障害では DSM-IV と同じくカテゴリー分類が採用され 10 のカテゴリーが A，B および C 群と 3 大別されている。

　そして，Section III「新しい尺度とモデル」の 3．パーソナリティ障害群の代替 DSM-5 モデルでは 5 つの特性領域が挙げられている。

　これに対して，ICD-11 では，軽度，中等度，重度，重症度特定不能という重症度分類が採用され，これに加え 5 つの関連特性が挙げられた。なお，これらの関連特性は，重症度をコードした上で，それらと組み合わせてのみコードすること

表 8　ICD-11 関連特性と DSM-5 Section III との比較

ICD-11	DSM-5 Section III
Negative Affectivity（否定的感情）	Negative Affectivity（否定的感情）
Detachment（離隔）	Detachment（離隔）
Dissociality（非社会性）	Antagonistic（対立）
Disinhibition（脱抑制）	Disinhibition（脱抑制）
Anankastia（制縛性）	該当なし
該当なし	Psychoticism（精神病性）

も可能な構造になっている（表 8）。

■ VII　おわりに

　以上，今日の診断分類体系，特に ICD と DSM を中心に概説した。2 つの分類体系が存在することは利用者にとってははなはだ不便なことである。WHO も APA もこの点はよく理解しており，改訂の度に調和するように模索してきた。

　いずれの分類も日常の業務に不可欠であり，理解を深めて頂きたい。

　　注：日本精神神経学会では，可能な限り「障害」を「症」に置き換える方針で日本語
　　　　病名を検討している。このため，本稿で挙げた ICD-11 の障害群名は現在検討中の
　　　　ものであり，最終版では一部異なる可能性がある。

　◆学習チェック表
　□　精神科診断分類体系の歴史について概説できる。
　□　ICD と DSM の歴史について概説できる。
　□　ICD-11 と DSM-5 の相違について概説できる。

より深めるための推薦図書

　Mezzich, J. E. & Von Cranach, M.（1988）*International Classification in Psychiatry: Unity and Diversity.* Cambridge University Press.（加藤正明・是恒正達・丸田敏雅訳（1992）精神科国際診断の展望．中央洋書出版部.）

　　文　　献
American Psychiatric Association（1952）*Diagnostic and Statistical Manual of Mental Disorders.* American Psychiatric Association.
American Psychiatric Association（1968）*Diagnostic and Statistical Manual of Mental Disorders,*

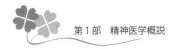

Second Edition. American Psychiatric Association.

American Psychiatric Association（1980）*Diagnostic and Statistical Manual of Mental Disorders, Third Edition*. American Psychiatric Association.

American Psychiatric Association（1987）*Diagnostic and Statistical Manual of Mental Disorders, Third Edition Revised*. American Psychiatric Association.

American Psychiatric Association（1994）*Diagnostic and Statistical Manual of Mental Disorders, Fourth Edition*. American Psychiatric Association.

American Psychiatric Association（2000）*Diagnostic and Statistical Manual of Mental Disorders, Fourth Edition Text Revised*. American Psychiatric Association.

American Psychiatric Association（2013）*Diagnostic and Statistical Manual of Mental Disorders, Fifth Edition*. American Psychiatric Association.

Cooper, J. E., Kendell, R. E., & Gurland, G. J. et al.（1972）*Psychiatric Diagnosis in New York and London, Maudsley Monograph Series, No 20.* Oxford University Press.

Feighner, J.P., Robins, E., & Guze, S.B. et al.（1972）Diagnostic criteria for use in psychiatric research. *Archives of General Psychiatry,* 26; 57-63.

International Advisory Group for the Revision of ICD-10 Mental and Behavioural Disorders（2011）A conceptual framework for the revision of the ICD-10 classification of mental and behavioural disorders. *World Psychiatry,* 10: 86-92.

加藤正明（1980）精神疾患の命名と分類．In：懸田克躬監修：現代精神医学大系 1B2，精神医学総論 IIb．中山書店，pp.111-194.

厚生省大臣官房統計調査部（1950）昭和25年より日本において採用した疾病，傷害，及び死因統計分類概要，第1巻・第2巻．厚生省大臣官房統計調査部．

厚生省大臣官房統計調査部（1958）疾病，傷害及び死因統計分類提要，昭和33年版第1巻・第2巻．厚生統計協会．

厚生省大臣官房統計調査部（1968）疾病，傷害及び死因統計分類提要，昭和43年版第1巻・第2巻．厚生統計協会．

Kraus, S.W., Krueger, R.B., Briken, P., First, M.B., Stein, D.J., Kaplan, M.S., Voon, V., Abdo, C.H.N., Grant, J.E., Atalla, E., & Reed, G.M.（2018）Compulsive sexual behaviour disorder in the ICD-11. *World Psychiatry,* 17(1); 109-110.

丸田敏雅・松本ちひろ・飯森眞喜雄（2012）ICD-11 作成の最新動向．臨床精神医学，41(5); 521-526.

丸田敏雅・松本ちひろ（2014）ICD-11 作成の現段階での最新動向．臨床精神医学，43（増刊号）; 47-52.

Reed, G.M., Sharan, P., & Rebello, T.J. et al.（2018）The ICD-11 developmental field study of reliability of diagnoses of high-burden mental disorders: Results among adult patients in mental health settings of 13 countries. *World Psychiatry,* 17; 174-186.

Reed, G.M., First, M.B., & Kogan, C.S. et al.（2019）Innovations and changes in the ICD-11 classification of mental, behavioural and neurodevelopmental disorders. *World Psychiatry,* 18; 3-19.

Spitzer, L., Endicot, J., & Robins, E.（1975）*Research Diagnostic Criteria (RDC) for a Selected Group of Functional Disorders*. New York State Psychiatric Institute, Biometric Research.

Stefanis, C.N.（1988）Preface. In: Mezzich, J. E. & Von Cranach, M.: *International Classification in Psychiatry: Unity and Diversity.* Cambridge University Press. pp.ix-xii.（加藤正明・是恒正達・丸田敏雅訳（1992）序文．In：精神科国際診断の展望．中央洋書出版部，pp.i-v.）

World Health Organization（1948）*Manual of the International Statistical Classification of Diseases,*

Injuries and Causes of Death, 6th Revision. World Health Organization.

World Health Organization（1973）*Report of the International Pilot Study of Schizophrenia, Vol I.* World Health Organization.

World health Organization（1974）*Glossary of Mental Disorders and Guide to Their Classification: For Use in Conjunction with the International Classification of Diseases (8th Revision).* World Health Organization.

World Health Organization（1978）*International Statistical Classification of Diseases, Injuries and Causes of Death, 9th Revision.* World Health Organization.

World Health Organization（1992）*International Statistical Classification of Diseases and Related Health Problems, 10th Revision.* World Health Organization.

World Health Organization（2018）*ICD-11 for Mortality and Morbidity Statistics (ICD-11 MMS).* World Health Organization. https://icd.who.int/browse11/l-m/en（2020 年 3 月 7 日閲覧）

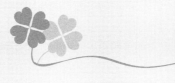

第2部
精神疾患とその治療

統合失調症

北島和俊・平野羊嗣

Keywords　統合失調症，連合障害・感情の障害・両価性・自閉，幻聴・妄想知覚，自我障害・思考障害・認知機能障害，抗精神病薬，心理社会的療法，社会復帰，妄想性障害，短期精神病性障害，統合失調症様障害，統合失調感情障害

I　統合失調症とは

　主に思春期に発症し，幻覚や妄想，特有の自我障害や思考障害，感情障害，認知機能障害，社会機能障害などを主徴とし，一定の割合が慢性に経過する原因不明の精神病である。

II　概念と歴史

　19 世紀半ばまで精神疾患の概念は判然とせず，多様で変化する個々の症状に対して病名が与えられる状況であった。1800 年代後半，ドイツ精神医学の先駆者であるカールバウム（Kahlbaum, K. L.）とその弟子のヘッカー（Hecker, E.）は，それらの症状を「まとまり」としてとらえ，疾患の経過と予後を重視し，今日の統合失調症の原型となる緊張病と破瓜病という概念を作った。その後，クレペリン（Kraepelin, E.）はこの 2 つの疾患単位を統合し，1893 年に Dementia praecox（早発性痴呆）としてはじめて今日でいう統合失調症の概念を提唱した。早発性痴呆は，その多くが思春期に感情鈍麻を主として発症し，慢性の経過をたどり，最終的に荒廃（痴呆）に至るとされた。1911 年，スイスの精神科医ブロイラー（Bleuler, E.）は，クレペリンの早発性痴呆の概念を継承しつつ，必ずしも早発性で荒廃（痴呆化）に至らないことも踏まえて，新しい疾病概念である Gruppe Schizophrenien（統合失調症）を提唱した。ブロイラーの統合失調症は 4 つの A とよばれる基本症状を診断基準に含めた。4 つの A とは，①連合障害（Disturbances of Association），②感情の障害（Disturbances of Affect），③両価性（Ambivalence），④自閉（Autism）

である。しかし，ブロイラーが統合失調症を提唱した後も，どれが一次症状（疾患から直接に生じる症状）でどれが二次症状（一次症状から導き出された症状）なのか，精神科医の間でも一致しなかった。その後，ドイツの精神科医シュナイダー（Schneider, K.）により提唱された一級症状（幻聴，妄想知覚，自我障害）は，病的現症として認めやすく，鑑別診断にとって重要な異常体験様式であるため，現在広く用いられている診断基準であると考えられた。しかしながらその後の研究で，一級症状による診断の感受性は57％，特異性は81％であることがわかり，DSM-5とICD-11には採用されていない。

　長らく本邦では，統合失調症は精神分裂病と呼ばれていたが，病態像と乖離し，人格否定的でスティグマを助長しうる呼称が問題視され，疾患概念が見直されることとなり，2002年に世界で初めてその呼称が変更され，統合失調症となった。この呼称変更は世界的にも注目され，日本に続き韓国（調絃病）や台湾（思覺失調症）でも呼称が変更された。これを受け，欧米の一部の専門家も，呼称変更の必要性を訴えているが実現に至っていない。

■ Ⅲ　疫　　　学

1．有病率

　人種や民族，地域によるばらつきも報告されているが，生涯有病率は約0.3から0.7％と見込まれる。

2．男女比

　性差は調査対象や母集団により異なるが，ほぼ1：1である。

3．発症年齢

　青年期に発症することが多く，具体的には10歳後半から30代半ばである。青年期より以前に発症することはまれであり，男性では20代前半から半ばにピークがあり，女性では20代半ばから後半までピークが続く（図1）。

4．危険因子と予後因子

　遺伝要因は統合失調症の発症に関与するとされるが，統合失調症と診断されている人の大多数には家族歴がなく，発症には遺伝以外のさまざまな要因があると考えられている。

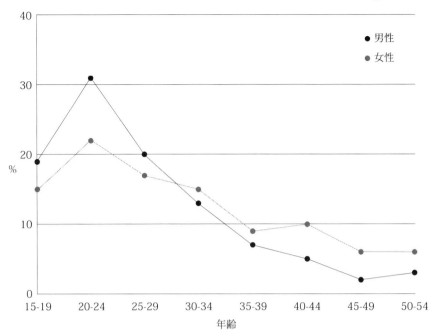

図1　統合失調症の性別発症年齢分布（WHO, 1992）

　環境やその他の要因として，妊娠出産時に低酸素症を伴う合併症を有することや父親の年齢が高いこと，出生前と周産期における有害事象（ストレス，感染，栄養失調，母親の糖尿病や他の医学的疾患），晩冬や早春の出生などと関連があるとされている。

■ IV　発症過程

　統合失調症は，聴覚過敏や引きこもりなどがみられる前駆期から始まり，幻聴や妄想などの陽性症状が顕在化する急性期，抑うつ状態となることもある回復期を経て，感情の平板化や意欲欠如などの陰性症状が主体の慢性期へと移行することが多い（図2）。

1. 前駆期

　前駆期に診断確定に至るような特異的な症状はなく，この時期に精神科を受診することは少ない。不眠や食欲低下，漠然とした不安，焦燥感，緊張感，聴覚過

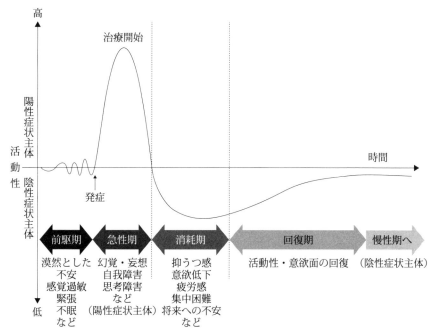

図2　統合失調症の経過（Tandon et al., 2010）

敏などさまざまな症状がみられる。そのため，学業成績が急に低下し，元気がなくなり，家族や友人と触れあわず，体重は減少して身なりも気にせず引きこもり，昼夜逆転になることも多い。このような状態が続き，聴覚過敏により日常生活のさまざまな音（走行中の車の音，換気扇の音，扉の開閉音など）を自分と関係のある音のように感じるようになる。

2．急性期

　幻聴や妄想といった陽性症状が顕在化する時期である。この時期，自分の周囲が何か変わったように感じ，周囲で起こる出来事が自分と関係していて不気味になる（妄想気分）。そして，正常な知覚に対して異常な意味づけをしてしまい（妄想知覚），自分の考えが他人に抜き取られる感覚（考想奪取）や，他人の考えが自分の中に入ってくる感覚（考想吹入）が生じ，自分を非難し，命令する声が聞こえる（幻聴）ようになる。

3．消耗期〜回復期

　急性期が過ぎ，陽性症状は鳴りを潜める。急性期に多彩な症状にさらされ消耗し，時に抑うつ状態となり（post-psychotic depression），意欲低下や疲労感，集中困難，将来への不安，自責，強迫，軽い自我障害などがみられる。この時期は自殺のリスクが高まることがあり，注意する必要がある。

4．慢性期

　回復期を経て症状が改善せずに残存することがある。この時期，陽性症状は残存しても断片的で急性期ほど活発ではない。陰性症状が主体で，感情が湧かず浅薄で冷淡で，他者に無関心のようにみえる（感情の平板化）。自発性が低下して迷いが多く，決断がつかずさまざまな活動に関心を示さなくなる（意欲欠如）。

■ V　症　　状

　統合失調症の症状として代表的なものにブロイラーの 4A とシュナイダーの一級症状が挙げられる。またこれら以外に統合失調症の症状を領域別に列挙した。

1．ブロイラーの 4A

①連合障害（Disturbances of Association）
　ブロイラーは 4 つの基本症状において連合障害が一次症状であり，残りの 3 つは連合障害から導き出された二次障害であると考えた。連合障害は連合弛緩や滅裂思考，途絶などがある。連合障害は，思考がまとまらず，観念同士の意味のある結びつきが障害されることである。観念の結びつきが弱く，話はだいたいわかるが，飛躍したり途中で省略されたりすることがあることを連合弛緩という。さらに結びつきが弱くなり，話の内容が理解不能なものを滅裂思考と呼び，結びつきが途切れ，話が止まることを途絶とした。

②感情の障害（Disturbances of Affect）
　感情の障害の中で最も典型的なものが感情の平板化である。元来持っていた喜怒哀楽などの感情の細やかな動きが低下し，周囲の出来事に対して無関心，無頓着となり，表情も乏しくなる。

③両価性（Ambivalence）

　相反する考えが共存している状態で，特に特徴的なのはその相反する考えが，葛藤を起こさずに併存していることである。健常人でも相反する考えが共存することはあるが，統合失調症ではそれらの考えが混じりあうことなく独立している。

④自閉（Autism）

　現実や外界から背を向け，自分の内的な世界に閉じこもることである。自我境界が弱くなった状態で，自我が漏出しないための自衛手段ともいえる。

2．シュナイダーの一級症状

　1）3種の幻聴（考想化声，言い合う形の幻声，自身の行動と共に発言する幻声），2）妄想知覚，3）自我障害（全てのさせられ体験・被影響体験），としてまとめることができる。シュナイダーの一級症状は統合失調症のみならず，他の身体疾患を基盤とした精神病状態でもみられることに留意する必要がある。シュナイダーは「（一級症状という）体験様式が異論の余地なく存在し，基盤となる身体的疾患を見出し得ない場合，我々は臨床上，謙虚さをもちつつ統合失調症と呼ぶ」と述べている。

①考想化声：自分の考えが声になり聴こえること。

②言い合う形の幻声：複数人が話し合う，または言い合う声が聴こえること。

③自分の行動と共に発言する幻声：患者の一挙一動を実況解説のように言い表す声が聴こえること。

　例）「今からコーヒーを飲もうとしている。口元へ運んだ。ほらこぼすぞ」

④身体的被影響体験：外部から影響を受けて，自分の身体の感覚が異常だと感じること。

　例）「電磁波による攻撃で神経が痛い，脳も溶けてしまった。」

⑤考想奪取およびその他の考想被影響体験：自分の考えを抜き取られてしまったり（考想奪取），外部からの影響により考えさせられたりすること。

⑥考想伝播：自分の考えていることが他人に伝わってしまうこと。

⑦妄想知覚：実際の知覚に対し，誤った了解不能な異常な意味づけがなされること。

⑧感情・志向（欲動）・意志の領域における他者によるすべてのさせられ体験・被影響体験：自身の内部から出てくる感情・志向・意志などが，他人や外部からの力によりなされ，干渉され妨害されているという体験。

ただし，一級症状が統合失調症に特異的なものであるという臨床的エビデンスが得られなかったため，DSM-5 と ICD-11 では特別な意義を与えられていない。

３．領域別症状

〈妄想〉
　妄想は思考内容の障害であり，「他人と共有しない誤った観念を確信し，それを訂正させることができないもの」とされる。妄想は形式と内容による分類がある。
　①形式による分類
　１）一次妄想
　突如脈絡なく妄想が発生し，その発生過程が了解不能である。妄想気分，妄想知覚，妄想着想の３つに分類される。
　　ⅰ．妄想気分：自分の周囲が何か変わったように感じ，周囲で起こる出来事が自分と関係していて不気味になる。
　　ⅱ．妄想知覚：実際の知覚に対し，誤った了解不能な異常な意味付けがなされること。
　　ⅲ．妄想着想：何の根拠もなく突然，「自分はキリストの子だ」「自分はあとをつけられている」といった考えが浮かび，事実として確信をもつこと。
　２）二次妄想
　体験・感情・性格・状況などの反応として妄想が発生し，他者から了解可能なもの。
　②内容による分類
　内容により被害妄想，誇大妄想，微小妄想に分類される。
　１）被害妄想
　自分が他人から嫌がらせをされる，危害を加えられるという妄想。危害を加えられると感じる対象やその内容によりさらに分類される。
　　ⅰ．関係妄想：自分に関係のない何気ない周囲の出来事を自分に結びつける妄想。
　　ⅱ．追跡妄想，迫害妄想：誰かが自分を狙っている，組織に後をつけられている，危害を加えられるという妄想。
　　ⅲ．注察妄想：自分が周囲から監視されているという妄想。
　　ⅳ．被毒妄想：毒をもられているという妄想。
　２）微小妄想
　自分への評価を不当に低く評価する妄想。

ⅰ．貧困妄想：実際には経済的に困窮していないのにもかかわらず，自分や家族がそのような状態になっているという妄想。

ⅱ．罪業妄想：実際には重大な過失を犯していないのにもかかわらず，自責感や罪責感をもつ妄想。

ⅲ．心気妄想：実際には健康であるにもかかわらず，健康を害したと考える妄想。

３）誇大妄想

自分の能力や血統，価値を過大評価する妄想のこと。

ⅰ．血統妄想：自分が高貴な家柄の生まれであるという妄想。

ⅱ．宗教妄想：「自分は天啓を授かった」，「自分はキリストの生まれ変わりだ」など宗教的な内容の妄想。

ⅲ．恋愛妄想，被愛妄想：特定の人から愛されているという妄想。相手は有名人や身分の高い人など，本人が潜在的に憧れている人が多い。

〈幻覚〉

　幻覚は古典的に「対象なき知覚」と定義され，その後，「知覚すべき対象なき知覚」と修正された。感覚器により，幻聴や幻視，幻嗅，体感幻覚などに分類される。統合失調症では特に幻聴が多くみられる。

　①幻聴

　聴覚系の幻覚のことを幻聴という。幻聴は単純な音や響きなどの要素性幻聴（幻音）と，人の声の言語性幻聴（幻声）に分けられる。その中でも特に言語性幻聴が統合失調症で多く，シュナイダーの一級症状の項で述べた「考想化声」「言い合う形の幻声」「自分の行動と共に発言する幻声」がみられる。

　②他の感覚器の幻覚

　統合失調症では幻聴以外では，他人には見えないものが見える幻視が出現することは時にあるが，他の幻覚（体感幻覚・幻嗅・幻味など）は多くない。例えば被毒妄想に関連して幻嗅や幻味が出現するように，妄想に関連して出現することもある。

〈自我障害〉

　統合失調症の自我障害は，「自分の考えや行為が自分自身のものではなく，他人や外部からの力によりなされている」と感じる自己能動感の障害である。言い換えると『自他の境界が崩壊し，自身のことが筒抜けで，操られているように感じ

ること』とも表現できる。シュナイダーの一級症状の項で述べた「身体的被影響体験」「考想奪取およびその他の考想被影響体験」「考想伝播」「感情・志向（欲動）・意志の領域における他者によるすべてのさせられ体験・被影響体験」などが挙げられる。統合失調症の中核的な症状の一つであるが，最近の米国発の操作的診断基準であるDSM-5では，この自我障害は妄想に位置づけられる。一方，WHOが作成した操作的診断基準であるICD-10（および次のICD-11）では自我障害の一部は採用されている（表1）。

〈思考障害〉
　広義では思考内容（意味づけ）の異常として妄想も含まれるが，ここでは狭義の意味での思考障害として思路の障害に限定した。ブロイラーの4Aの連合障害で述べたことが，代表的な思考障害であり，「連合弛緩」「滅裂思考」「途絶」もこれにあたる。徐々に思考のまとまりが悪くなり（連合弛緩），それがより顕著になると支離滅裂な思考となり（滅裂思考），さらに人格の崩壊が進むと，単語の羅列に過ぎない状態（言葉のサラダ）や，全く新しい言葉を作る（言語新作）などの症状がみられる。

〈感情の障害〉
　発症過程でも述べたように，漠然とした不安や抑うつ気分，感情鈍麻などが病期によりみられることがある。またその場の状況や患者自身が感じている感情にそぐわないような感情表出がみられることが多い。

カタトニア〈緊張病症状〉
　カタトニア症状の大きな特徴は，著名な精神運動性の障害である。精神運動性の障害は顕著な興奮から顕著な無反応（無動）まで変動する。必ずしも統合失調症に特異的でなく，他の精神疾患（例えば重度の気分障害や脳炎など）でもみられることがある。以下のような症状がみられる。
　①昏迷
　　意識障害はないにもかかわらず，精神運動性は低下している。周囲への反応性に乏しく，自発的な行動や活動性が減少している。
　②カタレプシー（強硬症）
　　筋緊張が高まり，外部から与えられた姿勢を維持し続ける。
　③蝋屈症

外部から姿勢を与えられることを無視し，現在の姿勢を維持し続ける。

④無言症

　発声すること自体は可能だが，沈黙して話さない状態。

⑤拒絶症

　外部からの指示や刺激に対して抵抗し拒否する，または逆のことをする。

⑥姿勢保持（常同姿勢）

　奇異な姿勢を自発的・能動的にとり，それを維持する。

⑦わざとらしさ（衒奇症）

　日常的な動作を奇妙に，大げさに行う。

⑧常同症

　目的がなく有効でもないことをそのまま何度も繰り返す。

⑨興奮

　病的な状態から生じる興奮。

⑩しかめ面

⑪反響言語

　他者の発言をオウム返しに繰り返す。

⑫反響動作

　他者の動作を真似して繰り返す。

〈認知機能障害〉

　近年，陽性症状や陰性症状とならんで，統合失調症患者の社会機能に関わる重要な症状として，認知機能障害が注目されるようになってきた。認知機能障害（記憶，注意，集中力，判断力，計画や実行機能の障害）が強いと，勉強や就労をはじめ生活のさまざまな場面で大きく影響するため，この認知機能障害を評価し治療すべきであるとの意見が主流となってきた。なお，抗精神病薬の多剤大量療法（多剤大量処方）に伴う副作用としての認知機能の低下にも注意する必要がある。

VI 診　　断

　近年，統合失調症の生物学的研究は進んではいるものの（例：進行性の灰白質の体積減少や脳機能異常など），現時点で統合失調症の診断確定に用いることができる明確な生物学的指標はない。そのため，臨床現場では面接を通して臨床症状をつぶさに聴取し診断を行う。かつては統合失調症の概念が国により異なり，

表1　ICD-10における統合失調症の診断基準

（a）考想化声，考想吹入あるいは考想奪取，考想伝播

（b）支配される，影響される，あるいは抵抗できないという妄想で，身体や四肢の運動や特定の思考，行動あるいは感覚に関するものである。それに加えて妄想知覚

（c）患者の行動にたえず注釈を加える，患者のことを話し合う幻声，あるいは身体のある部分から聞こえる他のタイプの幻声

（d）宗教的あるいは政治的身分，超人的や能力などの文化的にそぐわないまったくありえない他のタイプの持続的妄想（たとえば，天候をコントロールできるとか宇宙人と交信しているなど）

（e）どのような種類であれ，持続的な幻覚が，感情症状ではない浮動性や部分的妄想あるいは持続的な支配観念を伴って生じる。あるいは数週間か数カ月間毎日持続的に生じる

（f）思考の流れに途絶や挿入があるために，まとまりのない，あるいは関連性を欠いた話し方になり，言語新作がみられたりする

（g）興奮，常同姿勢あるいはろう屈症，拒絶症，緘黙，および昏迷などの緊張病性行動

（h）著しい無気力，会話の貧困，および情動的反応の鈍麻あるいは状況へのそぐわなさなど，通常社会的引きこもりや社会的能力低下をもたらす「陰性症状」，それは抑うつや向精神薬によるものではないこと

（i）関心喪失，目的欠如，無為，自己没頭，および社会的ひきこもりとしてあわわれる。個人的行動のいくつかの側面の質が全般的に，著名で一貫して変化する

注）統合失調症の診断のために通常必要とされるのは，上記（a）から（d）のいずれか1つに属する症状のうち少なくとも1つの明らかな症状（十分に明らかでなければ，ふつう2つ以上），あるいは（e）から（h）の少なくとも2つの症状が，1カ月以上，ほとんどいつも明らかに存在していなければならない。

ある国で統合失調症と診断された人が，他の国では気分症〈気分障害〉と診断されるといったように，評価者により診断にばらつきがあり，社会的にも大きな問題となった。そのため現在では，評価者間で診断が一致するように操作的診断が広く用いられている。代表的なものはICD-10（表1），ICD-11（表3）やDSM-5（表2）である。

VII　病型分類

伝統的に統合失調症はいくつかの病型に分類されていた。しかし必ずしもこれらのどれかに分類可能ではなく，経過の中で分類が変わることもある。DSM-5では妥当性がないとして病型による分類は廃止され，症状の有無，程度，持続期間によりスペクトラムで考えるようになったが，依然として病型分類の有用性に関しては賛否両論があり，臨床現場では有用なことも多い。今後，刊行される予定のICD-11では病型分類に代わり，症状の特徴を横断的に評価する特定用語が挙

表2　DSM-5 における統合失調症の診断基準

A．以下のうち2つ（またはそれ以上），おのおのが1カ月間（または治療が成功した際はより短い期間）ほとんどいつも存在する。これらのうち少なくとも1つは（1）か（2）か（3）である。

（1）妄想，（2）幻覚，（3）まとまりのない発語（例：頻繁な脱線または滅裂），（4）ひどくまとまりのない，または緊張病性の行動，（5）陰性症状（すなわち情動表出の減少，意欲欠如）

B．障害の始まり以降の期間の大部分で，仕事，対人関係，自己管理などの面で1つ以上の機能のレベルが病前に獲得していた水準より著しく低下している（または，小児期や青年期の発症の場合，期待される対人的，学業的，職業的水準にまで達しない）。

C．障害の持続的な徴候が少なくとも6カ月間存在する。この6カ月の期間には，基準Aを満たす各症状（すなわち，活動期の症状）は少なくとも1カ月（または，治療が成功した場合はより短い期間）存在しなければならないが，前駆期または残遺期の症状の存在する期間を含んでもよい。これらの前駆期または残遺期の期間では，障害の徴候は陰性症状のみか，もしくは基準Aにあげられた症状の2つまたはそれ以上が弱められた形（例：奇妙な信念，異常な知覚体験）で表されることがある。

D．統合失調感情障害と「抑うつ障害または双極性障害，精神病性の特徴を伴う」が以下のいずれかの理由で除外されていること。

（1）活動期の症状と同時に，抑うつエピソード，躁エピソードが発症していない。（2）活動機の症状中に気分エピソードが発症していた場合，その持続期間の合計は，疾病の活動期および残遺期の持続期間の合計の半分に満たない。

E．その障害は，物質（例：乱用薬物，医薬品）または他の医学的疾患の生理学的作用によるものではない。

F．自閉スペクトラム症や小児期発症のコミュニケーション症の病歴があれば，統合失調症の追加診断は，顕著な幻覚や妄想が，その他の統合失調症の診断の必須症状に加え，少なくとも1カ月（または，治療が成功した場合はより短い）存在する場合にのみ与えられる。

※出典：日本精神神経学会（日本語版用語監修），髙橋三郎・大野裕（監訳）（2014）DSM-5 精神疾患の診断・統計マニュアル．p.99，医学書院．

表3　ICD-11 での統合失調症の診断要件

下記のうち少なくとも2つの症状が，（本人の訴えや，臨床家または他の情報提供者の観察により）1カ月以上の期間，ほとんどいつも出現していなければならない。該当症状のうち，最低1つは以下の項目a）～d）のいずれか：

a）持続性の妄想
b）持続性の幻覚
c）解体した思考（思考形式の障害）
d）被影響体験，させられ体験，作為体験
e）陰性症状
f）ひどく解体した行動，あらゆる目標指向性気づかれることがある
g）精神運動性障害（カタトニア性の落ち着きのなさや興奮，常同姿勢，ろう屈症，拒絶症，緘黙，または昏迷など）

表 4　ICD-11 での統合失調症における症状の特定用語

亜型分類に代わるもの；下記の 6 領域で評価する	
・陽性症状	症状特定用語評価尺度
・陰性症状	0 ＝症状なし
・抑うつ気分症状	1 ＝症状あり，軽度
・躁病気分症状	2 ＝症状あり，中等度
・精神運動性症状	3 ＝症状有，重度
・認知症状	9 ＝入手可能な情報から評価不可

げられている（表 4）。参考として，以下に伝統的な病型分類を記載する。

1．妄想型

最も一般的な病型である。固定化した妄想が主要な症状で幻聴を伴うことが多い。思考や感情，意欲の障害，緊張病症状は顕著ではない。発症は他の病型より遅い傾向にあり，30 歳前後が多い。

2．破瓜型（解体型）

思考障害や感情の障害が顕著である。思考は解体しており，会話に一貫性はなくまとまりがない。行動は目的と感情をともなわないようにみえ，しばしばわざとらしさがある。幻聴や妄想は一時的，または断片的で顕著ではない。発症年齢は 10 代後半から 20 代前半と早く，早期から感情の平板化や意欲欠如などの陰性症状がみられ急速に進行する。

3．緊張型

緊張病症状が基本的特徴である。興奮から昏迷まで大きく変動する。

4．単純型

妄想や幻聴などの精神病性症状がみられず，行動の奇妙さや社会性の乏しさ，感情の平板化，意欲欠如などが思春期から潜行性にみられ，徐々に進行していく。

■ Ⅷ　治　　療

統合失調症の治療は薬物療法と心理社会的療法が軸となる。これらはどちらか一方だけではなく両方を併せて行うことが重要である。近年，統合失調症治療は，寛解（Remission）からさらに進んだ回復（Recovery）を目指すべきであるとい

第2部　精神疾患とその治療

われており，薬物療法と心理社会的療法の両輪をバランスよく併用し，患者の社会復帰をサポートする治療戦略が重要視されている。

1．薬物療法

　統合失調症の薬物療法では，幻聴や妄想などの陽性症状を緩和する抗精神病薬が主に投与される（薬理作用などの詳細は薬物療法の12章を参照）。

①定型抗精神病薬

　海外では1950年代からクロルプロマジンやハロペリドールを代表とするフェノチアジン誘導体やブチロフェノン誘導体が使用されてきた。これらは定型抗精神病薬と呼ばれ，ドパミン D_2 受容体を遮断することで幻聴や妄想などに対する効果をもたらした。その一方で，パーキンソン症状，アカシジア，ジストニア，高プロラクチン血症といった副作用が問題となっていた。

②非定型抗精神病薬

　定型抗精神病薬で問題となっていた副作用の発現が少ない抗精神病薬が1980年代から開発されるようになった。作用プロファイルにより以下のように分類される。
　1）SDA（Serotonin Dopamine Antagonist）
　はじめての非定型抗精神病薬であるリスペリドンやペロスピロン，ブロナンセリン，パリペリドンなどがある。SDAはドパミン D_2（以下，D_2）受容体だけでなくセロトニン 5-HT2A（以下 5-HT2A）受容体も遮断することで，陽性症状に対しては定型抗精神病薬と同等の効果を発揮し，問題となっていた副作用の発現が少なくなった。
　2）MARTA（Multi-Acting Receptor-Targeted Antipsychotics）
　オランザピンやクエチアピン，アセナピンなどはSDAと同様に D_2 受容体，5-HT2A受容体に作用する。それに加えて，アドレナリン受容体やヒスタミン受容体，D_2 受容体以外のドパミン受容体，5-HT2A以外のセロトニン受容体にも作用することで効果を発揮する。MARTAの中でもオランザピンとクエチアピンは血糖値の上昇や体重増加，糖代謝異常，脂質代謝異常などが生じる可能性があり，本邦では糖尿病患者に対しての使用は禁忌となっている。
　3）DSS（Dopamine System Stabilizer）
　アリピプラゾールは他の上記の非定型抗精神病薬のように D_2 受容体薬でなく D_2 受容体部分作動薬（パーシャルアゴニスト）として働く。統合失調症は中脳辺

56

縁系でドパミン神経伝達が過剰となっていると考えられており，抗精神病薬は D_2 受容体を遮断することで陽性症状に対して効果を発揮している。アリピプラゾールは中脳辺縁系において D_2 受容体の過剰遮断を避け，適度に作用するというユニークな特徴をもつ。特有の副作用（アカシジア）が出現することはあるが，治療効果と忍容性が非常に高く，統合失調症治療における第一選択薬の１つである。

４）SDAM（Serotonin-Dopamine Activity Modulator）

ブレクスピプラゾールは最近開発された新規抗精神病薬であり，D_2 受容体および 5-HT1A 受容体に強く結合して部分作動薬として働き，5-HT2A 受容体には遮断薬として働き，その作用度合いが異なるため SDAM（Serotonin-Dopamine Activity Modulator）とよばれる。確かな治療効果と高い忍容性が確認されており，急性期・維持期を通して統合失調症の薬物治療における第一選択薬の１つになり得るといわれている。

③ Clozaine

Clozapine（クロザピン）は 1960 年代に合成された。D_2 受容体や 5-HT2A 受容体に作用し，非定型抗精神病薬の原型と考えられている。クロザピンは他の抗精神病薬では効果に乏しかった（反応性不良）患者に対して有効性が高い薬物である。また，錐体外路症状といわれる副作用もほとんど出現しないため，他の抗精神病薬で副作用が出現して有効量まで使用できない（耐容性不良）患者にも有効性が高い。そのため 1971 年の発売後，各国で使用されたが，無顆粒球症などの致命的副作用をもたす危険性が高く，販売が中止された。しかし，難治例に対するクロザピンの有効性が再度評価され，本邦では 2009 年よりようやく治療抵抗性統合失調症（反応性不良と耐容性不良の統合失調症）の基準を満たす患者に対し使用されるようになった。既述したように重篤な副作用[注1] が生じる可能性があるため，CPMS（Clozaril Patient Monitoring Service；クロザリル患者モニタリ

注 1 ）抗精神病薬による特に多剤大量療法に伴う副作用として出現する，種々の身体合併症，過鎮静，主観的な不快反応（ディスフォリアなど），認知機能の低下，錐体外路症状などは，患者の社会機能低下につながり，服薬継続の障害となる。そのため，最近では単剤での治療もしくは最小限の併用療法が推奨されている。

注 2 ）近年，従来の支持的精神療法に加え，統合失調症患者特有の歪んだ認知（妄想的解釈など）を改善するのに有効なメタ認知トレーニングなどの認知療法や，認知機能障害を改善するための認知リハビリテーションも取り入れるようになり，一定の効果を上げている。その他，地域における包括的な早期治療介入や，依頼後 24 時間以内に専門家チームが介入する北欧発のオープンダイアローグ（開かれた会話による症状緩和）などの新たな早期介入による再発予防も注目されるようになってきた。

ングサービス）に登録した上で，決められた頻度で血液検査等を行い，常にモニタリングしながら使用されている。

2．電気けいれん療法

　電気けいれん療法（Electroconvulsive Therapy; ECT）は頭部に電気的刺激をあたえ，脳に全般性の発作性放電を発生させることで治療を行う。その歴史は古く，1939 年にイタリアの神経学者ツェルレッティ（Cerletti, U.）らにより開発された。ECT は効果発現が早く，治療抵抗性患者に対しても効果を認めるため，現在でも重要な治療法の 1 つである。現在は，より安全性の高いパルス波を用い，全身麻酔薬と筋弛緩薬を使用することで身体的苦痛やけいれんを緩和した修正型電気けいれん療法（modified ECT）が主に使用され，その効果を発揮している。

3．心理社会的療法

①精神療法

　統合失調症の治療では，支持的精神療法[注2] が用いられることが多い。支持的精神療法は患者の言動を解釈することを目的にするのではなく，患者の感じる不安や恐怖，体験している幻覚や妄想などに対して受容的に接することを目的とする。治療者は患者の異常体験や訴えを否定するでも肯定するでもなく，中立的かつ支持的に接することが望ましい。そうすることが，患者との治療関係の構築に繋がり，治療アドヒアランスが向上することも多い。

②心理教育（疾患教育）

　心理教育は患者だけでなく，その家族に対してもなされ，統合失調症の症状や原因，経過，薬物療法を含む治療や利用できる社会資源と制度，患者への対応などをわかりやすく説明する。心理教育を行うことで，患者自身は病識の獲得へつながり，治療アドヒアランス[注3] が向上する。一方，家族が心理教育を受けることで高 EE[注4] の家族は EE が低下して，患者の再発率が減少することが報告されている。

③社会生活技能訓練（Social Skills Training；SST）

　統合失調症の発症により，対人関係や社会生活が困難となり，それらを軽減す

注 3 ）患者が積極的に治療方針の決定に参加し，その決定に従って治療を受けること。
注 4 ）患者に対して批判的なコメント，敵意，情緒的巻き込まれなどの感情表出が高いこと。

るため行われる。SST は患者の技能を評価して治療目標を設定して，それに向かいロールプレイやモデリング，フィードバック，行動練習などを用いて訓練を進めていく。

④作業療法（Occupational Therapy；OT）

作業療法は，作業活動を通して生活に必要な基本的能力（運動や感覚・知覚，精神・認知などの心身機能）の改善や応用的能力（食事やトイレ，家事など，日常生活で必要となる活動），社会的適応能力（地域活動への参加）の向上を目指し行われる。その歴史は古く，世界的には薬物療法が始まる遥か以前より始められた。本邦では 1900 年代初頭に呉秀三により始められた。

⑤精神科デイケア

精神科デイケアは，精神疾患患者の社会機能の回復を目的として個々の患者に応じたプログラムに従ってグループごとに治療する活動である。精神科デイケアは外来で行われ，社会機能が回復されることで病院中心の生活から地域中心の生活へ移行することを目標としている。精神科デイケアは 1 日 6 時間を標準としている。現在では 16 時以降から実施され，1 日 4 時間を標準とするナイトケアや，1 日 10 時間を標準とするデイ・ナイトケア，1 日 3 時間を標準とするショートケアも実施されている。

⑥精神科訪問看護[注5]

患者の地域生活を支援して，疾患の再燃・再入院の防止などを目標とする。訪問看護の内容は多岐に渡り，日常生活の維持や生活技能の獲得・拡大，対人関係の維持，家族関係の調整，精神症状や身体症状の悪化を防ぐ，社会資源の活用の援助などが挙げられる。

■ IX　近縁の疾患

1．統合失調症型症〈統合失調症型（パーソナリティ）障害〉

成人期早期までに始まる社会的および対人関係的な欠陥の広範な様式であり，

注5）最近，重い精神疾患を抱えた人々が，住み慣れた場所で安心して暮らしていけるように，さまざまな職種の専門家から構成されるチームが支援を提供する包括型地域生活支援プログラム（Assertive Community Treatment; ACT）も注目されている。

「親密な関係では急に気楽でいられなくなること，そうした関係を形成する能力が足りないこと，および認知的または知覚的歪曲と風変わりな行動がある」ことを特徴とする。関係念慮や奇異な信念，普通でない知覚体験，奇異な考え方，疑い深さ，不適切な感情，奇妙な行動，親しい友人がいない，過剰な社交不安を伴うが明らかな幻覚や妄想といった精神病性障害は生じないといった特徴を有す。DSM-5 ではパーソナリティ障害の章に含まれるが，ICD-10 においては統合失調症型障害として統合失調症と同じ章に含まれる。

2．妄想症〈妄想性障害〉

発症は若年群より高齢者においてより多くみられる。妄想性障害は 1 つ以上の妄想が持続的にみられることが特徴である。幻覚やまとまりのない思考など，他の精神病障害の症状を持続的に認めないことも重要である。妄想の内容はさまざまで，被愛妄想や誇大妄想，嫉妬妄想，被害妄想，身体妄想などが挙げられる。症状の持続期間は DSM-5 では 1 カ月間，ICD-10 では 3 カ月間とされている。

3．短期精神病性障害，統合失調症様障害

これらは DSM-5 における概念である。短期精神病性障害の症状で統合失調症との大きな違いは，統合失調症にみられる陰性症状（感情の平板化や意欲欠如）を認めないことである。症状の持続期間は 1 日以上 1 カ月未満であり，最終的に病前の機能レベルまで完全に回復する。統合失調症様障害は短期精神病性障害と異なり陰性症状を認める。症状の持続期間は 1 カ月以上 6 カ月未満であり，統合失調症と異なり社会機能低下を認めない。ICD-10 および ICD-11 において，これら 2 つに近いものとして急性一過性精神症〈急性一過性精神病性障害〉が挙げられる。急性一過性精神病性障害は 2 週間以内に精神病性症状が急性に発症して，2 〜 3 カ月以内に完全に回復する。多形性と呼ばれる急速に変化する多彩な精神病性症状が特徴的である。

4．統合失調感情症〈統合失調感情障害〉

統合失調症と気分障害の症状の両者が同時に存在するものが統合失調感情症である。DSM-5 では気分障害の症状を満たす症状が，この疾患の活動期と残遺期を合わせた期間の半分以上で存在しなければならず，統合失調感情障害の患者が統合失調症と診断される可能性もある。

◆学習チェック表
- □　統合失調症の発症過程について理解した。
- □　統合失調症の症状について理解した。
- □　統合失調症の診断と病型について理解した。
- □　統合失調症の治療について理解した。
- □　統合失調症の近縁の疾患について理解した。

より深めるための推薦図書

Conrad, K.（山口直彦・安克昌・中井久夫訳，1994）分裂病のはじまり―妄想のゲシュタルト分析の試み．岩崎学術出版社．

中井久夫（1998）最終講義―分裂病私見．みすず書房．

中井久夫（2015）統合失調症をたどる．ラグーナ出版．

笠原嘉（1998）精神病．岩波書店．

木村敏（2007）分裂病と他者．筑摩書房．

Blankenburg, W.（木村敏・岡本進・島弘嗣訳，1978）自明性の喪失―分裂病の現象学．みすず書房．

ハウス加賀谷・松本キック（2013）統合失調症がやってきた．イースト・プレス．

日本統合失調症学会監修（2013）統合失調症．医学書院．

文　献

American Psychiatric Association（2013）*Diagnostic and Statistical Manual of Mental Disorders, the 5th Edition: DSM-5.* Washington, DC: American Psychiatric Publishing.（日本精神神経学会監修，高橋三郎・大野裕・染矢俊幸ほか訳（2014）DSM-5：精神疾患の診断・統計マニュアル．医学書院．）

Benjamin, J. S., Virginia, A. S. & Pedro, R. (2015) *Kaplan & Sadock's Synopsis of Psychiatry: Behavioral Science / Clinical Psychiatry, 11th Edition.* Wolters Kluwer Health.（井上令一監修，西宮滋子・田宮聡監訳（2016）カプラン臨床精神医学テキスト：DSM-5 診断基準の臨床への展開　第3版．メディカル・サイエンス・インターナショナル．）

Benjamin, J. S., Norman, S., & Virginia, A. S. (2015) *Kaplan &Sadock's Pocket Handbook of Psychiatric Drug Treatment Sixth Edition.*（神庭重信ら（2015）カプラン精神科薬物ハンドブックエビデンスに基づく向精神薬療法第5版．メディカル・サイエンス・インターナショナル．）

Casey, P., & Kelly, B. (2007) *Fish's Clinical Psychopathology Signs and Symptoms in Psychiatry, Third Edition.*（針間博彦，中安信夫監訳（2010）フィッシュ臨床精神病理学―精神医学における症状と徴候　第3版．星和書店．

福田正人・糸川昌成・村井俊哉ほか編集（2013）統合失調症．医学書院．

濱田秀伯（2009）精神症候学　第2版．弘文堂．

市橋秀夫（1997）こころの地図（下巻）第3版．星和書店．

笠井清登・村井俊哉・三村將ほか編集（2011）研修ノートシリーズ―精神科研修ノート．診断と治療社．

加藤敏・神庭重信・中谷陽二ほか編集（2011）現代精神医学辞典．弘文堂．

加藤進昌・神庭重信・笠井清登編集（2012）TEXT 精神医学改定4版．南山堂．

Kraepelin, E. (1913) *Psychiatrie. Ein Lehrbuch für Studierende und Ärzte.* Verlag von Johann Ambrosius Barth, Leipzig.（西丸四方・西丸甫夫訳（1986）精神分裂病．みすず書房．）

村井俊哉企画（2018）最新醫學別冊　診断と治療のABC136―統合失調症．最新医学社．

中井久夫・山口直彦（2004）看護のための精神医学　第2版．医学書院．

野村総一郎ら（2012）標準精神医学第5版．医学書院

Schneider, K., Huber, G., & Gross, G. (1987) *Klinische Psychopathologie.* Thieme.（針間博彦訳（2007）新版　臨床精神病理学．文光堂．）

Tandon, R., Nasrallah H. A., & Keshavan, M. S.(2010)Schizophrenia, "just the Facts" 5: Treatment and prevention Past, present, and future. *Schizophrenia Research,* 122; 1-23.

武田雅俊ほか（2017）別冊日本臨牀　精神医学症候群（第2版）Ⅰ―発達障害・統合失調症・双極性障害・抑うつ障害．株式会社日本臨牀社．

World Health Organization (1992) *The ICD-10 Classification of Mental and Behavioural Disorders Clinical Descriptions and Diagnostic Guidelines.* World Health Organization.（融道男・中根允文・小見山実ほか訳（2005）ICD-10　精神および行動の障害―臨床記述と診断ガイドライン［新訂版］．医学書院．）

気分症群〈気分障害〉

加藤隆弘

🔑 *Keywords* うつ病，双極症（躁うつ病），気分変調症〈持続性抑うつ障害〉，気分循環症〈気分循環性障害〉，メランコリー親和型うつ，ディスチミア親和型うつ，新型／現代型うつ，自殺，悲哀

Ⅰ　はじめに

　気分とは，行動に影響を与えるような幅広く持続的な情動であり，喜怒哀楽といわれるように人々は日常的に情動を体験している。気分症群〈気分障害〉は，主に，うつ病と双極症〈双極性障害〉に区別されるが，気分症患者が体験する気分は，その程度が強く，持続期間が長く，何らかの機能の障害をもたらすため，昔から精神医学における主要な疾患として捉えられてきた。日本では，100万人以上が気分症群を患っており，さまざまな症状のため休学・休職・退職など学業・就労へ負の影響を及ぼし，本人の苦悩ばかりでなく家族への影響も大きく，自殺リスクも高い。なかでもうつ病は今世紀最大の社会的損失をもたらす疾患とされ，その対応が広く求められており，医療・心理・福祉といった連携が重要で，心理職が果たすべき役割は大きい。

Ⅱ　概念と歴史

　古代ギリシャの医学者ヒポクラテスは，うつ病の原型となる「メランコリア」と躁病の原型となる「マニア」という言葉を用いて心の不調を記述している。19世紀後半，ドイツの精神医学者クレペリン（Kraepelin, E.; 1856-1926）は，統合失調症と独立した概念としてうつ病と双極症〈双極性障害〉の原型である「躁うつ病」を概念化した。クレペリンは統合失調症と同じように，躁うつ病を内因性（外因・心因ではない）疾患として捉え，その特徴として，「進行性ではなく，うつ状態と躁状態を繰り返す病態」とし，うつ状態のみを呈するうつ病も，躁うつ

病に含めていた。

　クレペリン以降，精神疾患は内因による統合失調症・躁うつ病と心因による神経症に大別されていたが，内因とされてきたうつ病の中にも，心因性のものがあることが周知されるようになり，力動精神医学（精神分析をもとにした精神医学の一領域）の台頭により1950年代頃より「神経症性うつ病（抑うつ神経症）」という概念が米国を中心に広まった。しかしながら，米国精神医学会は1980年のDSM-IIIで神経症という用語を廃止し，気分変調性障害（気分変調症：ディスチミア）という概念に置き換えている。

　疫学研究，病前性格研究，生物学的研究などの発展により「双極性障害」と躁エピソードをもたない「単極性うつ病」とを区別すべきであるという二元論が台頭し，2013年に発行されたDSM-5において両疾患は別々の章に区別された。本章ではDSM-5の変更点に留意しつつ，両疾患を同じ章で紹介する。一方，ICD-11では，両者を気分症群〈気分障害〉の下に付置している。

III　各論：うつ病

1. 特　徴

　DSM-IVでは「大うつ病性障害（major depressive disorder）」と標記されていたが，DSM-5で「うつ病（depression）」と標記されることになった。以下，本書ではDSM-IV／DSM-5における上記障害のことを「うつ病」と示す。うつ病は，2週間以上持続する抑うつ気分と興味・関心や喜びの喪失を主特徴とする「抑うつエピソード」を呈する代表的な精神疾患である。DSM-5では，DSM-IVにおける

ポイント① ICD-11の気分症〈障害〉群

　DSM-5が「気分障害」という大分類を排除し，双極性障害群，抑うつ障害群を独立した分類としたのに対して，ICD-11では「気分障害」という用語には臨床上有用性があるとして残している。双極症群には，双極症I型と双極症II型の概念が導入され，DSMとのハーモナイゼーションが図られている。双極症群には，ほかに気分循環症がある。

　抑うつ症群には，単一エピソードうつ病，反復性うつ病，気分変調症，混合抑うつ不安症がある。DSM5では月経前不快気分症〈障害〉が抑うつ障害群に位置づけられているが，ICD-11では性保健関連の状態（第17章）に位置づけたうえで，抑うつ症群の箇所にも配置されている。なおDSM-5が採用した重篤気分調節症（Disruptive Mood Dysregulation Disorder; DMDD）は採用されていない。

64

「大うつ病性障害」の基準を満たすエピソードを「抑うつエピソード」と定義しており，このエピソードを認めることが「うつ病」と診断される必要条件である。ただし，後述する躁エピソードが認められる場合には，うつ病から双極症〈双極性障害〉へと診断が変更となる。

2．疫学・要因

　うつ病（大うつ病性障害）の生涯有病率は，欧米諸国では9〜16％であったが，日本では2000年初頭の調査では6％と低かった。そこには，実際にはうつ病であっても診断に至らなかったという過小診断の可能性が推測される。女性の方が男性より2倍罹患しやすい。欧米では若年齢に多く40歳までに発症することが多いが，日本では中高年齢層での発症も少なくない。さまざまな環境因子，特にストレスとなるようなライフイベントが誘因として示唆されている。幼少期の逆境体験や過労もその誘因とされる。身体疾患や周産期にも併存しやすい。

　原因はいまだ不明であるが，モノアミン仮説（セロトニン，ノルアドレナリン，ドパミン，特にセロトニンを介したシナプス間の神経伝達障害），視床下部−下垂体−副腎系（hypothalamic-pituitary-adrenal axis; HPA軸）の異常仮説が以前より提唱されており，最近では，神経栄養因子（brain-derived neurotrophic factor; BDNF）などによる神経新生仮説や脳内免疫細胞ミクログリアの異常活性化を介した脳内炎症仮説も提唱されている。脳画像研究では情動や意欲の制御に関する神経ネットワーク異常が示唆されている。遺伝学的研究では数万人を対象とした大規模ゲノム研究により幾つかのリスク遺伝子がようやく報じられはじめている。このようにうつ病では，さまざまな病態が複雑に相互に関与していることが示唆される。特に，遺伝と環境との相互作用への理解が重要であり，発達期の環境が脆弱性を形成し，誘因としてのストレスが加わることで発症すると想定されている。

3．症状と診断

　うつ病の診断に不可欠な「抑うつエピソード」(DSM-5) の診断基準（APA, 2013）を紹介しながら，うつ病の代表的な症状を概説する。

①「抑うつエピソード」の診断基準の概要

　以下の9つの症状のうち5つ（またはそれ以上）が同じ2週間の間に存在し，病前の機能からの変化を起こしていることが診断に不可欠である。これらの症状

のうち１）抑うつ気分，または２）興味または喜びの喪失を満たす必要がある。

１）抑うつ気分

「憂うつだ」「気が滅入る」「むなしい」「くよくよしてしまう」といった言葉で表現される。日本では，抑うつ気分を自ら言葉で訴えることに抵抗する人が少なくない。したがって，他者による観察，例えば，口数が減った，うつむきがちになった，沈んだ表情などにより他覚的に明らかになる場合が多い。

２）興味または喜びの喪失（アンヘドニア）

以前は楽しめていた趣味や娯楽に対して興味を持てなくなり，楽しみが感じられなくなる。学業，仕事，あるいは家庭でのことにも関心が乏しくなる。

３）体重あるいは食欲の変化

以前は好物であった食べ物さえも「おいしいと感じられない」「なにも食べたくない」という訴えとともに食欲が低下し体重が減少してくる。逆に，食欲が強まり，体重が増加する場合もある。

４）睡眠障害

ほとんどのケースで「寝付けない（入眠困難）」「途中何度も目が覚めてしまい，そのまま起きてしまう（中途覚醒）」「明け方には目が覚めてしまう（早朝覚醒）」といった不眠を認める。「いくら寝ても寝た気がしない」という形で過眠が起こる場合もある。

５）精神運動性の焦燥あるいは抑制

じっとしていられずに足踏みを繰り返す，手をよじるといった精神運動性の焦燥が起こる。あるいは，会話が減ったり，口調や行動がスローになる抑制が生じる。これらは，他者の観察によって明らかになる症状であり，「落ち着かない」「じっとしていられない」といった本人の主観的訴えだけでは評価できない。

６）疲労感または気力の減退

「ずっとだるい」「おっくう」「何もする気がしない」「気力がわかない」といった訴えを認める。

７）無価値感あるいは自責感

「自分はダメだ」「自分なんか誰の役に立たない」「存在するだけで申し訳ない」といった考えに一日中支配される。

８）思考力や集中力の減退あるいは決断困難

「頭が働かない」「気が散ってしまう」「決められない」との訴えが出現したり，こうした状況により学業・仕事・家事などに影響を及ぼすため他者からも観察可能となる。

9）自殺念慮・自殺企図

「自分は存在価値がないので，死んだ方がましだ」「申し訳ないことをしてしまったので，死ぬしかない」といった形で死にたい思いが強まり（自殺念慮），実際に自殺行動を起こすこともある（自殺企図）。何度も繰り返しているか，あるいは，具体的な計画をしているかなどに応じて重症度を評価できる。

その他の症状：

身体症状：診断基準には取り入れられていないが，身体の痛み，性欲減退，発汗，便秘などの自律神経症状を伴うことが稀ではない。近年，痛みのために医療機関や整骨院などを訪れる症例が増えているが，うつ病の可能性に留意することで適切な治療に繋がり根本的な打開策となる可能性がある。逆に，うつ病の症状を呈しているためにうつ病と診断され，併存する身体疾患の発見が遅れる場合があるため，身体疾患の鑑別は重要である。

不安：不安はうつ病患者に伴いやすい症状であり，不安障害と併存しやすい。

妄想：うつ病患者では無価値感・自責感の延長として自己否定的になりやすい。現実感を著しく欠くと，微小妄想（過度に自己を取るに足りない人間だと思い込む）や貧困妄想（財産があるにも関わらず，破産してしまうと信じ込むなど）といった妄想に発展することがある。

日内変動：抑うつ気分や何もする気がしないといった症状は午前中に強まり，夕方になると楽になるというパターンを示すことが多い。

②うつ病の診断評価における留意点

上述の「抑うつエピソード」を満たし，この症状が臨床的に意味のある苦痛，または社会的，職業的，または他の重要な領域における機能の障害を引き起こしており（基準B），そのエピソードが物質の生理学的作用，または他の医学的疾患によるものではなく（基準C），かつ，後述する「躁エピソード」を満たさない（過去を含む）場合にうつ病と診断される。うつ病と診断した後に，「躁エピソード」を呈した場合には，うつ病の診断から双極性障害の診断にかわるため，注意が必要である。

うつ病の診断のためには，現在の症状に加えて，発達歴，学歴，職歴，婚姻歴などの生活歴，既往歴，家族歴を聴取し，病気になる直前の生活状況・適応状況，特に発症の誘因となるようなストレス因子がないか把握することが重要である。過去に同様のエピソードがなかったか確認する。女性の場合には，月経の有無，月経周期と気分との関連や周産期における気分変動の有無も聴取する。

親しい者との死別，経済的破綻，災害による損失，重篤な医学的疾患・障害など重大な喪失への反応として「抑うつエピソード」と類似する症状を呈することがある。こうした症状は，喪失に際し生じることは理解可能で，適切なものであるかもしれないが，重大な喪失に対する正常の反応に加えて，「抑うつエピソード」の存在も入念に検討すべきである。特に心理臨床場面においては，こうした状況にある方へ対応することが稀ではない。本人が喪失についてどのように苦痛を表現するかという点に関して，各個人の生活史や文化的規範に基づいて，臨床的な判断がなされる。

③気分変調症〈持続性抑うつ障害〉

　うつ病類縁疾患として，気分変調症（dysthymia［ディスチミア］；持続性抑うつ障害）などがあり，それらの特徴を表1に示す。

　気分変調症は，主観的な抑うつ気分を主症状とした軽度の抑うつ状態が長期間（2年以上：子どもや青年では1年以上）に渡り，断続的あるいは間欠的に続く慢性の経過をたどる疾患である。長期間続き，日常的な憂うつ，くよくよと気に病むこと，喜びの欠如，不適切な思い込みが特徴である。

　気分変調症の診断での必須条件は，「抑うつ気分がほとんど1日中存在し，それのない日よりもある日のほうが多く，その人自身の説明または他者の観察によって示され，少なくとも2年（子どもや青年では1年以上）続いている」ということである。抑うつの期間に，以下の2つ以上の症状が存在する。

　1）食欲の減退または増加，2）不眠または過眠，3）気力の減退または疲労感，4）自尊心の低下，5）集中力の低下または決断困難，6）絶望感

　なお，この2年の間に，うつ病の基準を持続的に満たしていてもよい。

　慢性の身体疾患患者，特に身体疾患をもつ高齢者において稀ではない。うつ病（大うつ病性障害）では食欲減退・焦燥感・精神運動制止といった身体的症状を伴うことが多いが，気分変調症ではこうした身体症状はあまり認められず，自ら訴える主観的な症状（特に，「いつも落ち込んでいる」という抑うつ気分の訴え）が全面に出やすい。

4. 検　査

　他の精神疾患と同じく，うつ病の診断に有用な客観的バイオマーカーはいまだ実用化されておらず，診断は患者本人による主観的な訴えと第三者からの情報をもとになされる。うつ病の最も厳密な診断法としてはDSMに基づく構造化診断

面接（SCID; Structured Clinical Interview for DSM-IV-TR/DSM-5）が用いられる。SCID は長時間を要するため日常診療においてはほとんど利用されないが，心理職がうつ病を十分に理解するためには SCID による診断面接の経験が活かされるであろう。

　抑うつ重症度の評価には，簡便に実施可能な自記式質問票であるベックうつ病調査表 BDI-II（Beck Depression Inventory-II）や簡易抑うつ症状尺度日本語版（QIDS-J），そして，プライマリケア領域で広く活用されている PHQ-9（Patient Health Questionnaire-9）日本語版などが用いられる（付表 1）。より厳密な抑うつ重症度評価には半構造化面接法である HAM-D（ハミルトンうつ病評価尺度；Hamilton Depression Scale）が古くから用いられており，英国・米国では HAMD のスコアによりうつ病の重症度を定めている。英国の NICE ガイドラインでは 8 ～ 13 点を診断閾値下抑うつ状態，14 ～ 18 点を軽症うつ病としている。他方，米国の APA ガイドラインでは，8 ～ 13 点が軽症であり，14 ～ 18 点が中等度としており，診断閾値下抑うつ状態の基準はない。2013 年に日本うつ病学会から発行されたガイドラインでは，うつ病の重症度分類に HAMD を採用しておらず，DSM-IV-TR に基づき，「うつ病（大うつ病性障害）と診断される者の中でその程度が軽度の者（9 項目のうち，5 つあるいは 6 つを満たす）」を軽症うつ病と定義している。ちなみに，「抑うつエピソード」を満たさない場合には，軽症うつ病にはならず診断閾値下抑うつ状態となるので注意を要する。診断閾値下抑うつ状態の詳細を表 1 に示す。

　病態水準やパーソナリティ評価のために，ロールシャッハテストなどの心理検査や後述する自記式質問紙（TCI など）も有用である。こうした心理検査は病態把握だけでなく，治療法の選択でも活かされる。

　器質性脳疾患あるいは身体疾患の除外のため，脳検査（脳波や CT ／ MRI）や副腎皮質ホルモン検査，甲状腺ホルモン検査など血液検査を行う。実用化されていないが，現在，血液バイオマーカー開発研究が進められており，脂質やトリプトファン－キヌレニン系のいくつかの代謝物が候補物質として挙がっている。

5．治　　療

　うつ病に限ったことではないが，治療の基本は良好な治療者－患者関係の構築である。うつ病患者では否定的に物事を捉えやすいため，「自分が怠けているだけだ」と信じ切っている者も多く，治療自体を躊躇したり拒否する者も少なくない。したがって，治療導入前に，これまで苦悩を抱えてきたことに共感し労い，心理

表 1　「うつ病」とその類縁疾患

	DSM-IV-TR	DSM-5	ストレス因の有無	期間	症状数	抑うつ気分あるいはアンヘドニア	特徴
うつ病（大うつ病）	大うつ病性障害（296）	DSM-IV-TRに準じる	どちらでもよい	2週間以上	5つ以上	いずれかを満たす	
軽症うつ病	大うつ病性障害・軽症（296.x1）	DSM-IV-TRに準じる	どちらでもよい	2週間以上	5つ（7つ以上になることはほぼない）	いずれかを満たす	薬剤反応性はよくない
非定型うつ病	大うつ病性障害・非定型の特徴を伴う（296）	DSM-IV-TRに準じる	どちらでもよい	2週間以上	5つ以上	抑うつ気分が主体	気分の反応性・対人過敏・過眠・過食・鉛様麻痺
気分変調症〈持続性抑うつ障害〉（ディスチミア）	気分変調性障害（300.4）	「慢性の大うつ病性障害」と統合され、「持続性抑うつ障害」へと改名	どちらでもよい	抑うつ気分がほとんど1日中存在し、それのない日よりもある日の方が多く、少なくとも2年続いている	5つ未満（DSM-IV-TR）大うつ病の基準を満たす時期があってもよい（DSM-5）	抑うつ気分が主体で、アンヘドニア・焦燥・制止・自殺念慮の有無は問わない	パーソナリティ障害、物質使用障害と併存しやすい
小うつ病	特定不能のうつ病性障害の一つ（311）	DMS-5では消失	どちらでもよい	2週間以上	2つ以上5つ未満	いずれかを満たす	
症状不足の抑うつエピソード	ー	他の特定される抑うつ障害（311）	どちらでもよい	2週間以上	2つ以上5つ未満	抑うつ感情を必ず伴う	
短期間の抑うつエピソード		他の特定される抑うつ障害（311）	どちらでもよい	4日以上14日未満	5つ以上	抑うつ感情を必ず伴う	
反復性短期間うつ病障害	特定不能のうつ病障害の一つ（311）	DSM-IV-TRに準じる	どちらでもよい	少なくとも月1回、2〜13日、1年以上	5つ以上	抑うつ気分を必ず伴う	
亜症候群性うつ	ー		どちらでもよい	2週間以上	2つ以上	なし	非定型うつ病と類似する過眠・過食

		DSM-IV-TRに準じる					
適応反応症〈適応障害〉	適応反応症〈適応障害・抑うつ気分を伴う〉(309.0)	DSM-IV-TRに準じる	はっきりと確認できるストレス因あり	ストレスに反応して3カ月以内に症状出現。ストレス終結後6カ月以内に症状消失	大うつ病に限らず、他の精神疾患の基準を満たさない場合のみ診断可（上記の抑うつエピソード診断を優先すべし）	落ち込み、涙もろさ。絶望感が主体	ストレス因に対する反応が不適応的である。つまり、症状の重症度や表現型に影響を与えうる外的な文脈や文化的要因を考慮に入れても、そのストレス因に不釣り合いな程度の強度をもつ著しい苦痛を呈する
現代抑うつ症候群（趣味のディスチミア親和型うつ）(新型／現代型うつ)	-	-	はっきりと確認できるストレス因あり（職場や学校での社会的ストレスが主体）	職場や学校での社会的ストレスに反応して早期に症状出現し、ストレスがない状況では速やかに症状消失	大半は5つ未満	抑うつ気分が主体	樽味（2005）が提唱した疾患概念。状況依存的なうつ反応。他責、回避、自己愛傾向といった病前性格。薬剤反応性不良

教育として「うつ病とはどのような病気で，いまどのような状態にあり，治療することでどのように回復するか」といった点を本人が希望を持てるような形で伝える必要がある。外来での治療が一般的であるが，自殺念慮・自殺企図など重篤な症状の出現，療養・休息に適さない家庭環境，あるいは症状の急性増悪が予測される際には入院加療が必要となる。現在，薬物療法が主流となっているが，うつ病は生物学的側面ばかりでなく，心理社会的な側面への配慮なしには十分な満足いく医療を提供できないという点に常々留意しておくべきである。

①薬物療法

　中等度以上のうつ病患者には抗うつ薬が初期段階から導入されるが，軽症うつ病患者や診断閾値下抑うつ状態におけるエビデンスは限られており，慎重な検討を要する。一方，気分変調症（持続性抑うつ障害）においても薬物療法が導入されることがある。

　選択的セロトニン再取り込み阻害薬（selective serotonin reuptake inhibitor; SSRI）およびセロトニン・ノルアドレナリン再取り込み阻害薬（serotonin-norepinephrine reuptake inhibitor; SNRI）は比較的副作用が少なく，最初に導入しやすい抗うつ薬である。治療反応性が乏しい場合には，古典的な三環系抗うつ薬，非定型抗精神病薬，さらには，リチウム，バルプロ酸などの気分安定薬も用いられる。甲状腺末が用いられることもある。

②精神療法

　精神療法的関わりは，うつ病に限らずあらゆる精神疾患患者と接する医療従事者には不可欠な要素である。支持的精神療法に加えて，認知行動療法，対人関係療法，精神分析的精神療法といった体系化された精神療法がうつ病治療でも用いられる。家族療法や集団精神療法も，患者とその関係者に対して効果的である。こうした精神療法は，特に軽症うつ病や診断閾値下抑うつ状態においては薬物療法よりも優先されることが多い。

　1）認知療法・認知行動療法

　認知療法はアーロン・ベック（Aaron T. Beck：1921-）が開発した短期精神療法であり，行動変容に重きを置いた行動療法と組み合わさり，近年では総称して認知行動療法と呼ばれることが多い。うつ病治療においてエビデンスの高い精神療法である。同じ状況に遭遇しても，そこで生じる感情や行動は個々人がその状況をどう捉えるか（認知の仕方）によって異なってくる。認知行動療法では，感

情や行動に負の影響を与えている考え（ゆがんだ認知）を理解し，より現実的な捉え方ができるように修正していくことで，不快な感情の軽減と適切な対処行動の促進を促す。少なくとも一部のうつ病患者では，現実と空想（理想）との落差が大きいために自尊心・自己肯定感が満たされず，無力感・無価値感を抱きやすい。こうした認知の修復のために，認知行動療法が推奨されており，特に再発予防への効果が立証されている。

2）対人関係療法

社会的役割の変化はうつ病発症の誘因の一つである。他方，うつ病になることで社会的役割が障害されることも稀ではない。ハリー・スタック・サリバン（Harry Stack Sullivan：1892-1949）を代表とする対人関係学派の理論をもとに作られた対人関係療法は，重要な他者（親・配偶者・恋人など）との現在の対人関係における問題に焦点づけて，その対処法を見つけることで症状の改善を目指す短期精神療法である。うつ病での治療効果が立証されている。

3）精神分析的精神療法

ジークムント・フロイト（Sigmund Freud：1856-1939）が生み出した精神分析は，認知療法や対人関係療法を含む多くの精神療法の源泉となっている。フロイトはエス・自我・超自我といった無意識を想定し，幼少期の原家族（特に両親）との間での無意識レベルでの情動的体験が反復強迫として人生上幾度となく繰り返され，その反復によりさまざまな精神症状が形成されるという理論を生み出し，週4回以上の自由連想に基づく長期間のセッションにより無意識への洞察が進み，症状から解放されるという精神分析という方法を創出している。

フロイトは悲哀（モーニング）と病的な抑うつ状態（メランコリー）を対象喪失の際に生じる罪悪感や良心のもとになる超自我に着目することで区別した。うつ病の精神力動論をまとめあげたカール・アーブラハム（Karl Abraham：1877-1925）は，うつ病が口唇期における母子関係の障害によって生じやすいこと，うつ病は空想上の対象喪失と関連していること，喪失した対象を取り込むことによって防衛的に喪失における苦悩から逃避していること，喪失した対象に愛情と憎悪が混在しているために怒りの感情が自分自身に向けられることを論じている。アブラハムの訓練分析を受けたメラニー・クライン（Melanie Klein：1882-1960）は，病的な抑うつの背後に怒りや羨望があることに言及するとともに，「抑うつポジション（depressive position）」という概念を創出することで健康な抑うつの意義にも言及している。精神分析的精神療法では，抑うつ症状のため生きづらさを抱える患者の苦悩の源泉となる幼少期に形成された対象関係（特に母子関係）とその

もとで形成されたパーソナリティが，治療者によっていまここでの情緒的体験として取り扱われることで，これまでの反復強迫が修復され，単に抑うつを取り払うのではなく抑うつを抱えることができる自分として生きる道が開かれるのである。短期間で目に見える効果が得やすい認知療法や対人関係療法に較べて精神力動的（精神分析的）精神療法におけるうつ病に対するエビデンスレベルは低いが，週1-2回の頻度の精神力動的精神療法がうつ病臨床で実践されている。特に，持続性抑うつ障害（気分変調症）では，パーソナリティや自我の形成不全を認めやすく，口唇期的で，常に自己愛的な満足を求めやすく，求めている愛情，好意，保護の喪失により抑うつ症状が出現すると考えられており，特に欧米では従来から最も用いられてきた治療法である。最近，愛着理論に基づくメンタライゼーションを取り入れた短期の精神分析的精神療法の効果が英国で立証されつつある。

③電気けいれん療法

　電気けいれん療法（Electroconvulsive therapy, ECT）は，1938年に統合失調症や躁うつ病の治療法として考案され，当初は無麻酔で頭皮上から通電して痙攣を起こす方法が取られていた。しかしながら，骨折等のリスクが問題視され，現在は麻酔下に筋弛緩させることでけいれんを起こさずに通電する安全な方法が開発されている。うつ病患者の中でも，自殺の危険性が高いなど重症例，薬物治療抵抗性の症例，身体疾患や副作用のために薬物療法が困難な症例において推奨されている。

④経頭蓋磁気刺激法

　1980年代に経頭蓋磁気刺激法（transcranial magnetic stimulation; TMS）が開発され，現在ではそれをもとにした反復経頭蓋磁気刺激法（repetitive transcranial magnetic stimulation; rTMS）が一部のうつ病患者において施行されている。

⑤高照度光療法

　季節性のうつ病が特に冬期の日照時間が短い北欧で報告されており，2,500～3,000ルクスの光を朝（あるいは夕方）に照射する高照度光療法（bright light treatment）の有用性が示唆されている。

⑥初期対応・応急対応

　うつ病に限らないが，精神疾患の治療においては予防・早期発見・早期介入が

重要であり，精神医療の専門家ではない一般住民が身近な人の精神的不調に対して応急対応できるかどうかが鍵になる。オーストラリアでは，精神的不調に関する知識とその初期対応法を習得するための一般市民向けのメンタルヘルス・ファースト・エイド（MHFA; Mental Health First Aid）と呼ばれる12時間の教育研修プログラムが開発され，世界中に広まりつつある。日本では，うつ病早期発見と自殺予防のための短時間の教育研修プログラムが医療福祉従事者や会社員向けに開発されている。心理臨床領域での普及も望まれる。第15章に詳述されている。

6．予　　後

うつ病では，未治療の場合1年後に40％が寛解（remission；症状がおおむね消失），20％が部分寛解，40％は「抑うつエピソード」の状態が持続する。抗うつ薬の治療では，半数以上が治療に反応し，そのうち2／3が寛解に至る。うつ病における「抑うつエピソード」の再発率は5割程度で，再発を繰り返す毎に再発率が上昇する。1割前後のうつ病患者は，経過中の躁エピソードにより双極症〈双極性障害〉へと診断が変更される。うつ病は認知症のリスクファクターであり，高齢者のうつ病では認知機能低下に留意する。

気分変調症をもつ患者の約20％はうつ病に，約20％は双極症に進展する。

■ IV　各論：双極症〈双極性障害〉

1．特　　徴

双極症は，躁エピソードと抑うつエピソードを繰り返す気分変調を主特徴とする精神疾患である。双方のエピソードの間に，症状のない間欠期（寛解期）をもつケースが大部分である。大きく双極症I型〈双極I型障害〉と双極症II型〈双極II型障害〉に分けられる。双極症I型では，気分が異常かつ持続的に高揚し，開放的・易怒的になるという躁エピソードを必発とし，抑うつ気分・興味喜びの喪失といった抑うつエピソードを繰り返す。年に4回以上の気分変調をきたすケースは，急速交代型（ラピッドサイクラー）と呼ばれる。双極症II型は，I型よりは軽度の軽躁エピソードを呈することにより区別される。気分循環症〈気分循環性障害〉は，躁エピソード・軽躁エピソード・抑うつエピソードいずれの基準も満たさない程度の軽い躁症状と抑うつ症状を頻回に繰り返す慢性の動揺性の疾患である。

2．疫学・要因

　双極症Ⅰ型は，人口のおよそ0.6％にみられ，男女比は1.1：1である。原因はいまだ解明されていないが，双極症は家族歴，別居，離婚，死別経験など人生上のさまざまなイベントが誘因となる。

3．症状と診断

　双極症Ⅰ型では少なくとも生涯に1度の「躁エピソード」がみられることが，診断には必要である。うつ病患者で，のちに「躁エピソード」が明らかになると本障害と診断されるため，過去の生活歴の聴取により，「躁エピソード」の有無を十分に確認しておく。「抑うつエピソード」の診断は，上述のうつ病の診断基準に準じる。DSM-5における「躁エピソード」診断の概要を定義・特徴的症状とともに下記に記す。

「躁エピソード」の診断（定義）
A．気分が異常かつ持続的に高揚し，開放的または易怒的となる。加えて，異常にかつ持続的に亢進した目標指向性の活動または活力がある。このような普段とは異なる期間が，少なくとも1週間，ほぼ毎日，1日の大半において持続する（入院治療が必要な場合はいかなる期間でもよい）。
B．気分が障害され，活動または活力が亢進した期間中，以下の症状のうち3つ（またはそれ以上）（気分が易怒性のみの場合は4つ）が有意の差をもつほどに示され，普段の行動とは明らかに異なった変化を象徴している。
　（1）自尊心の肥大，または誇大
　（2）睡眠欲求の減少（例：3時間眠っただけで十分な休息がとれたと感じる）
　（3）普段より多弁であるか，しゃべり続けようとする切迫感
　（4）観念奔逸，またはいくつもの考えがせめぎ合っているといった主観的な体験
　（5）注意散漫（すなわち，注意があまりにも容易に，重要でないまたは関係のない外的刺激によって他に転じる）が報告される，または観察される
　（6）目標指向性の活動（社会的，職場または学校内，性的のいずれか）の増加，または精神運動焦燥（すなわち，無意味な非目標指向性の活動）
　（7）困った結果につながる可能性が高い活動に熱中すること（例：制御のきかない買いあさり，性的無分別，またはばかげた事業への投資などに専念すること）
C．この気分の障害は，社会的または職業的機能に著しい障害を引き起こしている，あるいは自分自身または他人に害を及ぼすことを防ぐため入院が必要であるほど重篤である，または精神病性の特徴を伴う。
D．本エピソードは，物質（例：乱用薬物，医薬品，または他の治療）の生理学的作用，または他の医学的疾患によるものではない。

※出典：日本精神神経学会（日本語版用語監修），髙橋 三郎・大野 裕（監訳）（2014）
DSM-5 精神疾患の診断・統計マニュアル．p.124, 医学書院．

4．検　　査

　診断は患者本人による主観的な訴えや態度，そして，第三者からの情報をもとになされる。躁状態では本人が病識を持たないことが多い。最も厳密な診断法としては DSM-Ⅳ／DSM-5 に基づく構造化診断面接（SCID）が用いられる。躁状態の重症度評価にはヤング躁病評価尺度（Young Mania Rating Scale; YMRS）がしばしば用いられる。うつ状態の評価に関しては，「うつ病」の検査項目に準じる。躁うつ病では後述するように性格・気質との関連が以前から示唆されており，病態水準やパーソナリティ評価のために，ロールシャッハ・テストなどの心理検査が有用である。双極スペクトラム概念を提唱しているハゴップ・アキスカル（Hagop Souren Akiskal, 1944-）らが開発した自記式の TEMPS（Temperament Evaluation of Memphis, Pisa, Paris and San Diego；気質評価質問紙）も用いられる。
　器質性脳疾患あるいは身体疾患の除外のため，脳検査（脳波や CT／MRI）や甲状腺ホルモン検査，副腎皮質ホルモン検査など血液検査を行う。特に甲状腺疾患においては，気分変調を来しやすい。

5．治　　療

　原則として精神科外来での薬物療法・心理社会的支援を基本とするが，自殺・他害のリスクが高い場合，あるいは，精神運動興奮や易怒性等で社会的に著しい障害を引き起こしている場合には入院加療を要する。躁エピソードと抑うつエピソードを生涯かけて繰り返すため，寛解期を含めた一生かけての長期的な薬物療法と支持的な心理社会的支援が必要であり，その基盤として，良好な治療関係構築が重要である。疾患への理解と治療継続を促すための心理教育は不可欠である。躁エピソードでは入院を要することが多く，入院可能な医療機関への紹介が望ましい。当事者は病気であることを認識できないことが多く，受診に際して家族の協力を得ることが重要である。躁エピソードでは，治療者への不信感が出現しやすく治療の自己中断が稀ではないため，寛解期に，再燃時の治療に関する意思決定の共有（shared decision making）を計るとよい。

①薬物療法
　炭酸リチウム，カルバマゼピン，バルプロ酸などの気分安定薬が治療の第1選

択である。抗精神病薬もしばしば用いられ，特に精神運動興奮や易怒性に対して有効である。抑うつエピソードのときにSSRIなどの抗うつ薬が用いられることがあるが，有用性が確立しておらず，躁転を促すリスクもあり，極力控えるべきである。寛解期の維持療法としてリチウムが推奨される。再燃予防のために薬物療法は寛解期も必要である。

②電気けいれん療法

　難治例では適応になる。

③精神療法

　自分自身の状態を自覚できるようになり，気分の動揺に対する対処法を身につけていくことを目標として，認知行動療法が用いられる。家族療法や集団精神療法は，患者とその関係者に対して効果的である。躁状態にある者に精神分析的精神療法の実施は困難であるが，精神分析理論では躁（mania）の発生論として「抑うつ状態に耐えられない心的状況が躁的防衛（manic defense）という形で躁状態に至らしめる」と理解されており，こうした理解に基づく心理的な関わりは重要である。

6. 予　　後

　躁エピソードと抑うつエピソードを生涯かけて繰り返す。寛解期には特に症状はないが，再燃を繰り返すたびに，慢性的な認知機能障害・人格変化等の障害を引き起こす進行性の疾患である。自殺率は 10％を越え，未治療の場合には 20％を越えるとのデータもあり，自殺リスクの評価は常に重要である。

　気分循環症〈気分循環性障害〉では，3分の1はうつ病に進行し，双極症Ⅰ型・Ⅱ型に進む症例も多い。職業的にも社会的にもうまくゆかない症例が多いが，長時間働き，わずかな睡眠しか必要とせず高い業績をあげて成功を収める症例も少数ながら存在する。

█ Ⅴ　各論：性格・気質からみた気分症と現代抑うつ症候群

1. ドイツ精神病理学と下田の執着気質

　性格・気質（病前性格）と気分症との関係が以前より指摘されている。20世紀前半，ドイツのクレッチマー（Kretschmer, E.; 1888-1964）は精神疾患の病前性格

に着目し，躁うつ病患者には循環気質（社交的，温和，親切，現実志向的な性格傾向）が多いことを指摘している。1960 年代にドイツのテレンバッハ（Tellenbach, H.: 1914-1994）は内因性うつ病の病前性格としてメランコリー親和型性格（他者配慮的，秩序重視，徹底性といった性格傾向）を提唱しており，この概念は広く世界的に受け入れられたわけではないが，日本ではメランコリー親和型性格をもとにしたうつ病がうつ病の典型とされてきた。そもそも，九州帝国大学精神病学教室教授であった下田光造は，1930 年代に躁うつ病の病前性格として執着気質（勤勉・生真面目・凝り性といった性格傾向）という概念を提唱している。執着気質はメランコリー親和型性格と類似していることを知るに至ったテレンバッハは，1974 年に出版した『メランコリア』第 2 版において下田の功績を紹介している。

2．米国での性格研究

1990 年代に米国の心理学者ゴールドバーグ Goldberg, L. R. らによって開発された Big Five モデルは，性格傾向を N：神経症傾向（Neuroticism），E：外向性（Extraversion），O：開放性（Openness to experience），A：調和性（Agreeableness），C：誠実性（Conscientiousness）の 5 つの因子に分類する国際的に広く活用されているモデルで，日本には 240 項目の NEO-PI-R 人格検査（Revised NEO Personality Inventory）や 60 項目の NEO-FFI 人格検査（NEO-PI-R の短縮版，FFI ＝ Five Factor Inventory）といった自記式質問票がある。うつ病に関連する因子として高い神経症傾向や低い外向性（つまり，内向性）が示唆されている（Farmer et al., 2003; Cloninger et al., 2006）。他方，1990 年代に米国の精神医学者クロニンジャー Cloninger, R. は，人格は遺伝と環境の相互作用によって生み出されるという仮説の元で，人格を気質（temperament）と性格（character）から構成されていると想定し，気質の 4 因子として新奇性追求・損害回避・報酬依存・持続，性格の 3 因子として自己志向性・協調性・自己超越を掲げ，これらを評価する尺度として TCI（Temperament & Character Inventory）を開発している。米国の研究では損害回避傾向の高さや自己志向性の低さがうつ病発症に関連する可能性が示唆されている（Kendler & Myers, 2010; Klein et al., 2011）。

3．現代抑うつ症候群

2000 年以降，日本では従来の執着気質，メランコリー親和型性格とは異なる病前性格をもつ抑うつ症候群が特に若年層を中心に台頭してきており，2005 年に九

州大学で若き精神病理学者として活躍していた樽味伸は新しいうつ病の疾患概念として「ディスチミア親和型うつ」を提唱した。その特徴は場面依存的な抑うつ気分の出現や回避傾向・自己愛傾向であり，職場や学校でのストレスフルなライフイベントに対してたやすく抑うつ症状を呈し，就労・学業に支障を来すが，職場や学校を離れると抑うつ症状は軽減・消退し，アフターファイブや週末などには割と快適に生活できるという特徴がある。こうした状態にある者に対して，職場や学校関係者は「怠け病ではないか？」とレッテル貼ったりすることすらあり，関係者は対応に苦慮しており，産業衛生・学校保健上の懸案事項になっている。就労現場・教育現場で不適応（休職，不登校など）を引き起こし，深刻な社会問題と化している。我が国における気分障害の日常臨床ではしばしば遭遇し，学校や職場でのカウンセリングなど心理臨床場面において遭遇することも稀ではない。

　樽味の「ディスチミア親和型うつ」はメディア等で「新型／現代型うつ」として社会的に取り上げられてきたが，いまだ用語の統一が図られておらず，筆者らは「ディスチミア親和型うつ」「新型／現代型うつ」を総じて「現代抑うつ症候群」と暫定的に称し，その疾患概念を整理してきた（Kato et al., 2011, 2016, 2017）。現代抑うつ症候群は，1970年代から一部青年に見られた「退却神経症（笠原嘉）」，「逃避型抑うつ（広瀬徹也）」，「未熟型うつ病（阿部隆明）」，「現代型うつ病（松浪克文）」と類縁関係にあると想定されるが，その数が増加しているという点で1970年代以降の発達期における養育や学校教育（たとえば「ゆとり教育」）などとの関連が示唆される（Kato et al., 2016, 2017; 加藤ら, 2016, 2017）。その特徴を従来型うつとの対比として表2に示し，その診断評価法を表3に示す。日常臨床では，「うつ状態」「適応障害」「ストレス反応」「状況反応」といった病名で休職のための診断書が出される場合が少なくなく，こうした症例では本症候群の可能性がある。筆者らは本症候群の病前性格を簡便に把握するためにTACS-22という自記式質問票を開発している（Kato et al., 2019）。この質問票の開発により，社会的役割の回避，不平不満，自尊心の低さといった3つの特徴が見出された（付表2）。坂本真士らは，こうした症候群において対人過敏傾向・自己優先志向の高さを指摘している。単なる安静療養や薬物療法では慢性化し難治化しかねないため，パーソナリティの成熟を促しうる精神療法（特に集団精神療法）や日本社会への適応力を高めるプログラムも盛り込まれているリワークといった心理社会的支援が有用である。

表 2　病前性格からみた「従来型うつ」と「現代抑うつ症候群」との対比

	「従来型うつ」(メランコリア親和型うつ)	「現代抑うつ症候群 (新型／現代型うつ)」(樽味のディスチミア親和型うつ)
好発年齢層	中高年層	若年層 (特に, 20 歳代・30 歳代の青年)
症候学的特徴	焦燥と抑制 疲弊と罪悪感 (申し訳なさの表明) 完遂しかねない " 熟慮した " 自殺企図 状況依存的ではない持続的な抑うつ症状	不全感と倦怠 回避行動 他罰的感情 (他者への非難) 衝動的な自傷, 一方で " 軽やかな " 自殺企図 職場・学校といった場面状況に依存した抑うつ症状の出現と消失
抑うつ重症度	中等度から重度	軽症から中等度 (自覚的な抑うつ感は強い)
気質・病前性格・行動傾向 (行動特性・対人交流パターン)	強迫的 配慮的で几帳面 社会的役割を持っている自分自身への愛着 規範・秩序を愛している 基本的に仕事熱心 上下関係の社会への愛着	漠然とした万能感 回避傾向 社会的役割を離れた自分自身への愛着 規範に対して「ストレス」であると抵抗する もともと仕事熱心でない 上下関係の社会への嫌悪感と回避 自尊心の低さを背後に抱えている
臨床場面での認知・行動特性	初期には「うつ病」の診断に抵抗する その後は,「うつ病」の経験から新たな認知「無理をしない生き方」を身につけ, 新たな役割意識となりうる	初期から「うつ病」の診断に協力的 自分自身でうつ症状をチェックし,「自分はうつ病である」という強い確信をもちやすい その後も「うつ症状」の存在確認に終始しがちであり,「うつ病」であることから離れることが困難で, 慢性化しがち
評価	メランコリー型性格のための質問紙 (笠原, 1984)	22 項目版・樽味の「新型／現代型うつ」病前性格評価尺度 (TACS-22)。社会的役割の回避, 不平不満, 自尊心の低さという 3 因子 22 項目からなる自記式の評価尺度。特異度が高く, 除外評価に有用
治療的介入	概して, 抗うつ薬への反応は良好 病み終える	抗うつ薬のみでは部分的効果に留まる 安易な抗うつ薬使用が慢性化を誘発することがある パーソナリティ成熟を目的とし, 対人関係上での葛藤を扱いうる精神療法, 特に, 集団精神療法が有効
予後	休養と服薬で全般に軽快しやすい 場・環境の変化は両価的である (時に自責的となる)	休養と服薬のみではしばしば慢性化する 表層的ではあるが, 置かれた場・環境の変化で急速に改善することがある
類似した概念	執着気質 (下田, 1932) メランコリー性格 (Tellenbach, 1961)	スチューデント・アパシー (Walters, 1961) 退却神経症 (笠原・木村, 1975) 回避性うつ病 (広瀬, 1977) 現代型うつ病 (松浪・山下, 1991) 未熟型うつ病 (阿部, 1995)

表 3　「現代抑うつ症候群（新型／現代型うつ）」の操作的診断基準および介入法の提案
（Kato et al., 2016，加藤ら，2016，加藤ら，2017 をもとにして改変）

A．抑うつ気分の積極的な訴えが存在し，その基底には自分がうつ病であるとの確信がある。

B．以下の 2 つの症状のうち，いずれかを現在満たす（本人のみばかりではなく，家族や同僚など第三者の情報による根拠付けが必要）。

　1．うつ病のために，義務や責任を免除してほしいという希望を持っている，またはそう表明したことがある。

　2．仕事や学校の時間中には機能全体が低下する一方，それ以外の時間には本人の通常レベルに保たれている。

C．以下に挙げるような，5 つの特徴（性格傾向・行動パターン・対人交流パターン）のうち，少なくとも 3 つを満たす。

　1．もともと勤勉ではない。

　2．社会におけるヒエラルキーや階級を毛嫌いしたり，避ける。

　3．社会的な役割のない状態を好む。

　4．他罰的傾向。

　5．漠然とした万能感。

　注：これらの特徴のうち 3 つ以上を満たす場合に「現代抑うつ症候群の気質」を備えていると同定される。ただし，この気質をもっていることが現代抑うつ症候群であることを意味するわけではない。自記式質問票（TACS-22）が評価に有用。

D．症状は，臨床的に意味のある苦痛，または社会的，職業的，または他の重要な領域における機能の障害を引き起こしている。

E．症状は，物質や，他の医学的疾患の生理学的作用によるものではない。

　特定せよ：

　典型的な現代抑うつ症候群：現在「抑うつエピソード」の診断基準を満たしていない。

　重度な現代抑うつ症候群：現在「抑うつエピソード」を満たす。

診断的特徴

　現時点の「抑うつ重症度」の評価（ハミルトンうつ病評価尺度（HAM-D）などによる）で，軽症あるいは中等度の抑うつ状態の存在を認めることが多く，重度であることは稀である。しかしながら，面接による重症度評価スコア（HAM-D など）と自記式の重症度評価スコア（PHQ-9 や BDI-II など）との間に解離を認めることがしばしばある（自記式で高値）。

症状の発展と経過

　抑うつエピソードの診断基準を満たさない，つまり典型的な現代抑うつ症候群である場合，安易な抗うつ薬の投薬は事態を慢性化・悪化させる懸念があり，原則，心理社会的な介入（環境調整やグループ精神療法などの心理療法）が推奨される。一方，抑うつエピソードの診断基準を満たす重度な現代抑うつ症候群の場合，心理社会的な介入（環境調整やグループ精神療法などの心理療法）を行い，状況に応じて，抗うつ薬などの向精神薬の投薬を検討する。

併存症

　他の気分症〈気分障害〉やパーソナリティ症〈パーソナリティ障害〉（閾値未満含む）を併存することは稀ではない。

■ VI　おわりに

　本稿では，気分症，特にうつ病と双極症に関して，その症状，診断評価法，治療法に関して概説した。心理臨床において気分の問題を一切もっていない症例は皆無であるといっても過言ではない。本稿で紹介した気分症に関する知見が精神科臨床ばかりでなく心理臨床でも十二分に活かされることを期待したい。

◆学習チェック表
- □　うつ病・双極性障害の病態・症状に関して理解した。
- □　うつ病・双極性障害の診断・評価法について理解した。
- □　うつ病・双極性障害の治療について理解した。
- □　現代抑うつ症候群（新型／現代型うつ）について理解した。

より深めるための推薦図書

日本うつ病学会監修（2013）大うつ病性障害・双極性障害治療ガイドライン．医学書院．

American Psychiatric Association（2013）*Diagnostic and Statistical Manual of Mental Disorders, the 5th Edition: DSM-5.* Washington, DC: American Psychiatric Publishing.（日本精神神経学会監修，高橋三郎・大野裕・染矢俊幸ほか訳（2014）DSM-5：精神疾患の診断・統計マニュアル．医学書院．）

Benjamin, J. S., Virginia, A. S. & Pedro, R. (2015) *Kaplan & Sadock's Synopsis of Psychiatry: Behavioral Science / Clinical Psychiatry, 11th Edition.* Wolters Kluwer Health.（井上令一監修，西宮滋子・田宮聡監訳（2016）カプラン臨床精神医学テキスト：DSM-5 診断基準の臨床への展開　第3版．メディカル・サイエンス・インターナショナル．）

神庭重信・坂元薫・樋口輝彦（2018）気分障害の臨床を語る―変わることと変わらないこと．創元社．

神庭重信編（2020）第1巻「気分症群」（松下正明監修：講座「精神疾患の臨床」）．中山書店．

尾崎紀夫・三村將・水野雅文・村井俊哉編（2018）第7版　標準精神医学．医学書院．

内海健・神庭重信編（2018）「うつ」の舞台．弘文堂．

松木邦裕・賀来博光編（2007）抑うつの精神分析的アプローチ：病理の理解と心理療法による援助の実際．金剛出版．

文　　献

Cloninger, C. R., Svrakic, D. M., Przybeck, T. R.（2006）Can personality assessment predict future depression? A twelve-month follow-up of 631 subjects. *Journal of Affective Disorders*, 92; 35-44.

Farmer, A., Mahmood, A., Redman, K., et al.（2003）A sib-pair study of the Temperament and Character Inventory scales in major depression. *Archives Of General Psychiatry*, 60; 490-496.

Kato, T. A., Shinfuku, N., Sartorius, N. et al.（2011）Are Japan's hikikomori and depression in young people spreading abroad? *Lancet*, 378; 1070.

加藤隆弘・早川宏平・佐藤美那ほか（2016）現代抑うつ症候群（現代うつ・新型うつ）に対する多軸的評価システムの構築―大学病院気分障害外来での取り組み紹介. 精神科臨床サービス, 16; 183-191.

Kato, T. A., Hashimoto, R., Hayakawa, K. et al.（2016）Multidimensional anatomy of 'modern type depression' in Japan: A proposal for a different diagnostic approach to depression beyond the DSM-5. *Psychiatry and Clinical Neurosciences*, 70; 7-23.

加藤隆弘・桑野信貴・神庭重信（2017）「現代抑うつ症候群（新型うつ・現代うつ）」は閾値下うつ, あるいは, 適応障害か？―精神医学的知見に鑑みて. ストレス科学, 32; 63-73.

Kato, T. A., Kanba S.（2017）Modern-type depression as an "Adjustment" disorder in Japan: The intersection of collectivistic society encountering an individualistic performance-based system. *American Journal of Psychiatry*, 174; 1051-1053.

Kato, T. A., Katsuki, R., Kubo, H. et al.（2019）Development and validation of the 22-item Tarumi's Modern-Type Depression Trait Scale: Avoidance of Social Roles, Complaint, and Low Self-Esteem (TACS-22). *Psychiatry and Clinical Neurosciences*, 73; 448-457.

Kendler, K. S. & Myers, J.（2010）The genetic and environmental relationship between major depression and the five-factor model of personality. *Psychological Medicine*, 40; 801-806.

Klein, D. N., Kotov, R., Bufferd, S. J.（2011）Personality and depression: Explanatory models and review of the evidence. *Annual Review of Clinical Psychology*, 7; 269-295.

村中昌紀・山川樹・坂本真士（2017）「新型うつ」の心理学的特徴―対人過敏傾向・自己優先志向と対人ストレスとの関連. ストレス科学, 32; 90-96.

坂本真士・村中昌紀・山川樹（2015）臨床社会心理学における"自己"―「新型うつ」への考察を通して. 心理学評論, 57; 405-429.

樽味伸（2005）現代の「うつ状態」―現代社会が生む"ディスチミア親和型". 臨床精神医学, 34; 687-694.

樽味伸・神庭重信（2005）うつ病の社会文化的試論―特に「ディスチミア親和型うつ病」について. 日本社会精神医学会雑誌, 13; 129-136.

付表 1　Patient Health Questionnaire-9（PHQ-9）日本語版（2018）

この 2 週間，次のような問題にどのくらい頻繁に悩まされていますか？	全くない	週に数日	週の半分以上	ほとんど毎日
1）物事に対してほとんど興味がない，または楽しめない	☐	☐	☐	☐
2）気分が落ち込む，憂うつになる，または絶望的な気持ちになる	☐	☐	☐	☐
3）寝付きが悪い，途中で目がさめる，または逆に眠り過ぎる	☐	☐	☐	☐
4）疲れた感じがする，または気力がない	☐	☐	☐	☐
5）あまり食欲がない，または食べ過ぎる	☐	☐	☐	☐
6）自分はダメな人間だ，人生の敗北者だと気に病む，または，自分自身あるいは家族に申し訳がないと感じる	☐	☐	☐	☐
7）新聞を読む，またはテレビを見ることなどに集中することが難しい	☐	☐	☐	☐
8）他人が気づくぐらいに動きや話し方が遅くなる，あるいは反対に，そわそわしたり，落ちつかず，ふだんよりも動き回ることがある	☐	☐	☐	☐
9）死んだ方がましだ，あるいは自分を何らかの方法で傷つけようと思ったことがある	☐	☐	☐	☐

10）あなたが，いずれかの問題に 1 つでもチェックしているなら，それらの問題によって仕事をしたり，家事をしたり，他の人と仲良くやっていくことがどのくらい困難になっていますか？			
全く困難でない	やや困難	困難	極端に困難
☐	☐	☐	☐

①この 2 週間の症状を，PHQ-9 日本語版（2018）を用いて確認します
②質問 1 から 9 にチェックされた数から評価します
③大うつ病性障害は【半分以上】【ほとんど毎日】に 5 つ以上のチェックがある場合（そのうちの 1 つは質問 1 または 2）に診断します
④その他のうつ病性障害は【半分以上】【ほとんど毎日】に 2 〜 4 つのチェックがある場合（そのうちの 1 つは質問 1 または 2）に診断します
⑤質問 9 は【数日】【半分以上】【ほとんど毎日】のいずれかにチェックがあった場合も 1 つと考えます
⑥「大うつ病性障害」「その他のうつ病性障害」は，躁病エピソードの既往，身体疾患，薬物に伴うものを除外して評価します
⑦症状評価は「まったくない＝ 0 点」「数日＝ 1 点」「半分以上＝ 2 点」「ほとんど毎日＝ 3 点」として総得点（0 〜 27 点）を算出します：0 〜 4 点はなし，5 〜 9 点は軽度，10 〜 14 点は中等度，15 〜 19 点は中等度〜重度，20 〜 27 点は重度の症状レベルであると評価します
⑧質問 10 は，おおよその日常生活の困難度を評価します

出典：Muramatsu K, Miyaoka H, Kamijima K et al.: Performance of the Japanese version of the Patient Health Questionnaire-9 (J-PHQ-9) for depression in primary. *General Hospital Psychiatry*, 52; 64-69, 2018.
　新潟青陵大学大学院臨床心理学研究，第 7 号，pp.35-39, 2014.

引用者注）PHQ-9 での疾患名は DSM-IV に準拠している。PHQ-9 のスコアのみで診断を確定できるわけではないことに留意する必要がある（これはすべての自記式評価ツールにあてはまる）。

付表2　22項目版・樽味の「新型／現代型うつ」病前性格評価尺度（TACS-22）

	あてはまらない	あまりあてはまらない	どちらでもない	少しあてはまる	あてはまる
以下の文章は普段のあなたにどのくらいあてはまりますか？ 最も適切な番号をひとつ選び，○をつけてください。 あまり深く考え込まずに答えてください。					
1．周囲から休むように言ってもらいたい	0	1	2	3	4
2．自分は傷つきやすい人間だ	0	1	2	3	4
3．仕事や勉強より，好きなことだけをして過ごしたい	0	1	2	3	4
4．人生は何とかなると思う	0	1	2	3	4
5．社会人や学生という枠にはめて欲しくない	0	1	2	3	4
6．社会がなくなってしまえばいいと思う	0	1	2	3	4
7．周りの人に自分の個性を尊重してほしい	0	1	2	3	4
8．何事も完璧でないと気が済まない	0	1	2	3	4
9．人生には苦労が必要だ	0	1	2	3	4
10．誰も自分を理解してくれない	0	1	2	3	4
11．周囲に合わせるよりも，マイペースに生きていきたい	0	1	2	3	4
12．自分は価値のない人間だ	0	1	2	3	4
13．調子が悪い時に休むのは当然だ	0	1	2	3	4
14．周囲の人のサポートが足りない	0	1	2	3	4
15．人に頼りたい	0	1	2	3	4
16．周囲の人から気をつかわれるとつらい	0	1	2	3	4
17．したくないことには手を抜く	0	1	2	3	4
18．身に覚えのないことで非難される	0	1	2	3	4
19．あまり苦労せずに生きていきたい	0	1	2	3	4
20．つらい気持ちが表情や動きに出やすい	0	1	2	3	4
21．世の中には無駄な決まりが多い	0	1	2	3	4
22．今の自分の状態は周りの人の責任だ	0	1	2	3	4

注）TACS-22（The 22-item Tarumi's Modern-Type Depression Trait Scale: Avoidance of Social Roles, Complaint, and Low Self-Esteem）は，病前性格といった現代抑うつ症候群の特徴を簡便に評価するための自記式質問票で，「社会的役割の回避」「不平不満」「自尊心の低さ」という3因子からなる。項目4と項目9を逆転項目として項目1〜22の合計を算出。特異度が高く，うつ病患者においては54点をカットオフ値としている。（Kato, Katsuki et al., 2019より引用）

第 5 章

不安症〈不安障害〉

福田真也

⌗ *Keywords*　不安，恐怖，精神分析，フロイト，学習理論，ストレス，広場恐怖症（アゴラ
フォビア），パニック症〈パニック障害〉，社交不安症（社交恐怖），全般不安
症，強迫症，心的外傷後ストレス症，解離症，身体的苦痛症〈身体症状症〉，
認知行動療法，暴露反応妨害法（エクスポージャー法）

I　はじめに──不安（anxiety）と恐怖（phobia）

　精神医学では原則として特定のモノや状況など明確な対象がある場合を「恐怖」，自分の内から生じる対象のない不快な感情を「不安」とする。例えば「○○が不安だ」という○○が「彼女に振られないか」とか「早期退職勧奨されないか」ならば，これは誰にでも生じる正常の不安である。しかし「先が尖ったハサミ」など特定の物，「高い所」「汚い物や状況」「混んだ電車，歯医者や美容院」「上司の前で発表する」など特定の状況を病的なほど恐れて日常生活にも支障が生じると「先端恐怖症」「高所恐怖症」「不潔恐怖症」「広場恐怖症（アゴラフォビア）」「社交不安症〈社交不安障害（社交恐怖）〉」に，また慢性的に不安が続くと「全般不安症〈全般性不安障害〉」に，突然発作的に起き過呼吸や動悸などの“不安発作”が繰り返されると「パニック症〈パニック障害〉」という病気となる。

　意味がないとわかっていながら，鍵を閉めたか，手や部屋が不潔になったか，誰かを車で轢いたのではないかと気になる「強迫観念」に悩み，鍵の確認に戻ったり，必要以上に手を洗ったり，車をUターンさせて元の場所まで戻る「強迫行為」で本人のみならず家族や同僚など周囲の人の生活や業務に大きな影響が出ると「強迫症〈強迫性障害〉」となる。これらに共通するのは，たとえ今は問題がない状況でも「もし将来○○になったらどうしよう」と先を読んで怯える「予期不安」があることで，実際の不安以上に苦痛に感じることが多い。

　この章では以前は神経症と総称された病態，ICD-10 では F40 ～ 48　神経症性障害，ストレス関連障害及び身体表現性障害（ICD-11 では，不安または恐怖関連

症群，強迫症または関連症群，ストレス関連症群，解離症群），その中でもパニック症とアゴラフォビア，社交不安症〈社交不安障害〉，全般不安症〈全般性不安障害〉，強迫症，心的外傷後ストレス症〈心的外傷後ストレス障害〉，解離症〈解離性障害〉，身体的苦痛症〈身体症状症，身体表現性障害〉と心身症について述べる。

■ II　疫学——特定の恐怖症が高頻度，他の不安症の生涯有病率1%前後

わが国では川上憲人らが行ったこころの健康についての疫学調査（川上, 2007）がある。性別，年齢の偏りに対する重み付けを行った疾患別の数値（生涯有病率／ 12 カ月有病率）をあげると，パニック障害 0.8% ／ 0.4%，パニック障害の既往歴のない広場恐怖 0.2% ／ 0.1%，社会恐怖 1.4% ／ 0.7%，特定の恐怖症 3.4% ／ 2.3%，全般性不安障害 1.8% ／ 0.9%，外傷後ストレス障害 1.4% ／ 0.6%，いずれかの不安障害 9.2% ／ 5.5%であった。パニック障害の好発年齢は 20 ～ 30 歳代，女性が多いとされるが，不安障害は性別にかかわらず，またどの年代でも起こりうる病気である（疾患名は調査時のもの）。

なお，生涯有病率とは調査時点までの生涯に経験した者の割合，12 カ月有病率とは過去 12 カ月間に経験した者の割合である（いずれも%）。

■ III　成因——さまざまな仮説とストレス

明確な原因は不明であるというのが最も正確な答えだが，以下の仮説がある。

1．心理的仮説

精神分析の創始者フロイト Freud, S. は「不安はより深刻な不安の発生を予防する信号として働く」（Freud, 1917）という不安信号説を提示した。例えば「高所に上がって転落する可能性を減らすため高所に行くことに不安を覚える」というように不安はその不快さによって危険な状況を回避させる行動を促すポジティブな意義があると考えた。しかし現代社会は高層ビルで働いたり，満員電車やエレベーターに乗ったり，掃除機や抗菌グッズで身の回りを清潔にしたり，人前でうまくプレゼンできないと出世できないなど，以前にはなかった道具や状況を強いられ，この急速な変化についていけずに不安の病気が生じたと考える。

一方，学習理論では例えば社交不安症の場合，「授業中，急に当てられドキドキ

してうまく答えられなかった⇒次に当てられたらどうしようと不安になって授業が苦痛になる⇒皆の前で話す発表の日が決まった⇒発表前日は不安で眠れない⇒寝不足でうまく発表できなかった⇒発表の機会を避けるため授業を休む⇒ますます発表ができなくなる」という悪循環に陥ることで説明される。

2．生理的・生物学的仮説

　脳科学の進歩により不安症や強迫症は神経伝達物質であるノルアドレナリン（noradrenaline），セロトニン（serotonin），ギャバ（γ‐アミノ酪酸：Gamma Amino Butyric Acid ＝ GABA）など神経伝達物質の不足や過剰，受容体の不調によるという仮説があり，「心理的なストレスが脳幹にある青斑核を刺激し興奮状態が続きノルアドレナリンが過剰に分泌され不安が治らなくなる」というようにストレスとの関連を含めて説明される。選択的にセロトニン系に作用する選択的セロトニン再取り込み阻害薬（Selective Serotonin Reuptake Inhibitors; SSRI）が有効であることもこれらの仮説を裏付けている。また症状を増悪させる物質として二酸化炭素，カフェイン，喫煙などの影響も指摘されている。
　不安症が生得的で遺伝が重要なのか，後天的な家庭や学校など環境要因が重要なのかについては他の疾患と同じく議論があるが，不安症に明確な遺伝子は同定されていない。また親の養育態度や家庭，学校環境についての研究結果も一致していない。唯一，PTSD（Post Traumatic Stress Disorder；心的外傷後ストレス症）だけは大惨事の後に起こるという明確な要因が診断基準に含まれているが，PTSDにも生物学的・遺伝的背景があり，同じような悲惨な体験に見舞われても罹患する人としない人がいる。

3．ストレスと不安症

　心理的ストレスが直接，不安症を起こすわけではないが，さまざまな生活上での変化，仕事では就職，昇進，転勤，単身赴任，退職，失業など，健康では妊娠，出産，病気，事故など，家族関係では結婚，不倫，別居，離婚，子どもの受験・入学，自立など，環境では転居，旅行などが発症の引き金として大きい。特に配偶者など近親者，ペットの死，失恋などの喪失体験は強いストレスとして契機になる（夏目，2008）。

4．性格と不安症

　回避的な性格傾向が症状の憎悪や治療の効果を左右すると主張する研究者も一部

いるが，特定の性格傾向と不安症の間には強い関係はない，要はどんな人でも起こりうるというのが共通した認識である。なお性格傾向を把握して治療に活かすため，エリック・バーン Berne, E. がはじめた交流分析をもとにデュセイ Dusay, J. が考案し東京大学医学部心療内科 TEG 研究会が翻訳した TEG（Tokyo University Egogram：東大式エゴグラム）という 53 問からなる質問紙法がよく用いられている。

■ IV　症状──予期不安が問題

　さまざまな不安症を以下に述べる。共通することは実際の状況に即して起きる不安に加えて，またなるのではないかと怯える予期不安が生活に大きな支障をきたすことである。なお PTSD や解離症〈解離性障害〉の一部の事例を除けば自殺の危険性は高くはない。

1．広場恐怖症（アゴラフォビア Agoraphobia）とパニック症〈パニック障害〉（Panic Disorder; PD）

　電車やバスなど公共交通機関，美容院や歯医者，エレベーターなど自分ではその場から離れることができない他の人がいる場で強い不安を覚えて，電車に乗れなくなったり，ついには外出を控えてしまう障害をアゴラフォビア（広場恐怖症）という。しばしば息苦しくなって動悸がしたり，胸が締め付けられる窒息感，過呼吸発作を起こし「心臓が止まって死んでしまうんじゃないか」とか「呼吸ができなくなる」という恐怖に襲われたり，手足が痺れて酷いと失神して救急車を呼ぶパニック症を伴うことが多い。一方，特定の状況とは関係なく起きるパニック症だけの事例もある。

　パニック発作では以上の心臓・呼吸器系の症状の他に吐き気や下痢などの消化器症状，尿意切迫，冷汗やめまいなどの症状が生じるため，内科や耳鼻科など身体科を受診して心臓神経症，過呼吸症候群，過敏性大腸炎，神経因性膀胱など症状による心身症の病名が付けられるが，身体的精査では異常がみられず，たいした治療を受けられずに帰されることが多い。

　症状に対して急行電車は避けすぐに降りられる各駅停車に乗る，エレベーターは使わず階段で上がる，自分で髪をカットするなど，そうした状況を避ける努力で凌ごうとするが，予期不安に怯えて通勤できなくなったり，不安が強く集中できずに学業や仕事に支障が出たり，悪化すると外出できずに閉じこもってしまうこともある。

２．社交不安症〈社交不安障害〉（Social Anxiety Disorder; SAD）／社交恐怖（Social Phobia）

　顔と名前を知っている程度の知人と偶然に電車で姿を見かけた時「挨拶しようか，無視したら悪いし，どうしようか？」と悩んだあげく視線を合わせないようにして車両を移る，一方，親友とは偶然に出会っても緊張なく話せ，カナダからの外国人留学生とは英語でごく普通に話せる。このようにとても親しいか全く知らない関係では問題がないのに，中間の相手を恐れる「半知りの恐怖」を私達はよく経験する。

　しかし教室で授業を受けたり，自分のデスクでの業務は問題なくできても，教室で前に出て発表したり会議のプレゼンで緊張して頭が真っ白になってしまい固まってしまう，発表の何週間も前から上手くできるか心配だ，と取り越し苦労をして腹痛や下痢を起こしたり，発表前日は集中できずに勉強や仕事が手につかずに眠れない，など予期不安に悩む事例が多い。発表以外でも，例えば担任の先生や部長に呼びだされた時も過剰に緊張して一言も話せない，学食やレストランなどで他人と一緒の食事を苦痛に感じる会食恐怖もある。こうした人は１対１の関係でも人に頼まれたら断れない，人と違う自分の意見をいえない傾向もある。これらは以前「赤面恐怖」「対人恐怖症」と呼ばれた。発表がうまくいかない，会食ができずに皆から外されてしまう実害に加えて予期不安が大きな問題である。

３．全般不安症〈全般性不安障害〉（Generalized Anxiety Disorder; GID）

　特別な出来事や理由もないのに常に不安感を抱えて悩み，不安をコントロールできず，例えば「（十分な収入があるのに）破産したらどうしよう」とか「（実際は優しい子どもなのに）息子が将来，犯罪者になったらどうしよう」と根拠がないのに最悪のことを考えて落ち着かず，些細なことに過剰に反応して集中できない障害である。悪化すると睡眠や食事などの日常生活にも支障をきたす。

４．強迫症〈強迫性障害〉（Obsessive-Compulsive Disorder; OCD）

　アパートから外出する際「ドアの鍵を閉めたかな？」と気になり戻って何度も確かめついには会社に遅刻する，自転車で走ると何か落としたかと心配になって何回も確認しに戻る，運転では誰かを轢いたのではないかと気になって道を間違えて目的地にたどり着けない，４や９の数字を異様に恐れる，汚れに気を使うあまりアパートに帰ったら除菌タオルでノブを拭いてからドアをあけ，何回も手を

洗い 1 日 5 時間もシャワーを浴びないと気がすまない，職場では「椅子のホコリを落としてから机に座る⇒カバンを所定の位置に置く⇒マウスの位置を決める⇒書類を出す」という手順を儀式のように決め，それを守らないと仕事を始められない，この過程の途中に電話がかかってくるなど手順が狂うと最初からやり直したり混乱してしまう，業務でも入力データに誤りがないか延々と確認したり，セキュリティが脆弱ではないかと心配してパスワード（PW）変更を繰り返したあげくに PW が分からなくなる，関連することを全てを調べないと気が済まない「Q & A 強迫」に陥る，などの症状がある。

　このような不潔恐怖，加害恐怖，物の配置や数字へのこだわりに悩む「強迫観念」，それを解消するため確認や手順などの儀式に縛られる「強迫行為」によって自分自身に留まらず家族や同僚にも迷惑をかけて生活に支障が出るのが「強迫性障害」である。ポイントは「わかっちゃいるけど止められない」，つまり自分でもこのような恐れや行為に意味がないことを理解しているが行わずにはいられないことである。また鍵の確認に集中するあまり大事な書類は忘れる，体の清潔にこだわるが部屋には注意が及ばず片付けや掃除をしないでゴミ屋敷となり，かえって不潔になるなど意図とは正反対の結果に陥ることも多い。

5．心的外傷後ストレス症（Post Traumatic Stress Disorder; PTSD）

　東日本大震災などの大災害やテロ事件などで心的外傷（トラウマ）を受けた場合の心理的支援が話題になるが，それほどの大事件でなくても交通事故や強盗被害にあうなどの事件や事故で深刻な心的ダメージを受けることがある。ぼーっとして感情が麻痺した状態になったり，事件に少しでも関連することを避ける回避症状，何をしても楽しめずにいつも気が張って休めない過覚醒状態，ちょっとしたきっかけで事故や事件が急に頭に蘇って取り乱してしまうフラッシュバックなどの侵入症状，反対に他の記憶は保たれても被害の記憶だけが選択的に抜け落ちる解離性健忘などの症状がある。こうした症状が被害にあってから 1 カ月以内に治まれば急性ストレス障害（Acute Stress Disorder; ASD）[注 1] とし，1 カ月以上継続し 6 カ月以内に発症すると PTSD とする（金，2006；ICD-10, 2005；DSM-5, 2014）。周囲の人は時が経つと事件や事故のことは忘れてしまうが，本人は何年も悩み続けるため周囲とのギャップにも悩む。

注 1 ）ICD-11 では急性ストレス反応（Acute Stress Reaction）として，精神疾患の章から外されている。

6．解離症〈解離性障害〉（Dissociative Disorder）

　解離とは記憶や意識，知覚をまとめる能力が失われた状態を言う。過去の記憶の一部が抜け落ちる解離性健忘，外界の変化を感じなくなったり，感情が麻痺して自分自身の存在が感じられずまるでテレビの画面を観ているように感じてしまう離人症，運動機能に支障がでて声が出なくなる失声，立てなくなる失立，歩けなくなる失歩[注1]，急に行方不明になる遁走，体が硬くなって動けなくなるカタレプシー（Catalepsy）[注2]などがある。こうした症状が深刻で日常生活に支障をきたすと解離症となる。解離性同一性症〈解離性同一性障害〉（Dissociative Identity Disorder; DID）は一人の人間の中に複数の人格（パーソナリティ）が存在する状態で多重人格ともいわれる。

　これらは性的な虐待や親からの暴力など身体的虐待，育児放棄やネグレクト，酷い虐めやレイプなどの被害体験が発症に関わり，このような辛い体験を自分から切り離して自己を保つための防衛反応の一つと考えられている。性別では女性に多い。

7．身体的苦痛症〈身体症状症（Somatoform Disorder）〉と心身症 （Psychosomatic Disease）

　前述した広場恐怖症でみられる発表前に腹痛や下痢で悩む過敏性大腸炎や，長時間のパソコン業務で起きる筋緊張性頭痛など，ストレスや葛藤を身体症状として表われる病気を心身症[注3]という。

　特に体に異常がないのに痛みや吐き気，めまいなどを執拗に訴えドクターショッピングを繰り返す病気が身体的苦痛症〈身体症状症（心気症，身体表現性障害とも）〉である。身体の異常にこだわり心理的要因を認めないため，カウンセラー

注1）失声，失立，失歩は事件・事故などの強いストレスや歪んだ養育環境など心理社会的要因で起きる。脳に器質的な障害はなく MRI など脳の検査で異常は認められない。例えば『アルプスの少女ハイジ』のクララがそうである。一方，失行は脳出血・脳梗塞，交通事故による脳外傷など脳の器質的障害による高次脳機能障害の一つである。MRI など脳の検査で異常が見つかることが多く，全く異なる病態である。

注2）カタレプシー（Catalepsy）と混同しやすいカタプレクシー（Cataplexy）は全身の筋力が抜けてしまう脱力発作のことでナルコレプシーに伴う全く違う病態。

注3）心身症：身体疾患の中で，その発症や経過に心理社会的な因子が密接に関与し，器質的ないし機能的障害がみとめられる病態をいう。ただし神経症やうつ病など他の精神障害にともなう身体症状は除外する（日本心身医学会［日本心身医学会教育研修委員会，1991］による定義）。

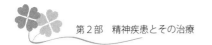

への相談や精神科受診を望まず治療が難しい。

V　医療機関への紹介──どのような場合に必要か

　スクールカウンセラーや産業カウンセラーなど医療機関以外で働く心理職が不安症と思われるクライアントをどのような場合に医療に紹介すべきかが問題となる。ケース・バイ・ケースで一概に言うのは難しいが，端的に言ってクライアントとの心理面接だけでは対応しきれない症状があり医学的な評価や治療が必要なのは以下の場合である。

　①身体疾患の鑑別診断が重要な事例。
　②不安，恐怖，強迫，抑うつ，あるいは不眠，動悸，頻尿，腹痛，頭痛，めまい，倦怠感などの身体症状で本人が苦痛を覚えるだけでなく，家族や同級生，同僚など身近な人の生活に支障をきたしている事例。
　③休学や休職，実習への参加や海外出張など医師の判断や意見が必要な事例。
　④本人が医学的なケアを自ら希望する事例。
　⑤すでに精神科受診歴があり，症状が悪化している事例。
　⑥リストカットや大量服薬などの自傷行為や，自殺の危険性があるPTSDや解離症の事例。

　医療機関の受診を勧める際は紹介状に加えて家庭や学校，職場での対応について助言を記載する返信状を添えて医療機関からフィードバックを得やすくするよう努める。それらは医療との連携の第一歩になり，返信状が医師からの指示にもなる。

VI　診断──診断基準と心理検査

1. 診　　断

　精神科医や心療内科医などの医師がクライアントの主観的な体験・訴えにより診断する。例えばパニック症は以下の①②③が全てあること，という基準がある。

　①2回以上「予期しないパニック発作」がある。
　②少なくとも1カ月の間，次の発作が起きる予期不安がある，または発作を避けるために外出を避けるなど行動上の変化「回避行動」がある。
　③カフェインなど物質や医薬品，甲状腺機能亢進症など身体疾患が除外される。

他の疾患にも同様の基準があり ICD-10（WHO, 2005），DSM-5（APA, 2014）
で細かく規定されている。しばしば身体疾患の鑑別診断のため医療機関を受診し
て脳の CT・MRI，脳波，心電図など身体的な検査を行うが異常は認められない。
　また心理検査，特に自記式の質問紙法では診断できない事に留意されたい。不
安に特化したものに STAI（State-Trait Anxiety Inventory：1970 年スピールバー
ガー Spielberger, C. D.，水口公信・下仲順子・中里克治により日本標準化，現時
点での状態不安（State Anxiety）と普段の日常生活での特性不安（Trait Anxiety）
についてそれぞれ 20 項目，計 40 項目の設問からなる）があり，治療前後に行う
ことで治療効果の判定に役立つ。また幅広い身体的・精神的自覚症状を把握でき
る CMI 健康調査表（Cornell Medical Index：1949 年コーネル大学のブロードマ
ン Brodman, K.，アードマン Erdmann, A. J.，ヴオルフ Wolff, H. G. が発表，1956
年金久卓也・深町建により研究，日本語版が出版）は健康診断などでのスクーリ
ングとして用いられる。これらは前述した TEG も含めて医療機関での健康保険も
適用される。
　一方，時間と費用のかかるロールシャッハテスト（Rorschach Test）は精神分析
など長期間の治療を行う事例に限られ，WAIS（Wechsler Adult Intelligence Scale）
などの知能検査は背景に発達障害を疑う事例を除けば行わない。

2．鑑別診断と背景の神経発達症（発達障害）

　鑑別診断として狭心症，心筋梗塞など虚血性心疾患，頻脈などの不整脈など心
臓疾患，甲状腺機能亢進症など内分泌疾患，てんかん，片頭痛など神経疾患，メ
ニエール病など耳鼻科疾患など身体疾患がある。特に心臓疾患による胸痛，頻脈
は生命に関わるので，常にそうしたリスクを頭に置き，これらの身体疾患にも精
通しておくことが望ましい。
　うつ病との合併，2つ以上の不安症の併存も多い。昨今はうつ病と同様に背景
に神経発達症（神達障害），特に自閉スペクトラム症〈自閉症スペクトラム障害〉
があると思われる事例があり，対人関係の問題や感覚過敏が顕著だったり，通常
の治療で改善しない場合は神経発達症の評価を検討したほうが良い（福田, 2016,
2019）。

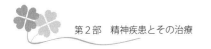

■ VII　治療──薬物療法と心理療法

　詳細は第12章「薬物療法」，第13章「精神療法（心理療法）」，第14章「社会療法」に詳述されているので基本方針を簡単にまとめる。どのような治療を選択しても支持的な心理療法，すなわちクライアントの訴えを受容的・共感的に聴き，支えて苦痛や不安を和らげ，家庭，学校，職場への再適応を支援するアプローチが基本である。

1．薬物療法

　選択的セロトニン再取り込み阻害薬（Selective Serotonin Reuptake Inhibitors；SSRI）を常用し，ベンゾジアゼピン（Benzodiazepine）系などの抗不安薬は頓服として用いることが望ましい。SSRIの欠点として効果発現まで2〜4週間ほどかかるが，吐き気などの副作用はすぐに出るため服薬を中断して継続できないコンプライアンスの問題がある。SSRIの保険適応は以下である。

> パロキセチン Paroxetine：パニック症，強迫症，社交不安症，PTSD（適応外：全般性不安症）。
> セルトラリン Sertraline：パニック症，PTSD（適応外：全般性不安症）。
> エスタシロプラム Escitalopram：社交不安症。
> フルボキサミン Fluvoxamine：強迫症，社交不安症（適応外：過食症）。

　一方，ベンゾジアゼピン系の抗不安薬は速攻性があり効果を実感できるため用いやすいが依存性の問題があり，例えば広場恐怖症なら飛行機に乗ったり美容院に行く前，社交不安症なら発表前など，症状が起きる直前の頓服として服用するのが望ましい。両者の併用もしばしば行われる。それほど重くなければ抗不安薬を一回服用して効果を実感しておき，お守りとしていつも財布に入れて持ち歩けば，不安になったら飲めば良い，という安心感が得られて実際には服用せずに済むことも多い。

　他に動悸が酷いパニック症や社交不安症にはプロプラノロール propranolol などβ阻害薬（β-blocker）という心拍を抑える薬を用いることもある（保険適応外）。

2．心理療法

　不安症は多くの心理療法の良い適応であるが有効で負担の少ないものを選択す

べきである。薬物療法か精神療法（心理療法）かという二者択一ではなく並行して行われ，前者は医師が後者は心理職が行うなど役割分担することが多い。

　最も広く行われているのは認知行動療法（Cognitive Behavioral Therapy; CBT）である。認知の歪みを自覚して行動の変容を促すため不安のレベルを強弱の順に並べた不安階層表を作成するといった技法を用いる。広場恐怖症，社交不安症，強迫症には行動療法の一つである暴露反応妨害法（エクスポージャー法：Exposure Therapy），すなわち症状の引き金となる刺激に不安が下がるまで直面し，徐々に馴らして不安の低下を図ったり，不安を軽減するため行う行為を衝動が下がるまで我慢させる技法が有効で，どの場面でどのような症状が出て，どう困っているかという行動分析がとても重要である。他に強迫症以外の不安症には対人関係療法，森田神経質という性格傾向に注目して行う森田療法がある。力動的精神療法≒精神分析療法は技法に熟知した専門性の高いセラピストが行うべきであろう。

　以上は 1：1 の個人療法で行うが，社交不安症への集団認知行動療法（福田，1994）など集団精神療法も用いられることがある。

█ Ⅷ　本人や家族へ──心理社会的教育が重要

　不安症には以下の助言による心理社会的教育が重要である。

　1）特にパニック症は「死んでしまうのではないか」という恐怖感に襲われるが，けして死ぬ病気ではなく，これ以上酷い状況になることは少ない治る病気である，この病気に悩む人は他にも大勢いるなど症状や問題を丁寧に説明する。書籍やネットの解説を紹介しても良い。例えば「過呼吸発作は体内の二酸化炭素が放出されすぎ，血液中の電解質バランスが乱れアルカローシスとなり，神経伝達異常が起きてしまい，痺れ，失神などの症状が起きます。以前は袋を口に当てて吐いた息をそのまま吸って，二酸化炭素の排出を防ぐペーパーバックが推奨されましたが，現在は有効性に疑問が呈され無理に行う必要はなく，過呼吸発作は命にかかわることはないので安静にしておくことで十分です。むしろ失神して転倒して頭部損傷が起きないようにすることが大切です」と丁寧に説明する。

　2）特に社交不安症は自意識過剰な傾向がある。「あがらずにもっと上手くプレゼンできるのが当然だ」という高い理想をもっていて，実際とのギャップに自信を失っていることが多い。実際には自分が意識するほど他人はあなたを意識してはいないこと，例えば「そんなにうまくプレゼンできなくても，最低限のことが

伝えられれば十分に評価されて仕事は進むから大丈夫だよ」と助言して，高すぎる理想を下げるお手伝いをする。これは認知行動療法の治療機序でもある。

　　3）他人には理解し難くとも本人にはとても辛い症状なので，クライアントが感じている苦悩を理解し，その上で今，行っている対応法を尊重する。例えば急行を避けて各駅停車に乗るのは時間がかかり大変だが，そうやって何とか対応している努力を尊重する。自己評価が下がっているので，その苦労と努力を受け入れることで自己効力感の回復を促す。

　　4）特有の状況で起きる不安に加えて予期不安の実害が大きい。1）〜3）のような心理社会的教育を十分に行い予期不安には根拠があまりないと伝えて，予期不安を軽減するように努める。

　　5）誰かに理解される体験は大きな助けになるため信頼できる人には伝えるように勧める。多くの事例では悩みを必死に隠して一人だけで悩んでいるが，隠そうとすればするほど嵌ってしまい不安が増す。心理職や精神科医がその一人になるのはもちろんだが，家族，親友，あるいは教師，同僚や上司に理解してくれる人がいるだけでも助けになる。理解者の前では症状が軽くなったり，仮に症状が出ても気が楽になる。ただし心の病気は誤解されることが多く，学校や職場で不利な処遇を受けたり，いじめの対象になることもあるので，誰にどのように伝えるかは慎重に検討し，本人が守秘を守りたい場合はそれを尊重する。

■ IX　おわりに・予後——症状をコントロールする

　不安そのものはフロイトが述べるようにポジティブな意味もあり，また不安を感じないで生きていくことは不可能である。不安症の予後は比較的良く適切な治療を行えばたとえ症状が残ってもコントロールして学業や仕事，家庭生活に支障がないようにすることは十分に可能であり，それを目標にすると良い。

◆学習チェック表
□　不安症はよくみられる疾患であることを理解した。
□　不安症では家庭生活，学業，仕事などに支障がでるが，具体例を挙げよ。
□　不安症は身体疾患の除外診断が重要であり，医療への紹介と連携を必要とする。具体的に述べよ。
□　不安症には薬物療法と心理療法があるが，それぞれのメリットとデメリットを述べよ。
□　不安症の心理教育的なアプローチについて具体的に述べよ。

より深めるための推薦図書

フロイト著（1917），高橋義孝・下坂幸三訳（1977）精神分析入門（上・下）（新潮
文庫）．新潮社．

福田真也（2017）新版　大学教職員のための大学生のこころのケア・ガイドブック――
精神科と学生相談からの 17 章．金剛出版．

飯倉康郎，芝田寿美男，中尾智博，中川彰子（2012）強迫性障害治療のための身につ
ける行動療法．岩崎学術出版社．

水島広子（2010）正しく知る不安障害――不安を理解し怖れを手放す．技術評論社．

大野裕（2011）はじめての認知療法（講談社現代新書）．講談社．

日本精神神経学会：こころの病気について（https://www.jspn.or.jp/modules/
forpublic/index.php?content_id=32）

厚生労働省：知ることからはじめよう　みんなのメンタルヘルスガイド（http://www.
mhlw.go.jp/kokoro/index.html）

文　　献

American Psychiatric Association（2013）*Diagnostic and Statistical Manual of Mental Disorders, the 5th Edition: DSM-5.* Washington, DC: American Psychiatric Publishing.（日本精神神経学会監修，高橋三郎・大野裕・染矢俊幸ほか訳（2014）DSM-5：精神疾患の診断・統計マニュアル．医学書院.）

福田真也（1994）対人恐怖症への集団精神療法―認知行動療法の課題遂行を通じて．精神療法, 20; 52-59.

福田真也（2016）受診と診断をどう考えるか．In：高橋知音編著，柘植雅義監修：発達障害のある大学生への支援（ハンディシリーズ発達障害支援・特別支援教育ナビ）．金子書房, pp.73-82.

福田真也（2019）職場の発達障害　職場の未診断の発達障害への対応〜受診と診断の課題．産業精神保健研究, 10; 66-70.

川上憲人・大野裕・竹島正ほか（2007）平成 16 〜 18 年度厚生労働科学研究費補助金（こころの健康科学研究事業）こころの健康についての疫学調査に関する研究．総合研究報告書．こころの健康についての疫学調査に関する研究.

金吉晴，外傷ストレス関連障害に関する研究会編（2006）トラウマ反応と診断．In：心的トラウマの理解とケア第 2 版．じほう；pp.3-15.

夏目誠（2008）出来事のストレス評価．精神神経誌, 110; 182-188.

日本心身医学会教育研修委員会（1991）心身医学の新しい診療指針．心身医学, 31; 537-573.

World Health Organization (1992) *The ICD-10 Classification of Mental and Behavioural Disorders Clinical Descriptions and Diagnostic Guidelines.* World Health Organization.（融道男・中根允文・小見山実ほか訳（2005）ICD-10　精神および行動の障害―臨床記述と診断ガイドライン［新訂版］．医学書院.）

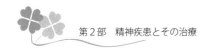

第6章

アルコール・薬物依存・ネット依存

松﨑尊信

⌖ *Keywords*　依存，乱用，物質使用障害，アルコール依存症，薬物依存，ネット依存，耐性，離脱

I　総　　論

1. 依存（dependence），乱用（abuse），嗜癖（addiction）とは

　依存とは，ある物質を使用することで重大な問題が生じているにも関わらず，その物質を使用し続けて，自分自身でコントロールできなくなってしまう状態である。物質の使用をやめたいと思っているのに，物質に対する強烈な渇望（欲求）が現れ，何度も使用を繰り返してしまう。依存を形成しうる代表的な物質には，身近なアルコールをはじめ，大麻，覚せい剤，ヘロイン，コカイン，タバコに含まれるニコチンや有機溶剤等がある。これらの物質に共通しているのは，依存症者にある種の快感や高揚感をもたらす点である。これらの快感は，ドパミンという神経伝達物質が関わる脳内報酬系の賦活によってもたらされると考えられている。

　依存には，精神依存と身体依存がある。精神依存とは，物質を使用したいという渇望をコントロールできず，再び使用してしまう状態である。身体依存とは，長年の物質使用により体が物質に慣れてしまったため，物質が体からなくなると手の震えや発汗などさまざまな禁断症状（離脱症状）が出現してしまう状態である。一方，乱用とは，ある物質を社会的許容から逸脱した方法・目的で自己使用することである。覚せい剤，麻薬，大麻などは，所持，売買，使用が原則的に法律によって規制されているため，1回の使用でも乱用となる（和田，2013）。嗜癖は，広義では依存と同様に用いられるが，賭博，性行動，窃盗などの行動がコントロールできない状態を，狭義の「嗜癖行動」として，物質依存とは区別して用いられる場合がある。

表1　物質使用症〈物質使用障害〉の診断基準（Benjamin et al., 2015）

A．物質の不適応的な使用様式が，臨床的に重大な障害や苦痛を引き起こしており，以下のうち2つ（またはそれ以上）が，12カ月以内に起こる。
1．物質の反復的な使用の結果，職場，学校，または家庭における重要な役割の責任を果たすことができなくなる。
2．身体的に危険な状況においても物質使用を繰り返す。
3．物質の作用により，持続的，または反復的に社会的，対人的問題が起こり，悪化しているにもかかわらず，その使用を続ける。
4．耐性，以下のいずれかによって定義される。（a）中毒または期待する効果に達するために，著しく増大した量の物質が必要となる。（b）同じ量の物質の持続的な使用により，効果が著しく減弱している。
5．離脱，以下のいずれかによって明らかとなるもの。（a）その物質に特徴的な離脱症状がある。（b）離脱症状を軽減，または回避するために，同じ物質を使用する。
6．物質を意図していたよりもしばしば多量に，あるいは長期間にわたって使用する。
7．物質の使用を減量または，制限することに対する，持続的な欲求または努力の不成功がある。
8．物質を入手するための活動，その使用，またはその作用から回復するのに多くの時間が費やされる。
9．物質使用のために，重要な社会的，職業的，または娯楽的活動を放棄，または縮小している。
10．物質使用により，身体的または精神的な問題が持続的，または反復的に起こり，悪化しているらしいと知っているにもかかわらず，物質使用を続ける。
11．物質使用への渇望，強い欲求，または衝動が認められる。

2．診断基準

　2013年アメリカ精神医学会により発表された精神疾患の診断・統計マニュアル第5版（DSM-5）では，乱用および依存を「物質使用障害」というカテゴリーに分類して診断基準を示している。表1はすべての乱用物質に共通して適用される診断基準をまとめたもの。

II　アルコール依存

1．アルコールとは

　アルコールは，食文化とも深い関わりがある伝統的な嗜好品である。「酒は百薬の長」ともいわれ，日本では飲酒に対して社会的に寛容である。また，アルコールは，酒税が課される物質でもあり，国家財政において重要な役割を果たしている。一方，依存性を有し，使用者に精神的，身体的，社会的影響をもたらすことがある。

アルコールは，もともと自然界に存在する微生物（酵母）の働きによって，糖質が分解され，エタノールと二酸化炭素が生成されてできたものに由来する。エタノール（分子式 C_2H_5OH）は，有機溶媒の一種であり，水溶性が極めて高く特別な蛋白結合能もないため，生体膜を容易に通過する。通常，経口から摂取され，消化管から吸収され，大循環に至る。消化管の吸収は，小腸が最も速く，胃，大腸の順で遅くなる。一般に，飲酒後のアルコールは胃から約 25％が，その他の大部分が小腸上部から空腸間で吸収される。口腔や食道粘膜からの吸収はごくわずかである（飴野，1997）。アルコールの血中濃度は，通常 45 〜 60 分で最高に達するが，アルコール摂取に要した時間が短時間であれば濃度が最高に達するまでの時間はより短く，長時間であればより長くなる。

　吸収されたアルコールの 90％は肝臓での酸化作用を通じて代謝され，残り 10％が腎臓と肺によって排出される。人の代謝能力には個人差があるが，毎時約 15 mg/dl である。アルコールは，アルコール脱水素酵素（alcohol dehydrogenase; ADH）とアルデヒド脱水素酵素（aldehydedehydrogenase; ALDH2）の 2 つの酵素によって代謝される。ADH はアルコールを有毒な化合物であるアセトアルデヒドへ変換し，ALDH2 はアセトアルデヒドを酢酸へ変換する。酢酸は最終的に二酸化炭素と水に変換する。

2．疫　　学

　わが国のアルコール飲料の消費量は，2016 年に成人 1 人あたり 80.9L ／年で，近年は緩やかに減少傾向にある（国税庁，2018）。厚生労働省が推進する「健康日本 21（第二次）」によると，アルコールでは，生活習慣病のリスクを高める飲酒量を，男性が純アルコール換算で 40 g 以上／日（5 ％ビール換算で 1,000 ml 以上），女性が 20 g 以上／日と設定している（厚生労働省，2012）。これに該当する人の割合は，2013 年で，男性 14.4％，女性 5.7％と報告されている。また，アルコール依存症は，2013 年に男性 1.0％，女性 0.1％と推計されている（尾崎，2014）。

3．アルコールの効果

　アルコールの急性効果として，中枢神経系の脱抑制，消化液分泌の促進や消化管粘膜の損傷，皮膚血管の拡張等がある。アルコールの摂取量が増えると，耐性（アルコールへの身体適応）が起こり，使用中止による不眠，自律神経系の過活動や不安感などを特徴とする離脱症状が生じる。慢性効果として，各種の臓器障害，

耐性および依存の形成がある（高須，1997）。また，アルコール摂取により，入眠は容易になるが，レム睡眠が減少する。

4．アルコールの身体への影響

アルコール摂取により，肝臓に中性脂肪が蓄積して脂肪肝となり，アルコール性肝炎や肝硬変が進行する。長期間の大量飲酒では，食道炎，胃炎，胃潰瘍，膵炎，膵機能不全，膵癌を生じうる。食道静脈瘤を合併した場合，静脈瘤の破裂により大量出血し，死の転帰をとる場合がある。ビタミンやアミノ酸を含むさまざまな栄養素の吸収が阻害されるため，粗末な食生活と重なると，重篤なビタミン欠乏症，特にビタミンＢ欠乏症になる。また，血圧上昇，脂質代謝異常とも関連し，心筋梗塞や脳血管障害のリスクを増大させる。造血器系への悪影響や，口腔，咽頭，喉頭，食道，肝臓，結腸直腸と女性の乳房のがんの発生率を増加させるという報告がある（横山，2007）。臨床検査の指標として，AST，ALT，γ-GTP，MCV，尿酸や中性脂肪の上昇等を認める。

5．アルコール中毒

アルコール摂取による血中濃度の変化により，以下の症状を認める（大熊，2008）。

10 〜 50 mg/dL：抑制の欠如，軽い興奮状態，気分爽快・上機嫌，多弁・多動。
50 〜 100 mg/dL：運動失調や言語障害。
200 mg/dl 〜：千鳥足，傾眠。
400 mg/dl 〜：意識消失，感覚刺激や反射の減退・消失，死の危険性。

6．アルコール離脱

大量かつ長期間にわたるアルコール使用を中止または減量すると，特徴的な身体症状，精神神経症状が出現する。これを離脱という。断酒後6〜8時間で手指振戦，8〜12時間で精神病症状や知覚症状，12〜24時間で発作，72時間以内に振戦せん妄を認める。アルコール使用中止後の最初の1週間は，振戦せん妄の出現に注意する。その他，全身の易刺激性，悪心・嘔吐などの胃腸症状，不安，過覚醒，発汗，顔面紅潮，瞳孔散大，頻脈，高血圧などの交感神経の過活動を認める。発作は，全般性の強直性間大けいれんを特徴とするが，発作重積は稀である。離脱症状や振戦せん妄の治療において，ベンゾジアゼピンは第一選択となる。

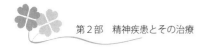

7．アルコール使用症〈アルコール使用障害，アルコール依存症〉

　アルコール使用症とは，飲酒に対する欲求が高まり，繰り返し強迫的に飲酒するようになる状態である。飲酒量がコントロールできなくなり，さまざまな問題が生じても，飲酒量を減らすことができなくなる。臨床的な特徴として，飲酒欲求，耐性，コントロールの喪失，離脱症状を認める。

8．ウェルニッケ・コルサコフ症候群

　ウェルニッケ脳症とは，チアミン（ビタミン B_1）が欠乏し，短期の記憶障害を生じる急性期症状である。長期間のアルコール大量使用による習慣的な栄養不良や吸収不良が原因となる。可逆的に改善しうるため，初期治療では大量のチアミンを投与して，コルサコフ症候群への進行を予防する。

　コルサコフ症候群とは，ウェルニッケ脳症に続発する慢性の健忘症候群である。近時記憶障害と前向性健忘，作話が主要徴候である。コルサコフ症候群は不可逆的であり，進行すると完全に回復することは困難である。

9．アルコール性認知症

　長期間の飲酒により，全般的な認知機能の低下が出現する。脳の機能は，断酒とともに改善傾向を示すが，記憶障害や思考障害など認知機能の低下が残存する場合もある。画像所見では，脳室の拡大や大脳皮質の萎縮を認めるが，完全に断酒できれば，画像上改善する場合がある。

10．治　　療

　アルコール使用障害の治療では，アルコールの摂取を完全に止め続けること，すなわち断酒が，最も安定かつ安全な目標となる。解毒の後，疾病教育，カウンセリング，自助グループ等の心理社会的治療を実施し，必要に応じて薬物治療や家族療法を併用する。

①解毒
　急性症状では，まず飲酒の中止が重要である。重篤な離脱症状のリスクが高い場合には，入院治療も選択肢である。採血や心電図等の身体的検査を行い，必要に応じて補液，高単位のビタミン類を補給する。

②疾病教育

　アルコールによって，さまざまな精神症状や身体症状が生じていることや，生活にさまざまな障害が生じていることを本人に説明し，依存症という病気についての理解を促し，治療により断酒が達成できることを保証する。治療者は，患者に対して批判的であることを避け，辛抱強いアプローチを行い，治療や断酒の継続への動機づけを促す。

③自助グループ

　断酒を継続するためには，ドロップアウト（再発）を避けることが重要である。AA（Alcoholics Anonymous）や断酒会などの自助グループに参加し，他の参加者の体験や成功例を共有し，断酒継続に対する動機づけを得ることができる。

④薬物治療

　再発予防に関する薬物治療では，断酒への動機づけが明確な患者に対して，アカンプロサート，ジスルフィラムやシアナミドが使用される。治療に際しては，薬物の作用機序や副作用（例：シアナミドにおける肝障害）等について十分に説明し，導入することが重要である。

⑤家族療法

　家族の存在は，患者の治療において大きな支えとなる。患者がアルコール問題と向き合えるように，家族自身も学べるとよい。そのために，CRAFT（Community Reinforcement And Family Training）という家族向けのトレーニング法も開発されている（吉田，2013）。また，アルコール依存症患者の家族会であるアラノン（ALAnon）のようなグループを通じて，不安や罪悪感といった気持ちを共有したり，対応方法を教え合ったりして，互いに助け合うことができる。

⑥ブリーフインターベンション（brief intervention）

　飲酒が心身に健康被害を及ぼす「有害な使用」に対して，ブリーフインターベンションという早期介入技法が試みられている。飲酒を1つの生活習慣とみなし，その行動変容を目指した対個人の短時間の行動カウンセリング技法により，飲酒量の低減という断酒以外の治療選択肢も提示している（杠，2012）。

Ⅲ　薬物依存

1．薬物依存とは

　薬物依存とは，薬物の作用による快楽を得るため，あるいは離脱による不快を避けるために，有害であることを知りながらその薬物を続けて使用せずにはいられなくなった状態である。薬物には，精神依存と身体依存の両者をもつものと，身体依存を伴わないものがある。DSM-5 では，前述のアルコールの他，カフェイン，大麻，幻覚薬，吸入剤，オピオイド，鎮静薬・睡眠薬・抗不安薬，精神刺激剤（アンフェタミン，コカイン，他），タバコ，その他，に分類されている。

2．疫　　学

　日本では平成 27（2015）年中の薬物事犯の検挙人数は，13,887 人（うち覚せい剤事犯 11,200 人，大麻事犯 2,167 人）であった。また，覚せい剤事犯の再犯者率は 64.6％となっており，再乱用防止が重要な課題となっている。

3．原　　因

　初めて薬物を使用する主な原因として，薬物の入手しやすさ，社会的受容性，仲間からのプレッシャーなどがある。また，薬物依存の進展には，薬物自体の作用に加えて，使用者の要因（性，年齢，使用目的など）も影響する場合がある。

4．薬　　物

　薬物依存のうち，代表的な物質について記述する。

①覚せい剤（アンフェタミン，メタンフェタミン）

　覚せい剤は，覚せい剤取締法によってアンフェタミン，メタンフェタミンおよびその塩類と規定されており，日本では所持，使用等が厳しく規制されている。アンフェタミンは，アドレナリンと類似の構造を持つ興奮薬（中枢神経刺激薬）である。

1）急性中毒症状

　使用後 1 時間以内に出現する中枢神経系の異常興奮による気分発揚などの精神神経症状，交感神経刺激作用などによる不眠などの身体的中毒症状，薬効の消退に伴って出現し数日間持続する疲労などの反跳現象を認める。時に意識障害と激

しい精神運動性興奮を主とする急性症候群の発現をみることがある。

　2）精神神経症状

　幻覚妄想を主とする精神病状態では，関係妄想を中心に被害・追跡・嫉妬妄想などの妄想，錯覚や幻覚（幻聴，幻視など）を認める。（小沼，2013）

②大麻（cannabis Indiana, hemp）

　大麻は世界中に広く野生し，雌花，葉，種子からの浸出液を乾燥したものがマリファナ，ハシシュなどといわれ，古くから医薬品や陶酔，酩酊状態を生じる物質として使用されてきた。紙巻きやパイプによる吸煙あるいは摂食されることが多く，国によっては嗜好品として使用されるが，日本では大麻取締法において取締りの対象である。身体依存はなく，精神依存は中等度とされる。使用により，多幸感，誇大感，短期記憶障害，判断力障害，感覚知覚の変容，運動障害，時間感覚の障害，食欲増進，結膜充血，口渇，頻脈を認める。

③アヘン類（オピオイド）

　アヘンは，ケシの種子の浸出液を乾燥した粉末である。モルヒネ，コデインは，アヘンから抽出した天然アルカロイドであり，ヘロインは半合成アルカロイドである。ヘロインは，世界中で最も広く使われている乱用薬物のひとつである。ヘロインの離脱症状は耐えがたく，使用して数時間経つと，全身倦怠感，微熱，発汗，悪寒，熱感，咳，あくびなどの自律神経症状から始まり，筋肉痛，関節痛，骨痛といった痛みや，下痢，嘔気，嘔吐などの消化器症状，不眠と強い不安感を伴う。緩徐に発症して次第に増強する離脱症状は，48～72時間でピークに達する。

④コカイン

　コカインは，アンデス産コカの葉から分離された物質である。アトロピンに似た化学構造を持ち，精神依存を形成しやすい。使用により，多幸，多弁・多動，観念奔逸から不安，興奮，幻覚を経て無欲，昏迷状態となる。

⑤ベンゾジアゼピン

　ベンゾジアゼピンおよびその類似物質は，中枢神経のGABA受容体の作用を増強して抑制性の神経伝達物質を促進し，抗不安・鎮静作用を有する。日本では診療科を問わず処方されている薬剤であるが，依存性もあるため，コントロール障

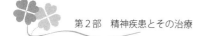

害，耐性，離脱や渇望を来しうることに注意が必要である。

⑥危険ドラッグ

「合法ハーブ」や「脱法ハーブ」の呼称で，日本では2010年頃より流通が拡大し，多数の健康被害や二次的な犯罪が発生して深刻な社会問題となった。乾燥植物片に合成化学物質が混ぜ混まれ，幻覚などの強力な精神作用を引き起こすとともに，意識障害，呼吸困難などの重篤な健康被害を引き起こす。成分には，大麻と類似の作用を示す「合成カンナビノイド」や，覚せい剤と類似の作用を示す「カチノン系化合物」が含まれている。数多くの類縁化合物が合成されたため，特定の薬剤を規制しても，構造の一部が異なる別の薬物が登場して規制が追いつかない状態であったが，2014年以降，政府は啓発や指定薬物の指定，犯罪の取締りの徹底等，乱用の根絶のための対策を強化している。

5．治　　療

日本では，かつては薬物依存を犯罪とし，治療よりも取締りを重視してきた経緯があった。しかし，近年，刑務所内でも薬物再乱用防止プログラムを実施するなど，治療に重点を置く傾向がみられる。薬物依存を治療する専門の医療機関に加え，自助グループ（gambers anonymous; GA）やダルク等の民間リハビリ施設などの関係機関が連携して，依存からの回復の支援を行っている。また，米国の依存症治療プログラムMatrix modelを参考にした，せりがや覚せい剤依存再発防止プログラム（Serigaya Methamphetamine Relapse Prevention Program; SMARPP）が開発され，医療機関や精神保健福祉センター等において普及が進められている。SMARPPでは，認知行動療法の要素を持つワークブックを用い，グループセッションと尿検査を実施し，動機づけ面接の原則に沿って支持的な介入を行っている（松本，2011）。

Ⅳ　ネット依存

1．ネット依存とは

インターネット（ネット）は，世界中のコンピューター同士をつなぐネットワークである。近年急速に普及し，現代の生活において必要不可欠なものとなっている。しかし高い利便性の一方で，さまざまな弊害も指摘されており，そのうちの一つが，制御困難になるほどネットを使用してしまう「依存（嗜癖）」の問題で

表2　診断質問票（Diagnostic Questionnaire; DQ）（Young, 2009）

以下の1～8の各質問について，「はい」「いいえ」のどちらかに○。（ネットとは，PC，携帯電話，スマートフォン等を通して使用するインターネットサービスで，ゲームやメール等も含む。）

1．あなたは，自分がネットに心を奪われていると感じていますか。たとえば，前回にネットでしたことを考えたり，次回ネットをすることを待ち望んでいたり，などです。

2．ネットを使っている時間をだんだん長くしていかないと，満足できなくなってきていると感じていますか。

3．ネットの使用を制限したり，時間を減らしたり，完全にやめようとしたけれども，うまくいかなかったことが何度もありましたか。

4．ネットの使用を制限したり，完全にやめようとしたりすると，落ち着かなくなったり，機嫌が悪くなったり，気持ちが沈んだり，またはイライラしますか。

5．使いはじめに考えていたよりも，長い時間オンラインの状態ですごしてしまいますか。

6．ネットのために，大切な人間関係，仕事，勉強や出世の機会を失いそうになったことがありますか。

7．ネットへの熱中のしすぎを隠すために，家族，治療者や他の人たちに対して，嘘をついたことがありますか。

8．問題からのがれるため，または，嫌な気分から解放される方法としてネットを使いますか。嫌な気分とは，たとえば，無気力，罪悪感，不安，落ち込みなどです。

＊合計5点以上でネット依存が疑われる。

ある。ネットに膨大な時間を使い，極度の運動不足，食事等の不摂生，精神状態の悪化，家族間対立，過度な課金，学業への悪影響など生活に支障をきたし，社会的に後退するような例が多数報告されている。

　これまで世界的な診断基準がなく（DSM-5やICD-11では診断カテゴリーとして採用されていない），診断質問票（Diagnostic Questionnaire; DQ）（Young, 2009）や，Internet Addiction Test（IAT）（Young, 1998）などの自記式スクリーニングテストによる調査が報告されている（表2）。共通した主な要素は，過剰使用（しばしば時間の感覚を忘れる，基本的な活動を無視する），離脱（ネットが使用できないときの怒り，緊張状態や抑うつ状態），耐性（よりよい設備，ソフトや多くの時間を必要とする），悪影響（口論，嘘，成績や業績悪化，社会的孤立や疲労）である。予後については，自然寛解の報告もあるが，どのような背景や特性を持つ人が長期化しやすいのか等，まだ不明な点が多い。

2．疫　　学

　物質使用症〈物質使用障害〉と比較して，ネット依存は膨大な時間を使い，中学～大学生（特に未成年者）に多い傾向にある。性差については明らかでない。ヨーロッパ7カ国の中学3年生と高校1年生13,284名を対象とした調査では，IAT 70点以上のネット依存疑い者は0.8～1.7％に該当したと報告されている

（Tsisika, 2014）。また，アジア6カ国の12〜18歳，5,366名を対象とした調査では，日本3.1％，中国3.3％，香港3.0％，韓国1.2％，マレーシア2.4％，フィリピン4.9％と報告されている（Mak, 2014）。

3．治　　療

　生活の乱れや不登校など社会的な後退が顕著な場合や，精神疾患・神経発達障害等の合併が疑われる場合には，医療機関が関わることが望ましい。医療機関における治療では，集団認知行動療法や，薬物療法，ネット専門デイケア，家族会，治療的介入を目的とした治療キャンプが試みられている。ネット専門デイケアは，ネットから離れる時間をつくり，生活習慣を改善し，ネット以外の活動を楽しみ，他者との現実交流を持つことで，ネット依存から脱却することを目的としている。治療キャンプは，集団認知行動療法，個人カウンセリング，講義，家族教育等の治療的介入と，トレッキング，ハイキング等のアクティビティを組み合わせて行われている。自然の中での集団行動を通じて，自らのネット使用を振り返り，バランスのよい規則正しい生活を送ることが期待されている。また，教育機関の中には，スクリーニング調査や啓発教育等の取り組みを行っているところもある（中山，2016）。

4．ゲーム行動症〈ゲーム障害〉（gaming disorder）

　ネット依存は，医学的に正式な診断名ではない。DSM-5 では，今後の研究のための病態の項目にゲーム障害が追加されたが，SNS や動画などのほかのオンラインコンテンツについては，研究報告がまだ少ないとして診断項目に含まれてなかった。しかし，2019年，WHO が改訂した国際疾病分類（ICD-11）において，ゲーム行動症が精神疾患の診断基準に含まれたところであり，今後のさらなる研究の進展が期待されている。

◆学習チェック表
☐　依存性のある物質について理解をした。
☐　アルコール依存の症状について理解をした。
☐　依存症の治療について理解をした。

より深めるための推薦図書
　松本俊彦編（2016）臨床心理学増刊第8号　やさしいみんなのアディクション．金剛出版．

「精神科治療学」編集委員会（2013）物質使用障害とアディクション臨床ハンドブック．精神科治療学（増刊号），28.

樋口進（2017）スマホゲーム依存症．内外出版社．

文献

American Psychiatric Association（2013）*Diagnostic and Statistical Manual of Mental Disorders, the 5th Edition: DSM-5.* Washington, DC: American Psychiatric Publishing.（日本精神神経学会監修，高橋三郎・大野裕・染矢俊幸ほか訳（2014）DSM-5：精神疾患の診断・統計マニュアル．医学書院, pp.473-582.）

飴野清ほか（1997）アルコールの腸管よりの吸収．日本臨床，**712**; 11-15.

Benjamin, J. S., Virginia, A. S.. & Pedro, R. (2015) *Kaplan & Sadock's Synopsis of Psychiatry: Behavioral Science / Clinical Psychiatry, 11th Edition.* Wolters Kluwer Health.（井上令一監修，西宮滋子・田宮聡監訳（2016）カプラン臨床精神医学テキスト：DSM-5 診断基準の臨床への展開　第3版．メディカル・サイエンス・インターナショナル, pp.691-779.）

国税庁（2018）酒レポート．

小沼杏坪（2013）家族に対する新しい介入方法 . 精神科治療学，**28**; 197-204.

厚生労働省（2012）国民の健康の増進の総合的な推進を図るための基本的な方針．

Mak, K. K., Lai, C. M., Watanabe, H., et al. (2014) Epidemiology of internet behaviors and addiction amongadolescents in six Asian countries. *Cyberpsychology, Behavior, and Social Networking,* **17**; 720-728.

松本俊彦ほか（2011）薬物・アルコール依存症からの回復支援ワークブック．金剛出版．

中山秀紀ほか（2016）インターネット使用障害とは．臨床精神医学，**45(12)**; 1507-1512.

大熊輝雄（2008）現代臨床精神医学．金原出版．

尾崎米厚（2014）わが国の成人の飲酒行動に関する全国調査．厚生労働科学研究平成25年度分担研究報告書．

高須俊明（1997）アルコールに関する歴史的事項．日本臨床，**712**; 5-6.

Tsitsika, A., Janikian, M., Schoenmarkers, T. M., et al. (2014) Internet addictive behavior in adolescence: a cross-sectional study in seven European countries. *Cyberpsychology, Behavior, and Social Networking,* 17; 528-535.

横山顕（2007）飲酒と発癌．医学のあゆみ，**222**; 643-647.

吉田精次（2013）家族に対する新しい介入方法．精神科治療学，**28**; 73-76.

Young, K. S. (2009) Internet addiction the emergence of a new clinical disorder. *Cyberpsychology, Behavior, and Social Networking,* 1; 237-244.

Young, K. S. (1998) *Caught in the Net: How to Recognize the Sign of Internet Addiction and a Winning Strategy for Recovery,* New York; John Willey & sons.

杠岳文（2012）アルコール医療の新たな展開．治療，**94**; 488-493.

和田清（2013）物質の乱用・依存・中毒とその疾病性について．精神科治療学，**28**; 16-21.

第7章

パーソナリティ症〈パーソナリティ障害〉

藤山直樹

🔗 Keywords　パーソナリティ，自我親和的，カテゴリカル・モデル，ディメンショナル・モデル，境界性パーソナリティ障害，自己愛性パーソナリティ障害，反社会的パーソナリティ障害，演技性パーソナリティ障害

　新しい環境に入ると積極的にまわりの人に関わってどんどん知人を増やしていく人もいる。一方，人と関わらず周りの様子をうかがう人もいる。対人関係におけるそのような行動のしかたは人によって違う。誰かから人前でほめられたとき，素直にうれしくなる人もいるだろうし，皮肉を言われていると感じて不快になる人もいるだろう。つまり，外界の対人的なできごとに対する認知も人によって違う。誰かからの理屈に合わない要求に直面して強い怒りの感情を体験する人もいれば，それほど気持ちが動かず淡々としている人もいる。このように感情の動きも人によって違う。何かが欲しくなってもとりあえず我慢する人もいれば，いきなり借金をして大金を出して買う人もいる。つまり，衝動のコントロールのありかたも人によって違う。

　パーソナリティは絶えず変化する周囲の環境，とりわけ対人的な環境に対して，その人独自のやりかたで体験し，対処し，適応するパターン，特性である。それには対人行動，認知，感情，衝動コントロールといった側面がある。それぞれの人がその人のユニークなパーソナリティをもっていることは言うまでもない。

　このパーソナリティ，独自のその人らしさそのものがその人の人生の困難や苦しみの原因になっていることもある。そのときそれはパーソナリティ症〈パーソナリティ障害〉（Personality Disorders）と呼ばれる。

■ I　臨床のなかでのパーソナリティ症

　患者が自分から「自分にはパーソナリティ障害があるのでなんとかしてください」「自分のこういう傾向に困っているので変わりたいです」などと訴えて精神科を受診することは少ない。パーソナリティは成人になってからほぼ固定している

ので，パーソナリティ症は不適応の反復的持続的な原因になりうる。だが，本人はそうした反復的持続的な傾向自体にはあまり関心を払っていない。それは本人にとってあまりにあたりまえのことであり，自分の一部なので，そこに内省の光は及びにくい。すなわち，パーソナリティ症は自我親和的なのである。

　患者はパーソナリティ症自体を問題にして受診することはないが，それによる不適応の結果として，たとえば不眠や不安や抑うつが生じると，そうした症状を訴えて医療の現場に登場することになる。まずそのような症状について援助しているうちに，患者の不適応的な対人関係のパターンが徐々に明らかになって，患者にパーソナリティ症があることが認識されることが多い。

　日本の精神科医がパーソナリティ症の診断を患者につけることはそれほど多くはないが，パーソナリティ症は一般人口の 10 〜 20%に見出されるきわめてありふれた事態であり，精神科の患者のおよそ 25%〜 50%にパーソナリティ症が存在すると言われている。それは他の精神医学的障害としばしば合併する。たとえば，物質乱用や嗜癖，気分障害，摂食障害，不安障害といったものの素因となる。また，パーソナリティ症をもつ人は身体疾患にかかる率や死亡率も相対的に高い。

　パーソナリティ症を合併した不安障害，強迫障害，気分障害，物質使用障害の患者はそれが合併していない患者に比べて，自分の問題の存在を否定したり，治療を拒否したりすることが多い。彼らは自分の不適応のありかたに対してあまり違和感や不安を覚えていない。また，彼らは自らの不安や葛藤を自分の内側で処理して自分自身が変わることによって解決するというより，社会や他人の行動を変えることによって解消しようとする。その動きは他人との対人関係上のトラブルを引き起こしやすいし，そうした対人的な手段による適応的努力がうまくいかないと，彼らは症状を発生させたり，自殺などの自己破壊行動や他者へのさまざま厄介な行動に向かいやすい。したがって，診察の場は，本人が問題と取り組む場というよりも，患者の日常の対人関係を持ち込む場となり，臨床家はその問題への対応に追われると言ったことになりがちである。

　さらに，医療もひとつの対人関係の場であるから，主治医や関与する医療スタッフとのあいだに患者独特の不適応なパターンが持ち込まれることも頻繁に起きる。過度に依存する，価値を認めず馬鹿にする，猜疑的になって拒否する，性愛的感情を容易に抱く，といったことが医療側に向けられると，患者は医療側にとって扱いがたい存在になる。医療側がその扱いがたさを持ちこたえられないと，えてして治療の中断や患者の問題行動の助長につながりうる。

　このようにして，パーソナリティ症は多くの精神疾患の治療において，それを

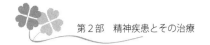

合併している患者がきわめて多いことから，治療を円滑に進める上で多大な困難の原因になりうる。

■ II　診断と分類

　パーソナリティ症の分類は，パーソナリティというものをどう分類して捉えるか，という問題である。経験的な類型を基礎として分類するモデルはカテゴリカル・モデルと呼ばれ，それにもとづいた診断がいままでの臨床分類では用いられてきた。一方，パーソナリティを構成するさまざまな特性を抜き出してそれがどの程度存在しているのかを見ることによって分類するのが，ディメンショナル・モデルと呼ばれ，それにもとづく診断のほうが臨床的有用度が高いという見解がしだいに有力になりつつある。このモデルが ICD-11 の診断に取り入れられている。

　現在使われている DSM 診断はカテゴリカル・モデルに基づいており，患者の記述的特徴を面接によって引き出し診断する。DSM-5 では以下にあげられる 10 種のパーソナリティ症の類型が区別されている。それらは 3 つの群（cluster）に分けられている。それぞれの類型について概説する。

A群：奇妙で風変わりな群

猜疑性パーソナリティ障害（paranoid personality disorder）

　他者への疑念や不信から，危害が加えられることや裏切りを恐れることを中心的な臨床像としている。

　妄想症〈妄想性障害〉，古典的にはパラノイアと呼ばれる患者たちと混同されることが多いことには注意が必要である。妄想症は特定の妄想を長期間持続しているものである。それに対し，猜疑性パーソナリティ障害は，社会生活のさまざまな局面で絶えず被害的な意味付けや疑惑や不信を感じやすく，対人関係が日常的に障害されているような患者たちである。たとえば友人や同僚への不信感，属する組織で排除もしくは陥れられているという感覚をもちやすいこと，配偶者や恋人への根拠のない嫉妬の頻発といったことが，つねに生活の中で重要な問題となっている。

　有病率はおそらく一般人口の 2 〜 4 ％程度である。妄想型統合失調症と遺伝的親和性があると考えられ，それを後に発症することも珍しくない。

シゾイド・パーソナリティ障害（schizoid personality disorder）

非社交的，孤立的で他者への関心が薄く見えることが中心的な特徴である。

　親密な関係を求めず，親密な友人がいない。他者からの評価に無関心であり，静かに内向的で孤立的な人生を送っている人たちである。多くは臨床的援助を求めることなく淡々とした人生を送っており，奇妙さはあまり目立たず，対人的トラブルも極めて少ない。対人関係が乏しい職業を選んで，長く適応的に生活していることが多い。臨床現場に現れるのは，周囲の環境の変化によって受動的に新しい対人関係の中に入り，不安，抑うつ，不眠などを呈した場合であることが多い。

　一般人口の５％に及ぶ可能性があり，男女比は２対１程度であると考えられる。自閉症スペクトラム障害，特に高機能のものが成人になってこのように診断されることもよくあり，その２つの病態としての関係が議論になっている。

統合失調型パーソナリティ障害（schizo-typal personality disorder）

　思考が曖昧で過度に抽象的もしくは奇妙であり，感情が狭く不適切で，対人関係が困難であることが主な特徴である。

　思考と意思疎通が障害されているが，それは統合失調症の場合のようなあからさまなものではなく，風変わりで独特の奇妙さを帯びており，そのコミュニケーションは自分だけに意味が分かるようなもので，解釈を相手に要求するような性質をもっている。迷信的であったり，千里眼的な能力を持っていると主張したり，思考や洞察力が特別に優れていると思っていたりする。対人関係ではしばしば猜疑的で過敏な傾向があり，他人とのつきあいは乏しく，ときおり場違いな行動をとって奇異な印象を与えることある。強い負荷にさらされると一過性の精神病症状を呈することもある。

　一般人口の３％に見られ，男性のほうがわずかに多いと考えらえる。統合失調症の病前性格と考えられることも多い。

B群：感情的で気分が動きやすい群

境界性パーソナリティ障害（borderline personality disorder）

　感情，対人関係の不安定で，自己破壊傾向があり，衝動コントロールが悪いことが主な特徴である。

　きわめて移ろいやすい感情状態を持ち，他者への感情も理想化から軽蔑へと一気に転変する。これは医療との関係においても繰り返され，絶えず治療中断の瀬戸際にある。自分についても自己イメージが持続的に不安定である。つねに空虚感を感じており，それを埋めるために他者との関係をつねに求めている。一人で

いることに耐えらず，他者からの関心やケアを求めて反復的に自己破壊行動をすることが特徴である。摂食，性行動，薬物やアルコールの摂取といった自己破壊性を帯びた衝動をコントロールできない。

　人口の1～2％にみられ，女性が男性の2倍ほど多い。診断を受けて10年以内に5～10％が自殺する。パーソナリティ症の中でも臨床的に最も問題になりやすくうつ病，アルコール関連障害，物質乱用との合併も多く，さらにそうした障害と遺伝的に近縁である。

自己愛性パーソナリティ障害（narcissistic personality disorder）

　尊大で注目と賞賛を周囲に要求し，深い情緒交流が困難な一群。

　基本には自分は特別な存在であるという誇大的な思い込みがあり，それを基礎に特別な待遇と賛美を他者に要求する。さらに，他者からの批判には無関心であり，ときにはそれに激しい怒りを向ける。対人関係で他者を利己的に利用しがちであり，他者の苦痛に感情移入することが難しく，自分の利益のために偽りの同情を表現する。現実には自己評価は脆弱であり，抑うつに陥りやすい。

　人口の1～5％に存在する。老化による能力の減退に耐えきれず抑うつ的になることも多い。

反社会的パーソナリティ障害（antisocial personality disorder）

　社会規範に従う能力の欠如を主な特徴としている障害である。

　一見人当たりがよく，正常で魅力的にさえ見えることもあるが，他者の苦痛を無視し，搾取的で思慮に欠け，ときに暴力的である。いわゆる詐欺師によって代表されるようなパーソナリティであり，人を巧みに操り，だます。虚言，ずる休み，家出，盗み，喧嘩，物質乱用，不法行為といった逸脱を子どもの頃からくりかえしていることがほとんどである。自らの行動に対して真の自責の念を感じることがなく，抑うつ的な感情を体験しにくい。

　素行症〈素行障害〉から発展することが多く，15歳以前に発症する。男性の3％，女性の1％程度に見られ，刑務所収容者では75％に及ぶとされる。

演技性パーソナリティ障害（histrionic personality disorder）

　他者の注目をひき，派手な外見や行動を示し，刺激を求め続ける障害。

　絶えず他者の注目の的になろうとし，感情表現を誇張する。話しぶりは一見印象的だが，内実がないという印象を与える。しばしば不適切な性的に誘惑的な，

あるいは挑発的な行動がみられる。しかし多くの場合，深い性的満足を得ることができない。対人関係は浅薄な印象があり，長期にわたる深い愛情関係の維持に大きな困難がある。被暗示性が強く，だまされやすい。境界性パーソナリティ障害と合併していることが多い。

　人口の1〜3％に存在し，男性より女性に多い。身体症状障害やアルコール関連障害と関連しやすい。

C群：不安で内向的な群

依存性パーソナリティ障害（dependent personality didorder）

　他者への過度に依存が特徴であり，自己決定ができず，助言や指示を求める障害である。

　自分が信頼する他者に対して過度に従順で依存的である。他者からの勇気づけや忠告なしでは何かを決断することが難しい。リーダーシップや責任をできるだけ回避し，新しいことを試すことに過度に慎重で臆病である。絶えず信頼できる人物を探し，そのそばにいようとする。そうした状況では安定を保てているようにみえても，そうした人物が失われたような状況では抑うつを生じることがある。

　女性に多い障害である。一般人口に1％ほど存在すると思われる。

強迫性パーソナリティ障害（compulsive personality disorder）

　秩序に固執し，融通性に欠け，完全主義的で細部にこだわる障害である。

　対人関係の統制と秩序にとらわれ，完璧主義で情緒の柔らかい表出に欠けている。活動の目標や重要点を見失う程度にまで規則や秩序にこだわる。ユーモアの感覚が欠如しており，他者を許したり，他者と妥協したりすることが難しい。決定に対して完全を期するあまり優柔不断であり，他者からの意見には頑固に抵抗しやすい。他者をうんざりさせて，共同作業を困難にすることが多い。

　一般人口の2〜8％存在し，女性より男性が多く，長男や長女に多い。

回避性パーソナリティ障害（avoidant personality disorder）

　不安な状況を回避する障害である。

　他者からの批判や拒絶に対する過敏性が大きいため，人生の重要な対人関係からひきこもり，その結果職業的な活動から遠ざかる。情動は比較的安定しており，実は他者の温かい気持ちや他者とのあいだの安心感を求めているが，相手が好意をいだいていると確信できない限り，新しい人間関係にはいることが難しい。このため

> **ポイント②パーソナリティ症〈障害〉群および関連特性**
>
> 　ICD-11 が ICD-10 あるいは DSM-5 と大きく異なるのが，パーソナリティ症〈障害〉の分類である。ICD-10 では 8 個の亜型を，DSM-5 は DSM-IV を踏襲して主な 10 亜型を記述して分類していた。
> 　ICD-11 では，まずパーソナリティ症を重症度で，パーソナリティ症重度，パーソナリティ症中等度，パーソナリティ症軽度に分類する。その上で，顕著なパーソナリティ特性（パターン）をコードする。それには，①否定的感情（negative affectivity），②隔離（detachment），③非社会性（dissociality），④脱抑制（disinhibition），⑤制縛性（anankastia）の 5 つに分類されている。ボーダーライン・パターンの特性は，これらと分類とは別にコードが用意されている。

　求めている親密な対人関係は手に入りがたくなる。社交不安障害との関連が強い。一般人口の 2 ～ 3 ％にみられるが，男女差については確かではない。

III　病因論

1. 生物学的要因

　ほとんどのパーソナリティ症に生物学的要因の関与が考えられている。多くの障害で遺伝的素因が存在することが双生児研究などで明らかになってきた。そうした素因は生物学的特性にも現れる。たとえば反社会性パーソナリティ障害，境界性パーソナリティ障害においてはセロトニン系の機能低下と衝動性の関連が示されているし，虐待を受けてきた境界性パーソナリティ障害患者の画像学的研究では海馬と脳下垂体が小さいという所見が見られてもいる。

2. 心理社会的要因

　そうした生物学的基盤とならんで，養育環境や心的外傷や発達過程といった心理的な要因も確実にパーソナリティ症の発言に寄与している。とくに反社会的パーソナリティ障害，境界性パーソナリティ障害においては劣悪な養育環境や多重の外傷の存在との関係が多く指摘されている。

IV　予　後

　パーソナリティ症の長期の縦断研究は 80 年代から主に境界性パーソナリティ

障害を中心になされてきた。もともとパーソナリティ症の概念は，他の精神疾患が「病気」であるのに対し，もともとの永続的な個人のあり方の問題として捉えられてきたが，長期の縦断研究は，パーソナリティ症がかつて考えられていたよりはるかに可変性があり，診断基準を満たさない程度までの改善がきわめてありふれた事態であることを明らかにしている。一方，たとえば境界性パーソナリティ障害で10年以内に5〜10％が自殺や事故で死亡するという知見もある。またいったん改善しても多くの患者で再発することも示されてきた。

　一概にいえば多くのパーソナリティ症は年齢による自然軽快傾向がある。このことは，パーソナリティ症がもっとも重度な時期に決定的な自己破壊行動を防止すれば，その後患者の人生がよい方に向かっていく可能性があることを示唆しており，治療の方針決定に影響する事実である。

■ V　治　　　療

1．治療の原則

　すでに述べたように，パーソナリティ症患者は臨床現場にパーソナリティ症患者として登場することはきわめて少ない。もっとも重要なことは，彼らが訴える症状や主観的苦しみだけに目を奪われず，対人関係上の特徴的ありかたに目を向けることである。

　さらにその特徴が治療関係のなかに現れることを見逃さないことも重要である。このことがパーソナリティ症の存在を疑う最初のきっかけになることもよくある。そうした気づきに加えて，患者の生活史を精査し，周囲からの聞き取りをすることによって，特定の不適応的対人パターンの反復性と持続性を明らかにする必要がある。このような手続きを踏むことで，ときには患者の最も重要な臨床的問題がパーソナリティ症であるとはっきりすることもある。その場合，パーソナリティ症に対する対処をその患者の援助のなかでどのように位置づけるのかを考えなければならない。

　患者が主訴として，自分の対人関係上の全体的問題ではなく，自覚症状やごく部分的な対人困難を訴えている場合，患者のパーソナリティ症自体をすぐに治療の標的にすることは，患者にとって侵入と体験され，治療関係の破綻を招くであろう。当面，より限局的な問題に焦点づけて介入することにとどめながら，患者の治療の動機づけがより内面的な方向に向かうことをじっくり待つ必要があると言えるだろう。

２．心理的マネジメント・支持的療法

　パーソナリティ症をもつ患者は，治療中に自殺，自己破壊行動，暴力といったことが起こりやすい。Ｂ群の患者ではそうした問題から臨床的かかわりが始めることが多い。他の問題で治療をしていても，そのような問題行動が突出すると治療の維持が脅かされる危険が絶えずつきまとう。

　ひとつには，そうした危険は単に医療の枠組みにとどまらず，地域での問題を引き起こすため，地域援助を含めた対人的なマネジメントがきわめて重要になる。この場合，多職種が連携して患者の危険な行動に対処していくことが必要になるのだが，この面で日本の治療体制はきわめて貧弱であり，他の先進国に大きく後れをとっている。

　精神科臨床のなかでは，患者のパーソナリティ病理を積極的に変化させなくても，動揺しやすい治療関係に適切に介入しながら維持される支持的心理療法（心理的マネジメント）が供給されるなら，危機を回避することに寄与し，予後の項で述べたように患者の自然軽快を期待することが可能になる。こうしたマネジメントにおいては，治療者は柔軟であるが確固とした治療の枠組みを提供することが前提になる。絶えず治療関係は不安定になりやすい可能性があるが，患者の治療や治療者に対する不信や疑惑や不満を治療者側から積極的に話題にしてゆくことが必要である。自己破壊や治療中断の可能性を感じたら，治療者側から積極的に話題にしていき，有効な対処策を患者と話し合う必要がある。

　心理療法も薬物療法も心理的マネジメントがうまくいって，治療関係と治療についての動機づけがある程度安定しないと，開始するのは難しい。

３．心理療法

　治療関係がある程度安定し，患者が自らのパーソナリティに問題を感じてそれを変化させようとする動機づけを持ち始めると，心理療法を供給する可能性が生まれる。

　パーソナリティ症の病理を変化しうる心理療法は確実に存在する。精神分析的心理療法，認知行動療法，家族療法といったものは適応を選べばよい効果を発揮しうることが知られている。また境界性パーソナリティ障害については，近年，弁証法的行動療法，メンタライゼーション療法，スキーマ療法，転移に焦点づけた精神分析的療法など，効果が実証された心理療法が増えてきている。しかし，こうした心理療法の訓練された専門家のリソースは日本においてはきわめて貧弱

であり，現実に治療的戦略を立てる場合にこのような心理療法が選択肢に入ることは稀であるのが現状であると言わざるをえない。

4．薬物療法

　薬物療法は病理自体に顕著に効力を発揮することはないが，派生的に生じるさまざまな症状を和らげることが多い。それは患者のマネジメントを容易にするので，臨床実践の上では無視できない力をもっている。しかし，気を付けなければいけないことは，医師が薬物治療を頼りにして対人関係によるマネジメントをおろそかにしている，という印象を患者がもつことを避けることである。医師が患者と適切に話し合うことを避けたり，面倒に感じたりするから薬を与えてごまかしているのだ，という空想は多くの患者が抱きやすい。また，薬物が問題の全体を解決するのではなく，標的となる症状の改善に用いられている，ということを，患者が理解していないと，薬物の理想化やその反動の激しい幻滅がおこり，治療関係にとって致命的なことにもなりうる。また薬物乱用や薬物依存の可能性にも絶えず注意する必要がある。不必要な大量処方は患者の見捨てられる感じを増強し，その薬物を使った自己破壊的行動に駆り立てる可能性があることに気を配らなければならない。

　しばしば用いられるのは，A群の患者の猜疑傾向や奇妙さを標的とした抗精神病薬，B群の患者の抑うつや気分の動揺を標的としたSSRIや気分安定薬，C群の患者の不安や抑うつ傾向に対するSSRIである。また近年では非定型抗精神病薬の有効性についての報告もなされている。

◆学習チェック表
□　パーソナリティ症の概念を理解した。
□　パーソナリティ症の診断と類型について理解した。
□　パーソナリティ症の臨床現場への現われ方について理解した。
□　パーソナリティ症の治療の基本を理解した。

より深めるための推薦図書
　Gabbard, G. O. (2014) Psychodynamic Psychiatry in Clinical Practice. Amer Psychiatric Pub Inc.（奥寺崇・権成鉉・白波瀬丈一郎・池田暁史監訳（2019）精神力動的精神医学［第5版］―その臨床実践．岩崎学術出版社．）
　松木邦裕・福井敏（2019）新訂増補 パーソナリティ障害の精神分析的アプローチ―病理の理解と分析的対応の実際．金剛出版．

第8章

摂食症群〈摂食障害〉

鈴木智美

🔑 *Keywords*　摂食症〈摂食障害〉，抑うつ不安，万能感，アンビバレント，完璧主義，健康な自己，病的自己，自己愛性

■ I　はじめに

　摂食症群〈摂食障害〉は，肥ることへの恐怖のために，極端な摂食制限（拒食），過食，自己誘発性嘔吐，過活動といった異常な行動を示す疾患である。そこには身体イメージの歪みと痩せへの執着がある。

　歴史的には，モートン Morton, R.（1689）が論文に発表したのが嚆矢であり，1874 年にガル Gull, W. W. によって「Anorexia Nervosa」と題した症例報告がなされて，この疾患名が汎用されるようになった。本疾患の原因としては，遺伝的側面や神経伝達物質の関与が支持されてもいるが，心理社会的な側面が重要である。表面的には食物を介した身体的な行動の病ではあっても，根底には精神的な問題が存在している。思春期女子に多い（90％）疾患であるが，最近では男子の罹患が増えつつある印象がある。

　本章では，食行動症または摂食症（以下，「摂食症」）の診断とともに，身体的病態，心理的病理について説明し，さまざまな治療技法の概要と，治療的態度について述べる。

■ II　診　　　断

　精神科領域では，DSM や ICD の診断基準に則って診断がなされるが，本疾患の診断において大事な点を以下に示す。

1．食行動の異常

痩せを理想化しているために，極端な食事制限を行う。全く食べないこともあ

れば，特定の食物（肉・米・油ものなど）を摂取せず，決まった食物（豆腐・納豆・野菜など）しか摂らないといったこともある。また，反動で過食行動を示すが，冷蔵庫の中のものを調味料まで漁って食べることもあれば，自らが制限しているもの（甘い菓子やスナック菓子など）をこのときばかりにと詰め込むように摂取することもある。それは，バイキングで人の十倍もお替わりするために入店を断られるといったことも生じるほどである。

　しかし，食べることでお腹が膨れることは恐怖となるために，下剤を大量（100錠単位）に服用したり，自己誘発性嘔吐を行ったりして，食べたことをなしにしてしまおうとする。自己誘発性嘔吐は，喉に指を入れて吐くことが多いが，噴門括約筋が弛緩してくれば，上腹部を押さえるだけで吐けるようになるし，最近ではチューブを入れて吐く人も出てきた。SNSなどで情報を仕入れて，あらゆる手段で摂取したものを排出しようと試みるのである。

　また，食物を口に入れて噛み，飲み込まずに吐き出すチューイング行動，大量の食物を自室にため込む行為をする。みずからは食べもしないのに大量の料理をして，母親に食べさせるといった行為もある。

2．痩せ願望・肥満恐怖

　痩せへの異常なまでの希求——痩せを理想化し，完璧な自己像を保持しようとする——があるが，背景には肥満恐怖が存在しており，肥満であることは怠惰な自分になることとの思いがある。ボディイメージは障害されており，客観的には痩せていても，本人は痩せているとは認知しない。例えば，BMI（ボディマス指数：体重／身長^2）が10を切っていても皮膚をつまんで肥っていると主張するし，お腹の上から腸が触れることを肥っていると認識する。骸骨のようになった外見を他者から指摘されることをほくそ笑む。病識を持てないのである。

3．性格傾向

　もともと優等生で，完璧主義的なところがあり，その完璧さが破綻して発症することが多い。強迫的にすべてをコントロールしておこうとする。それは食物やみずからの体形に限らず，人との関係においても思い通りの対応を求めようとする。0か100か，黒か白かといった二分法思考をし，ほんのわずかでも思い通りでない状態になると，すべてを放棄することになる。それゆえ，拒食状態が維持できず過食になれば，自己嫌悪に陥ってひきこもり，空虚さにさいなまれる。対人関係においても思い通りのコミュニケーションが成立しないと，相手から嫌わ

れているとの思いで接触を断つことになる。よい成績が維持できなければ，まったく努力を放棄して不登校となるといった具合である。

完璧主義は潔癖性をもたらす。特に思春期における性衝動のゆえに，自分の存在を汚いものと感じ，純粋な自分を保つべく潔癖であろうとする。それは，実際の洗浄強迫や強迫的な掃除といった行動に顕れる。痩せることで身体を子どもの状態にして純粋無垢であろうとし，性衝動がなくなるようもくろむのである。

完璧主義の根底には，自尊心の低さがあるだろう。頑固でひとつのことに固執する傾向，吝嗇も指摘されている。

こうした性格傾向は，飢餓状態によってさらに強化される。

4．問題行動

みずからを罰するため，あるいは辛い気持ちを和らげるための自傷行為が見られる。手首自傷，大腿部や腹部をカッターナイフで切る行為，爪で引っ掻く，ハサミやペン先で手背を刺す行為，壁に頭を打ちつけることもある。ピアスを複数個所にたくさんつけることも自傷行為のひとつである。

万引きは，摂食症の約6割が経験しているという報告がある。特に過食嘔吐を来しているときには，常習的に万引きをしていることが多いようである。どうせ吐いてしまうのだから買うのはもったいないという考えや，盗ることでのスリルや満足感から万引きを繰り返す。

過食嘔吐によってもたらされる虚しさを埋めるために，アルコールや睡眠薬に依存することもある。また，虚しさを埋める行動として，刹那的な性関係を求めるあり方も生じる。しかし，問題行動が主となる場合は，摂食症が病態の主軸として存在するというよりは，パーソナリティ症〈パーソナリティ障害〉が基本にあり，摂食症という病態が付随していると考えるほうが妥当であろう。

ポイント③食行動症または摂食症群
　神経性やせ症，神経性過食症，むちゃ食い症などの摂食障害と，回避・制限性食物摂取症〈障害〉，異食症，反芻・吐き戻し症などの哺育の障害が同じ大分類（食行動症または摂食症群）内で扱われるようになった。

III　身体的病態

1．痩せによる異常

　るい痩（BMI が 14kg/m^2 以下，標準体重の 65％以下，あるいは身長にかかわらず 30 kg 以下；『摂食障害治療ガイドライン』），低血糖発作，低血圧（収縮期80 mmHg 以下），徐脈（50/ 分以下），低体温，下肢の浮腫がある。皮膚の乾燥とともに背中の産毛が見られる。カロチン血症が生じることから手掌や足底が黄色くなる。脱毛，無月経，慢性便秘を認める。循環不全のために凍傷や皮膚色素の変化が生じることもある。

　検査上は，尿のケトン体が陽性となり，貧血，白血球減少，血小板減少，肝酵素の上昇，高コレステロール血症，低たんぱく血症を来す。しかし，脱水のためにこれらの検査結果が目立たないこともある。CPK は過活動や脱水，横紋筋融解により上昇する。

　心電図上では，徐脈や低電位があり，不整脈や QT 延長，T 波異常がある。心エコーでは，心嚢液貯留や僧帽弁逸脱症が見られることがある。

　骨密度は低下し，頭部 CT では脳委縮をしばしば認める。

2．過食嘔吐による異常

　自己誘発性嘔吐のために手背や指の付け根に吐きだこがあり，齲歯（総入れ歯状態のことも多い），顎の腫れ（唾液腺が腫脹）や圧痛がある。逆流性食道炎が生じたり，嘔吐によって胸腔内圧が亢進するために気胸や気縦隔，皮下気腫を生じたりすることもある。

　検査上は，アミラーゼの上昇，低カリウム血症，低クロール血症，代謝性アルカローシスが生じる。そのため，筋の脱力感や下肢のこむらがえりが起こり，致死性の不整脈を呈する。

IV　心理的病理

1．発症前

　この病理を持つ患者は，乳幼児期からの体験の積み重ねによって，主観的には，両親との情緒的交流がなされず，自己を抱えてもらえなかったと感じている。そのため，自己を肯定的に捉えることができない。それは，対象からの愛情を，完

壁に理想的なものでなければまったくないものとみることによる。愛情を感じ取れないままのために，自分にはよいものは何もなく，空っぽで孤独であると感じてしまうことになる。

　神経性やせ症〈摂食症〉は思春期に発症することが多いが，この時期には，性衝動の高まりや母親との必然的な分離が始まる。疾風怒涛の時期と言われ，内的にも外的にも葛藤に満ちているものである。そのため，情緒的な危機がもたらされ，乳幼児期に起源をもつ抑うつ不安（授乳といういいものを与えてくれる愛する対象と，望んだ時に望むようにはいいものを与えてくれない憎む対象とが，実は同一であると気づくときに生じる抑うつ状態）が賦活される。心の自立を試みるとき，幼児期の安心感のなさという問題が再び活性化するのである。自信のなさや心細さ，虚しさ，自分が壊れてしまう不安，絶望感といった思いを素直に出すことができず，葛藤として悩むこともできずに，その拠り所を食べ物や自身の身体に求めようとする。

　しかも，安心感のなさゆえに，他者からの評価を絶対的指標として周囲に合わせる生き方を選択してきているため，アイデンティティを形成することが困難になる。彼／彼女が，自分がカメレオンのようだとか，仮面を被っているとか，嘘の自分を生きているとか，人をだましているとかと話すのは，そのアイデンティティのなさを示している。アイデンティティが不安定なことから，母親との幼児的な依存関係に即座に戻ろうとの動きが生じる。しかし，主観的には依存を体験できずに成長しているため，それは“安心”には結びつかない。このときに，なんらかの不安状況――両親の不和，友人関係のうまくいかなさ，試験の失敗，将来への不安など――が生じると，目に見える確固たるものとしての自分の身体を禁欲的にコントロールし，優れた存在になるとの信念を抱くことで，心の安定を得ようとする動きが生じる。それは，即座に苦痛な情緒を排泄する方法である。しかし，そうしたあり方は対象との心理的距離を生むことになる。

　「この子だけは大丈夫，手のかからない子」と言われて育ってきているが，彼／彼女は，こころの中に生じている寂しさや自信のなさをうまく表せず，もし表したとしても受け取ってもらえる自信がなく，見捨てられてしまう恐怖があるために，自分ひとりで頑張ってとりつくろってきたにすぎない。そして，自信のなさゆえに，周囲に羨望を抱き，孤立をさらに深める結果となる。そこで，さらに身体をコントロールする行動に拍車がかかる，といった悪循環をもたらす。

　摂食症は，不安やこころ細さの中で生きてきたのが行き詰ったことを示すサインとしての病気であり，初めての自己主張ともいえるだろう。

2．食べることの意味

　食べることの心理的意味として，1つは社会文化的基盤がある。2つ目には，本能満足。3番目として，人間関係の基礎をつくる意味がある。食べることは，赤ん坊と母親との間に始まるもので，離乳期の前期（1歳くらい）でその人のパーソナリティは出来上がると言われている。食べることが心の形成に影響し，次いで皆と共有されるようになっていく。4番目には，社会的な対人関係のあり方としての意味が考えられる。「ひとつ釜の飯を食べた仲」といったように，食べる，飲むという行為を通して人との関係は始まり，ひとつの連結を体験していく。

　食べ物を病理として選択する背景には，内的にこうした食べ物に関する意味が関与している可能性があるだろう。一日中痩せにまつわること，食べ物やカロリーのこと，食べる・食べないということに頭がかかりっきりになるが，それによって本来の不安・葛藤，自信のなさ，寂しさを感じなくて済み，加えて母親への愛情のアンビバレンスを示してもいる。また，社会的な対人関係の不安を投影しているとも言えよう。

3．摂食症病理の展開

　摂食症の彼／彼女は，乳児期起源の抑うつ不安が活性化されることに耐えられず，孤立し，自分が優れた存在であろうと痩せにしがみつき，「人にはできない痩せることが自分にはできる」という自分の存在意義をそこに見出していく。しかも，痩せていくと生理的に性衝動は低下していき，筋肉活動の快感ももたらされる。痩せる，食べないといったことで，母親の関心を呼び寄せ，再び依存できるというメリットもある。こうして拒食が明瞭になっていく。

　どんどん痩せていくが，何も問題ないと言って，むしろ快感をともなって，ダイエット，運動，夜遅くまでの勉強を続け，一日に何度も体重を量り，カロリー計算を瞬時にし，気分は高揚していくようになる。「羽のように軽い」「なんでもできる」との感覚がもたらされる。痩せを達成し，徹底させている自分に勝利感，万能感を抱くことができる。

　彼／彼女の行いは，決してダイエットの行き過ぎなのではない。命を削って万能的な自分に留まろうとするあり方がここにある。栄養失調が生じて死に至る場合もあるが，多くは，生理的な飢餓に耐えられず，食べたいという欲求が当然のごとく沸き起こってくる。そして，「食べたい，食べたら肥る」という心の中での戦いが始まることになる。いったん食べてしまうと，それは激しい恐怖と落胆を

体験するのだが，心の隅では，食べないというみずからの拘束から逃れたというほっとした思いもある。それは健康な自己部分なのだが，その自己に対して「食べるととんでもないことがおこるよ，肥ってしまうし，誰もあんたなんか相手にしてくれないよ，痩せていなけりゃ，お母さんはあんたを見捨てるよ，絶望しかなくなるよ」と，再び痩せへといざなう病的な自己部分もいる。この2つの内的な自己部分があるために，本人も周囲の者も，彼／彼女の言動に振り回されることになる。

　そうした結果，拒食や過活動へと戻るが，またもや過食がやってきて，という悪循環に陥っていくことになる。あるいは，過食したままで人工的に痩せを維持するように嘔吐や下剤の乱用が開始されることになる。

　嘔吐の後というのは，虚しさや惨めさに見舞われるが，肥る恐怖を克服し，痩せを維持しているのだという達成感や爽快感で，虚しさや惨めさを消してしまう。ここに倒錯性が発生し，過食嘔吐というあり方は慢性化していくことになる。

　彼／彼女の過食の衝動は，通常の「食べたい」という感覚とは異なり，突き動かされ圧倒される爆発的な欲求である。

　このまま食べ続けてどんどん肥っていくという恐怖に怯える結果となり，激しい焦燥感を抱くが，それでも食べてしまい，絶望だけがもたらされることになる。自分が無力であるという，心の中から排除していた抑うつ不安がここで戻ってくることになる。こうなってくると感情のコントロールができなくなり，かんしゃくを起こしたり興奮したりするといった事態になる。どうにかしてほしいと叫び狂うようになる。

　治るための道のりは，痩せるための行動では処理できなくなった感情――それは理想的な自己を失う悲哀，絶望感，無力感といったものだが――を他者に求めてくるところから始まる。他者に支えられながら，過食（生理的な多食だが）に伴う抑うつ的な感情に耐え，万能的なコントロールのあり方を捨て，自分の現実をあるがままに受け入れていく喪の悲哀の過程が，回復への道になる。

　しかし，摂食症が慢性化すれば，自己愛的で倒錯的な病的自己部分は増大していき，その人の心を支配して，健康部分を凌駕するようになる。そうなると病的な平衡状態が形成されて，かりそめの安堵がもたらされる。

　彼／彼女の病理構造には，以下のことがあげられる。

①自己のスプリット（健康な自己と病的自己）

　治りたい，助けてほしいと叫んでいる弱い自己部分と，このままでいるほうが

いいよ，治ってしまうと今より大変になるよという病的自己部分がいる。彼らの中にこうした2つの自己がいることを共有し，治療者もそれを意識しておくと混乱しないで済むだろう。

②病的自己の性質としての自己愛性

　ここでいう自己愛とは，極度に痩せた身体を理想化し，万能感を抱き，自己について優越感誇大感を維持するものである。それは，よい対象への依存の否認，よい対象への羨望に対しての防衛，抑うつの否認をもたらす。そして，周りの人たちを軽蔑し，卑小化し，支配するか，逆に無関心を装うあり方をする。

　倒錯性・嗜癖性（心的苦痛を身体の快感で覆うあり方）が生じる。痩せの快感や羽のように軽いとの感覚をもって病的自己を正当化するし，意図的な過食嘔吐・大量の下剤による排出の快感を味わうようになる。反社会性（虚言，万引き）も加わる。

③パーソナリティの中にある病理

　病的自己部分の万能的な保証に健康な自己部分を巻き込み，病的状態を維持しようとする。痩せている以外には自己を満足させる道はないと誘い，肥満や抑うつへの恐怖から護ると甘い言葉を与え，治ろうとする健康な自己部分に痩せに協力するように拘束する。健康な自己部分が抑うつ的な心を体験するのをこの病理が妨げてしまう。健康な自己部分をどの程度巻き込んでいるかによって病理的なあり方が規定される。ここに治療の困難さがある。

④心の痛みへの耐えられなさ

　正常にある抑うつ状態に進もうとすると，自己愛状態へと引き返し，自己のあり方を知ろうとしなかったり，あるいは偽りの知識や真実を隠したりする。

　こうした病理構造があることを理解しておくと，患者との面接で袋小路に入り込まずにすむだろう。

■ V　種々の心理的治療法

　身体的危機状況のときは，医師のもとでの身体治療と栄養指導が優先される。心理的かかわりは，その後になされることになろう。薬物療法は他の治療法との組み合わせのもとに，対処療法的に，あるいは身体合併症や併存症に対して行わ

れる。心理的治療は，治療目標をどこにおくかでさまざまな方策が実践され，治療的接近がなされている。ここにすべてを網羅することはできないが，『摂食障害治療ガイドライン』（2012）より，主なものを紹介する。

1．認知行動療法

　期間を限定（BMI によって異なる）し，認知のあり方を修正するための治療である。患者の困っていることに焦点を当てて，解決すべき事柄を治療者と患者とで設定し，患者本人が新しい発見をするように対話していく。そして，これまでと違った食行動を学習していくようにする。

　そこでは，「いまここで」の問題に焦点を当て，発症の契機となった出来事，行動，媒介概念，感情，中核信念，生理機能に注目して具体的な治療的介入を計画する。食事記録や自己モニター記録をつけてもらい，その記録を題材として行動戦略を立て，実行してもらうようにしていく。

2．集団療法

　集団療法は，個人療法と並行して行うことが一般的である。その適応は，過食嘔吐を呈している患者が対象である。症状そのものが嗜癖的になっていることや，言語能力が高いこと，人を求めていることから，本治療の適応とされる。しかし，制限型の拒食症の患者は，対人関係が悪く他者とともに話し合うことが困難なことが多く，治療対象とするのは難しい。

　集団療法では，心理教育，ミーティング，認知行動療法の技法を用いてかかわる。個人情報にかかわることはグループ以外の場面では話さないことをルールとする。心理教育では，疾患の症状，心理，回復のあり方について治療者から説明し，患者の病気についての正しい理解を促す。ミーティングでは，体験発表をする。それにより患者同士の関係性が良好なものとなって，さまざまな行動化が減少する結果を生む。認知療法の集団においては，通常テキストに沿うが，患者相互で話し合うことによって，認知の変化をもたらし，考え方の柔軟性が生まれて症状に固執することが減少する。

　また，家族を対象とする集団療法もある。多くは，疾患教育と体験発表を組み合わせる。

3．対人関係療法

　過食や過食嘔吐をする患者が対象となる。インテーク面接の後 14 〜 19 セッシ

ョンと限定された期間で行う。1セッションは50分から60分で，マニュアルにもとづいて4つの問題領域（悲哀・対人関係上の役割をめぐる不和・役割の変化・対人関係の欠如）から2つを選んで，終結に焦点を当てて進めていく。そこにおいては，食行動そのものではなく，患者自身が自信を持って過食症を治していくにはどうすればよいかがわかることが目標となる。

4．力動的精神療法

構造化（時間枠や場所を設定し，週1回以上のセッションを持つ）した面接において，治療者－患者間の相互作用や関係性に焦点を当てながら，生物学的・心理的・社会的な立場から患者の症状や態度のあり方について話し合い，そこに生じている無意識的な葛藤を扱う治療である。

摂食症をパーソナリティの病理として捉え，なぜ痩せを理想化するのか，症状行為をしなければならないのはどうしてなのかについて見ていく。患者は，自身の苦痛な感情や思考，不安に持ちこたえることができないために，行動でそれらを排出したり，倒錯的な快感で消したりする。治療の目標は，症状ではなく，その人なりの受け止めや解決をみずから見出していくことが可能になることである。この治療法は，症状レベルの改善にも寄与するが，パーソナリティの変化をもくろむものである。

5．芸術療法

絵画，フィンガーペインティング，造形，写真，陶芸，箱庭，コラージュなどの活動を通して，心身の健康を回復する治療技法である。言語表現できない心的現実をとらえることができるという特徴がある。また，こうした物を介した表現そのものがカタルシス効果を持つという側面もある。

患者の感情や衝動性の状態に応じて，表現の自由度を選定する。自由度が高い作業とは，工程やテーマ，表現や素材といった枠が緩やかなもので，患者が判断し決定する要素が多い。無意識下の葛藤や情動発散を促すことになるが，衝動性の高い患者においては混乱を招くこともあるので注意が必要である。自由度が低い作業は，工程や使用道具，作成するものが決まっている。個人の内面は扱えないが，安心感が持てるというメリットがある。

6．再養育療法

「母親が一生懸命に，まるで赤ん坊を育てるように大事にしているケースほど治

りが早く，かつ，きれいに治っている」という臨床場面の観察を出発点としている。母子の情緒交流そのものが治療的意味を持っているとの考えである。具体的には，患者が何を欲しているのかを母親に読み取ってもらい，対応してもらう。また，母親と患者が手をつないだり，抱き合って眠ってもらったり，母親が患者の身体を洗ったり，母親の身体や衣服に触れて過ごすといった身体接触を促す。

　この治療においては，患者の病態レベルと受け容れる環境としての家族機能がマッチングするかを検討しなければならない。心理職が患者，母親それぞれとの個別面接を行い，主治医が母子同席面接を行うといった構造をとる。

7．その他の治療法

　個人の自助に対して，症状モニターをしてもらうかかわりや，困っていることを確認する質問をするといった治療技法もある。

　どの治療技法においても必須の治療態度として，支持的精神療法がある。治療同盟をつくり，情動を安定させつつ自我機能の強化を図っていく。

■ VI　心理的かかわりの基本的態度

　大切なことは，患者の話をじっくり聴くことであろう。とかく行動の破天荒さに説教したくなったりあきれたりするが，その行動の底流に流れている心の痛みを理解しようとする態度で聴くことだと思う。患者は自分の身体の現状を認識しようとしないので，痩せていることを明確に示し，その身体はあまりに惨めになっていることを伝えることも必要だろう。そして，アンビバレントなあり方を治療者が言葉にして表すようにする。

　治りたいと思っている自己に話しかけ，その上で，治ろうとしない部分があること，症状にしがみつかざるを得ない悲しみを理解し伝えるようにする。面接をしていると，自立というテーマが必ず出るが，病的な理想的あり方を追求した自立であることが多いので，そうしたときは，否定はせずに，小首はかしげておく。

　治療者のできること，できないことははっきり伝える。万能的自己を投影して，万能的な治療者を求めてくることが多いので，曖昧にしておくと，裏切りとして捉えられ，患者の傷つきを深めてしまう結果をもたらす。その反動での脱価値化，こきおろしは激しいものになる。

　治療者として心に留めておいてほしいことは，問題行動は当然起こりうると認識しておくこと。問題行動に対する心構えを治療者がしておかないといけない。

また，患者に裏切られたという怒りや絶望感，無力感こそ，患者自身が感じているものである。治療者が反撃や復讐をしないことが肝要となる。摂食症の患者は基本的に人を信用できずにいる。ゆえに，試し行為があることを予測しておく。治療者がどんと構えて，受け入れる心の態勢を作っておかねばならないと考える。

　長い治療期間が必要であることを承知しておく。おおむね3年から5年かかるといわれている。普通に食べることができても，身体の状態が改善されるにはさらに7カ月ほどの時間を要するとも言われている。力動的なアプローチをしている筆者の感覚では，摂食行動の解決と心の問題であることに気づくには1年から2年。心の問題について理解していくには5年から6年。パーソナリティ障害に併発したものであるときには，6年から7年かかるように感じている。治そうと焦らないことも必要であろう。患者は回復への恐れを持っているので，その反復強迫を嫌わずにかかわるようにする。それが真の共感的理解につながると考える。

■ VII　おわりに

　摂食症の死亡率は非常に高いと言われている。表面上患者には病識がなく，治ることに抵抗があるために，治療的な介入が困難でもある。しかし，内的には自身のあり方に困ってもいる。命をかけて訴えたい"何か"を抱えているのだろうとの問いを常に治療者が持っておき，どの治療的アプローチをとるにしても，患者の心を理解し寄り添って，"治る"とは何か，健康になるとはどういうことかを共に探る姿勢が必要だろう。そこでは，心理職ひとりではなく，多職種との連携が必須である。

◆学習チェック表
□　摂食症は，心と身体にかかわる疾患である。
□　摂食症には思春期病理がある。
□　摂食症の患者には身体イメージの歪みがある。
□　摂食症のパーソナリティには自己愛性がある。
□　摂食症の治療には，多職種との連携が必要である。

より深めるための推薦図書
　Crisp. A. H（1980）Anorexia Nervosa － Let me be.（高木隆郎・石坂好樹訳（1985）
　　　思春期やせ症の世界．紀伊國屋書店．）
　松木邦裕・鈴木智美編（2006）摂食障害の精神分析的アプローチ．金剛出版．
　松木邦裕・瀧井正人・鈴木智美（2014）摂食障害との出会いと挑戦．岩崎学術出版社．

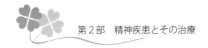

下坂幸三（2001）摂食障害治療のこつ. 金剛出版.

瀧井正人（2014）摂食障害という生き方. 中外医学社.

文　　献

Gull. W. W.（1874）Anorexia nervosa. *Tr Clin. Soc Lond*, 7, 22-28.

松木邦裕（2008）摂食障害というこころ. 新曜社.

水島弘子（2012）対人関係療法. In：中井義勝・永田利彦・西園マーハ文編：摂食障害治療ガイドライン. 医学書院, pp.113-117.

中原敏博・乾明夫（2012）身体面の異常. In：中井義勝・永田利彦・西園マーハ文編：摂食障害治療ガイドライン. 医学書院, pp.31-33.

中里道子（2012）個人に対する認知行動療法. In：中井義勝・永田利彦・西園マーハ文編：摂食障害治療ガイドライン. 医学書院, pp.99-109.

日本摂食障害学会（2012）摂食障害治療ガイドライン. 医学書院.

鈴木健二・武田綾（2012）集団療法. In：中井義勝・永田利彦・西園マーハ文編：摂食障害治療ガイドライン. 医学書院, pp.109-113.

鈴木智美（2012）力動的精神療法. In：中井義勝・永田利彦・西園マーハ文編：摂食障害治療ガイドライン. 医学書院, pp.120-127.

吉松博信・坂田利家（2000）摂食障害の成因論（生物学的成因）. In：松下正明編：臨床精神医学講座 S4 摂食障害・性障害. 中山書店, pp.23-37.

神経発達症群（発達障害）

山根謙一・山下　洋

☘━ *Keywords*　神経発達症，自閉スペクトラム症，注意欠如多動症，チック症，トゥレット症候群，限局性学習症，発達性協調運動症

I　はじめに

　発達障害は，近年改定されたアメリカ精神医学会（APA）による DSM-5（2013），世界保健機関（WHO）による ICD-11（2018）において神経発達症〈神経発達障害〉として位置づけられている。これらは通常幼少期において出現した症状のために何らかの社会適応の問題が生じ，明確な寛解や再発を呈さずに慢性的に経過するが，その原因が脳機能の障害であるものと考えられている。本章では，神経発達症の各論からはじめ，疫学，支援に関連する法律，診断アセスメント，治療的介入について概説したい。

II　自閉スペクトラム症〈自閉症スペクトラム障害〉（ASD；Autism Spectrum Disorder）

　ASD は，社会的コミュニケーション・相互的対人反応の障害や限定された反復する様式の行動・興味・活動を呈する傾向を特徴とする。ICD-10，DSM-IV-TR で存在していた自閉症と他の下位分類である広汎性発達障害，アスペルガー症候群を臨床的に区別するエビデンスが不十分であるとして，ICD-11, DSM-5 では ASD という単独の診断に置き換えられた（Thapar & Rutter, 2015）。男子に多くみられ，中核症状は小児期早期よりみられるが，発達の遅れの存在や稀な行動の出現のために，臨床症状は多種多様である。初期に起こる重要な発達指標の問題として共同注視（村田，2016）やアイコンタクトの難しさ，他者との意思疎通につながる社会的参照（滝川，2019）の欠如，感覚刺激に対するこだわりなどがある。

DSM-5 における診断基準では，社会的コミュニケーションおよび相互的対人相互反応の障害として3つある下位項目（社会的・情緒的相互作用，非言語的コミュニケーション，関係性の構築と維持）全てと，行動の反復的・限定的パターンの4つの下位項目（常同的・反復的発話・運動・対象の使い方，儀式的行動への過度の執着，興味の限局と執着，感覚刺激に対する過剰なあるいは過小な反応）のうち2つ以上を満たす必要がある。知的能力障害の有無によって ASD の症状に多様性が生じるが，例えば知的能力障害を有する ASD では常同行動や自傷行動の頻度が高く，知的能力障害のない ASD では同一性保持，（興味への）限局行動などが多くなることが，反復的行動尺度修正版（RBS-R）（稲田ら，2012）を用いた評価で報告されている。

III　注意欠如多動症〈注意欠如・多動性障害〉（ADHD；Attention Deficit and Hyperactivity Disorder）

　ADHD は不注意・多動性・衝動性の3種類の主症状によって定義され，「落ち着きがない」「気が散りやすい」「忘れ物・紛失物が多い」「ケアレスミスが多い」「時間にルーズ」「整理整頓ができない」「計画性がない」「やり始めても途中で投げ出してしまう」などが問題となり，その結果，対人関係，学業成績，情緒面に困難が生じる。病因として遺伝・環境要因があり，母親の妊娠中の喫煙，母親のストレスに関係するコルチゾルの過剰分泌，低出生体重児であることなどが報告されている。神経生物学的な問題として，実行機能障害，報酬系の機能障害，時間調節機能の障害が指摘されており，最近では脳の安静時の機能（default mode network；DMN）障害が報告されている。

IV　チック症〈チック障害〉（Tic Disorder）

　チックとは，突然に繰り返される動きや身振り，発声などである。運動チックは，瞬目，顔しかめ，首振りなどの単純運動チックと，まるで目的をもったかのように見える複雑運動チックとがある（Leckman & Bloch, 2015）。重症例として卑猥な動作を行う Copropraxia（コプロプラキシア）や自傷行為が出現する。音声チックは，「ん」「あー」などの発声や鼻すすり，咳払いから反復言語や複雑な発言などがある。反響言語である Echolalia（エコラリア）や汚言を呈する Coproralia（コプロラリア）が音声チックとして見られる場合がある。チックの前に痒みや

くすぐったいような感覚や気づきである前駆衝動と呼ばれる感覚が 10 歳頃までに見られることが多い。チックによって前駆衝動が解消されることがあるため，チック症状については随意・不随意の両方の側面があると考えられている。チック症は，運動チックや音声チックによって日常生活に支障を来たしているが，その行動の中に衝動性，転導性，運動の過活動性，強迫症状などが含まれる。診断は，一過性チック症，持続性運動チック症あるいは持続性音声チック症，もっとも重症であるトゥレット症候群の 3 つの主要カテゴリーに分類される。DSM-5 では 18 歳以前に多種類の運動チックと 1 種類以上の音声チックが 1 年以上続くものがトゥレット症候群と診断される。

　チックが重症になるほど併存疾患が認められやすくなり，強迫症や注意欠如多動症が高い割合で併発することや，自閉スペクトラム症を含む神経発達症の併発も少なくないことが報告されている。チック関連の強迫症は，チックのない強迫症と質的な違いがあることが示唆されており，チックに伴う強迫症では「まさにぴったり（just right）」を求めて，対称性や正確さ，順番・配置に関する思考や反復的な儀式などがみられる。

　遺伝学的に，神経病理に関連する contactin 結合蛋白 2 遺伝子や SLITRK1 遺伝子の異常が報告されており，また他疾患のようにコピー数多型（CNV）やエピジェネティックな変化として DNA メチル化などについても報告がなされている。ADHD など他の神経発達症と同様に，周産期リスク要因として，喫煙や低出生体重，心理社会的ストレスなどが報告されている。

　チック症は，ストレスによって惹起されたり，増悪すると考えられている。なかでも先行する感染症と免疫反応の関連が注目されており，A 群 β 方溶結性連鎖球菌感染症後に起きるシデナム舞踏病に強迫症やチック症がみられることが稀ではない。先行感染後の強迫症・チック症の急性発症の報告がなされていたが，最近では，小児急性発症精神神経症候群（PANS；Pediatric Acute-onset Neuropsychiatric Syndrome）として必ずしも先行感染を必要条件とせず，強迫症やチック症などを突然発症するものとして見直されている。

■ V　限局性学習症〈限局性学習障害〉（SLD；Specific Learning Disorder）

　ある特定の能力だけが遅れることから「特異的発達障害」と呼ばれ，遅れるのが読み・書き・計算など学習に関連するため「学習障害」の呼び名が生まれ（滝

川，2017），DSM-5 において「限局性学習症〈限局性学習障害〉」となった。文部科学省による学習障害の定義は，「学習障害とは，基本的には全般的な知的発達に遅れはないが，聞く，話す，読む，書く，計算する又は推論する能力のうち特定のものの習得と使用に著しい困難を示すさまざまな状態をさすものである」鑑別すべき状態として，IQ が境界領域にある，知的な遅れのない自閉スペクトラム症で勉強に意欲関心が持てない，ADHD で勉強への持続的集中が難しい，「虐待」を体験している，意欲がない，などが挙げられる（滝川，2017）。一方で，限局性学習症と ADHD の併存率は高いため，ADHD がある場合には限局性学習症の問診を丁寧に行う必要がある。

VI　発達性協調運動症〈発達性協調運動障害〉（DCD；Developmental Coordination Disorder）

　発達性協調運動症は，粗大・微細運動スキルにおけるぎこちなさやゆっくりであること，不正確さのために，年齢や全体的知能から期待される水準より著しく下回るために日常生活に支障をきたしており，こうした特徴が幼児期早期から認められる。協調運動スキルの困難は，神経系や筋骨格系，結合組織系，感覚系（視覚や聴覚の欠陥など）の器質疾患に起因するものであってはならない。運動発達に遅れが見られる場合があり，階段を上る，ボタンをかける，ひもを結ぶなどの動作に難しさが生じたり，できたとしてもうまくできなかったり時間がかかったりする。DCD は一般的に知的発達症や ASD のような他の神経発達症が併発し，注意の問題が重複することも多い。

VII　疫　　　学

　神経発達症の有病率は，成人に比べ小児で高くなる。これは，神経発達症の定義にもあるように，成長とともに症状が軽減する傾向，あるいは治療により改善するからと考えられている。神経発達症の特徴として，一般に男性に多くみられる。性差がよく知られているもので，男性が優勢なのは神経発達症であり，女性が優勢なのは，思春期および成人期発症の気分症〈気分障害〉や摂食症〈摂食障害〉である。このような性差の理由は明らかではないが生物学的基盤に起因する可能性が高い。

　ASD の有病率については，1960 年代には自閉症は稀な疾患と考えられ頻度は

0.04 〜 0.05％程度とされていた。しかし，Wing, L. が「自閉症スペクトラム」という概念を提唱し ICD-11，DSM-5 に使用されている近年では，発展国で 1/100 と報告され，発展途上国ではそれよりやや低い率となっているが，韓国や日本では３％と非常に高い有病率の報告がある。性比は２〜６：１と男児に多いが地域によって異なっている。

　ADHD の有病率は，学齢期で３〜７％と推定されていて，国・地域や，報告により若干異なり，年齢が高いほど低下する。国内の調査では，男女比は８：１と男児が圧倒的に多いが，海外での調査の男女比は 2.5 〜 5.1：１であり，成人では性差は少なくなる。児童期に ADHD と診断された症例の約 70％は思春期になっても症状をもち，30 〜 50％は成人になっても症状を持ち続けると報告されている。

　子どものチック症の有病率は成人の５〜 12 倍とされ，ASD や ADHD など他の神経発達症と同様に女児より男児に多い。重症型のトゥレット症候群は，「生涯有病率」は 0.46 〜 36.2 ／ 10,000 人とされており，症状が年齢依存性に変化するため調査による差が大きい。

　SLD の有病率が検討された研究は少なく，2007 〜 2008 年にかけて仙台市の公立小学校全児童 54,543 名を母集団とした標本調査において，読字障害の有病率が 0.7 〜 2.2％，性比が３：１と女児より男児が多いという結果だった。また 2012 年に文部科学省が通常学級に在籍する児童・生徒 53,882 人を対象として，限局性学習症が疑われるような学習面で著しい困難を示す頻度は 4.5％であり，性比が２：１と女児より男児が多いという結果だった（文部科学省，2012）。

　DCD の有病率は，斉藤ら（斉藤ら，2019）によれば，５〜 11 歳の子どもの５〜６％で ADHD とほぼ同率であり，両者が 50％の高頻度で併存するという報告もある。女児より男児が多く，性比は２：１〜７：１である。症状は 50 〜 70％の高い割合で青年期に持ち越される。他の神経発達症の併存に関しては，ASD の 79％，SLD の約３分の１に DCD が併存するという報告もあり，DCD と診断された場合に併存障害も正確に診断することが推奨されている。

　神経発達症の疫学では，神経発達症の有病率はいずれも数％程度であり，併存の頻度が高いことから，何らかの神経発達症を持つ割合として，2012 年の文部科学省が全国の公立の小中学校の通常学級性に対して ASD，ADHD，限局性学習症に関する調査を行い，（神経発達症の可能性のある）「学習面又は行動面で著しい困難を示す」児童生徒は約 6.5％であり，性比は 2.6 対 1 で女児より男児が多かったと報告している（文部科学省，2012）。疫学調査をもとにした教育場面に

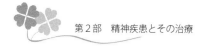

おける支援制度の拡充が望まれる。

■ VIII　支援に関連する法律

　我が国の発達障害者支援法では，「自閉症，アスペルガー症候群その他の広汎性発達障害，学習障害，注意欠陥多動性障害その他これに類する脳機能の障害」と定義されていて，ICD-11，DSM-5において知的発達症に含まれる知的能力障害は含まれていない。わが国における法律において，知的障害者支援法が精神薄弱福祉法として1960年に制定，発達障害者支援法は2005年に施行されるなど支援のあり方から両者がそれぞれ支援されてきた経緯があるからだと考えられる。日詰（日詰，2019）は，1980年に強度行動障害のある知的障害を伴った自閉症の当事者・家族・支援者の「孤立を解消」することを目的とした医療型自閉症児施設および福祉型自閉症児施設を位置づけたことが発達障害者施策の端緒となったとしている。その後，「早期からの気づきや支援」に焦点が当たり，2002年に，自閉症・発達障害者支援センター運営事業の開始を経て，2005年発達障害者支援法が施行され，「ライフサイクルや生活全体を見渡す視点」が重要とされるようになっている。2008年にはすべての自治体に発達障害者支援センターが設置され，その後障害福祉サービスとして，児童発達支援，放課後等デイサービス，障害児入所施設などの社会資源が利用できるようになった。

■ IX　診断アセスメント

　発達障害について理解するために，まず精神発達の道筋を把握する必要がある。滝川（2017）は，その道筋を，①「まわりの世界をより深く，より広く知っていくこと（認識の発達）」，②「まわりの世界とより深く，より広くかかわっていくこと（関係の発達）」という2つの軸で考えた。そしてこれらの基本的な軸において，認識の発達全般の遅れが前面に出る知的障害，関係の発達全般の遅れが前面に出る自閉スペクトラム症としてあらわれ，この2つが「全般的な発達のおくれ」となる。これに対してある発達領域に遅れをみせるものが注意欠如多動症，限局性学習症，チック症，発達性協調運動症となる。

　近年さまざまな国においてエビデンスにもとづいた神経発達症の評価が行われており，まず「認識の発達」を評価し，知的能力障害の鑑別に用いるものとして一般的に施行されるものがウェクスラー式知能検査である。5〜16歳を対象と

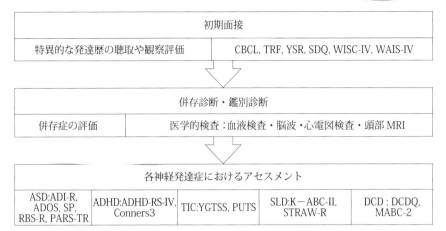

図1　診断アセスメント

する WISC-IV（Wechsler Intelligence Scale for Children — Fourth Edition），16 〜
90 歳を対象とする WAIS-IV（Wechsler Adult Intelligence Scale — Fourth Edition）
がある。全体的な認知能力を表す全検査 IQ（FSIQ）と，4 つの指標得点（言語理
解指標，知覚推理指標，ワーキングメモリー指標，処理速度指標）を算出するこ
とができる。神経発達症に特異的なプロフィールは認められていないが，認知機
能の得意不得意を把握し，診断の補助や治療方針作成に役立てている。
　神経発達症の診断基準には，その症状によって，「社会的，学業的，または職業的
機能を損なわせているまたはその質を低下させているという明確な証拠がある」
ことが必要とされる。そのために，それぞれの神経発達症の主症状を把握するた
めの評価尺度だけでなく，子どもの情緒や行動の問題を広範囲に把握できる評価
尺度の使用が望まれる。行動評価尺度でよく知られたものは Achenbach, T. M. ら
が作成した行動評価尺度（Achenbach System of Empirically Based Assessment ；
ASEBA）であり，養育者用の「子どもの行動チェックリスト（Child Behavior
Checklist ；CBCL），教師用の「子どもの行動チェックリスト CBCL」，思春期の
子ども用の「ユースセルフリポート（Youth Self Report ；YSR）」がある。これ
らは，「ひきこもり」「身体的訴え」「不安・抑うつ」「社会性の問題」「思考の問
題」「注意の問題」「非行的行動」「攻撃的行動」の 8 つの症候群尺度と「内向尺
度（Internalizing）」「外向尺度（Externalizing）」の 2 つの上位尺度から構成され
ている。ASEBA によって包括的に子どもの問題をとらえ，支援・治療的介入の手
がかりとすることができる。100 以上の項目から構成される ASEBA より簡便に

20項目で評価が行える「子どもの強さと困難についてのアンケート（Strengths and Difficulties Questionnaire；SDQ）」がある。厚生労働省のホームページからダウンロード可能で，「行為」「多動」「情緒」「仲間関係」「向社会性」のサブスケールから構成されている。

　神経発達症の診断根拠となる生物学的指標は見出されていないため，脳波，脳画像検査，心電図，血液検査などの医学的検査の多くは鑑別診断のためで，ASD，ADHDとの鑑別となる身体疾患としててんかん，脳腫瘍，副腎白質変性症，甲状腺機能障害などがある。

　次に，個々の神経発達症における評価尺度について述べたい。ASDの診断・評価は特異的な発達歴の聴取や観察評価，標準化された評価尺度，半構造化面接などを用いて行う。発達の退行の有無（Rett症候群やてんかん性脳障害など）や，結節性硬化症，神経線維種症，その他の問題（聴覚障害や視覚障害などの感覚の異常，子どもの栄養失調など）についてなど鑑別疾患を考慮する。偏食をはじめとした食事の機能障害，消化器症状や睡眠障害がしばしば合併するためそれぞれの専門家との連携を要することも多い。よく使われているASDの診断ツールとして，半構造化面接のADI-R（Autism Diagnostic Interview-Revised），DISCO（Diagnostic Interview for Social and Communication Disorders）や，観察指標であるADOS（Autism Diagnostic Observation Schedule）がある。感覚刺激に対する過剰なあるいは過小な反応を調べるものとしてSP感覚プロファイル（Sensory Profile）があり，反復行動の評価尺度として反復的行動尺度修正版（Repetitive Behavior Scale-Revised; RBS-R；稲田ら，2012）を用いることができる。

　ADHDの診断・治療ガイドライン（齊藤編，2016）では，診断・評価のために，詳細な病歴聴取，適切な評価尺度の使用，鑑別診断のための医学的・神経学的検査の施行，併存症の診断を行い，「ADHDをもつ子ども一人ひとりの全体像」を捉えることを推奨している。ADHDを生物学的に診断することはできず，ADHD症状を質問紙によって評価している。DSM-IV-TRに準拠した18項目のスケールで構成されたADHD Rating Scale-V（ADHD-RS-IV日本語版）とConners 3，成人に用いられるConners Adult ADHD Rating Scale（CAARS）がある。これらの質問紙を用いることによって，診察場面以外の情報を聴取することができ，薬物療法をはじめとした治療・支援の有効性の評価を行うことができる。最重要の鑑別対象はASDであるが，例えば対人関係の問題がADHDによる衝動性や不注意に由来するのかASDによる社会性によるのかを慎重に検討したい。また，脱抑制型対人交流障害や心的外傷後ストレス障害（PTSD），ICD-11に登場した複雑性PTSD

はADHD様症状を呈するため，背景にある不適切養育や児童虐待などの逆境体験の詳細な聞き取りと観察が必要となる。併存症については，行動障害群，情緒障害群，神経性習癖症群，反応性アタッチメント症〈障害〉と脱抑制型対人交流症〈障害〉，睡眠－覚醒障害群，パーソナリティ症〈障害〉群の7疾患群に分けて整理することが推奨されている。

チック症の症状評価を行うために，Yale Global Tic Severity Scale（YGTSS）が広く使用されている。過去1週間の運動および音声チックの種類，頻度，強度，複雑さ，日常生活への影響の側面について半構造化面接を行う。最近では，Premonitory Urge for Tics Scale（PUTS）という運動および音声チックに先行する前駆衝動を定量化する自記式スケールが用いられている。

限局性学習症の症状は，読字，書字，計算に関する困難であり，標準化された検査でおもに用いられているものは，小学1年生から6年生が対象の特異的発達障害実践ガイドライン（稲垣ら，2010），小学1年生から高校3年生までが対象のSTRAW-R改訂版標準読み書きスクリーニング検査，2歳6カ月〜18歳11カ月が対象の日本版K-ABC IIなどがある。

発達性協調運動症の症状評価を行うために（斉藤ら，2019），5歳から14.6歳を対象としたDCDQ日本語版（Developmental Coordination Disorder Questionaire）や3歳から16歳を対象としたMABC-2（Movement Assessment Battery for Children 2nd edition）がある。前者は質問紙で，後者は手先の器用さ，ボールスキル，バランスなどのタスクを行い，協調運動能を評価する。

■ X 治 療

1. ASD

自閉スペクトラム症（ASD）の治療的介入は，ADHDとは異なり診療ガイドラインがないため，他のさまざまな国の診療ガイドラインを参考にしながら，ASDに合併しやすい問題行動，精神医学的併存症を評価しつつ心理社会的支援および薬物療法を行っている。問題行動とされることが多いのは，癇癪・パニック，易刺激性・イライラ，攻撃的行動や自傷行為などであり，環境変化や感覚刺激，身体疾患が誘因となっている場合があるため，本来の特徴（素因），問題行動のきっかけ（誘発因），問題行動の消退を防いでいる要因（持続因）について検討する必要がある。さらに精神医学的併存症となりやすい，不安症，うつ病，精神病症状，カタトニアなどについては，ASD症状にマスクされ見逃されやすく注意が必要である。環境の構

造化や負担軽減など心理社会的支援を行っても効果が不十分な場合に薬物治療を検討する。最近，小児期の ASD に伴う易刺激性に対して，リスペリドンとアリピプラゾールの保険適用が承認された。適切な薬物治療のためには，異常行動チェックリスト日本語版（ABC-J）などの評価尺度を用いて定期的に状態像を評価し，副作用のチェックを行いながら，効果と安全性をモニターすることが望ましい。

　ASD の臨床症状は多彩であり，本人とその家族に応じた支援計画を考えることが望まれる。早期に診断を受け，専門家から療育をはじめとした心理社会的支援を受けることが有用であるという報告が蓄積してきている。学童期前の介入方法として評価されているものは，適応行動分析（Applied Behavioral Analysis；ABA）理論や構造化を利用した TEACCH プログラム（Treatment and Education for Autistic and Related Communication Handicapped Children）がある。早期支援の利点は，本人への支援に加えて親教育・支援を同時に行えることにある。本田（2014）は，親に「発達は画一的なものではなく例外がいくらでもある」という視点を提供することで子どもへの過剰な叱責や抑圧を予防しながら親子間の交流をサポートすること，支援においては苦手な領域を訓練することよりも自己肯定感を高めることができる得意な領域を伸ばすことを重要視している。子どもの素朴な興味と気持ちに対する「理解と共感」（本田，2014）を礎に二人関係（滝川，2017）を根づかせることができれば，自分の居場所となる活動拠点を持てるように支援をし「コミュニティケア」（本田，2014）という枠組みを持つことで「関係の発達」を促進することができるだろう。Silberman は「自閉症は薬では治癒しない。しかし，協力的なコミュニティで生活すると良くなるという知見は，自閉症者の家族が過去から継承してきた知恵のようなものといえよう」（Silberman, 2015）と記している。

2．注意欠如多動症（ADHD）

　ADHD の診断・治療ガイドライン（齊藤編，2016）では，わが国のエキスパート・コンセンサスとして薬物療法・心理社会的治療における推奨が挙げられている。その中で，「プライマリ・ケアにおいては，治療は基本的に心理社会的支援策である親ガイダンス，学校との連携，子どもとの面接から始めるべき」と示されている。薬物療法を治療初期から検討する条件としては「ADHD 症状が重篤，著しい自尊心の低下，日常生活の困難，仲間関係の話題，（ADHD 症状による）顕著な学習困難の 5 要因のうちいくつかが存在し，DSM-5 のいう現在の重症度が『重度』である場合」とされている。また心理社会的治療による支援で十分な成果が

得ることができない場合，家族や教師との関係性，家族や患者の意思，身体疾患の有無などの情報を収集するとともに，薬剤の効果と有害事象について説明すべきである。ガイドラインによる薬剤の選択肢として，長時間作用型メチルフェニデート，アトモキセチンが挙げられているが，最近児童～成人で使用可能となったグアンファシン徐放錠，承認が下りたリスデキサンフェタミンメシル酸塩など薬物療法の選択肢が広がっており，標的症状による治療薬剤選択など今後の知見の蓄積が待たれる。心理社会的治療・支援の継続によって，子どもが適応的な行動を身に着け，子どもを取り巻く環境も含めて GAF（機能の全体的評定）値が 60を越えるような状態となれば，薬物療法の終結を検討すべきである。

3．チック症

　チック症は思春期がピークとなることが多いことや，自然に増悪・減衰を繰り返すこと，症状に対する非難や注意によって悪循環を呈しやすいことを含めた心理教育によって家庭・学校・職場環境を調整することが望ましい。東京大学医学部附属病院こころの発達診療部のホームページにある『「チック」や「くせ」とうまくつきあっていけるように』（2010）というパンフレットを心理教育に利用することができる。こういった教育的・支持的介入によってもチック症状による支障が大きい場合に行動療法・認知療法などの心理療法および薬物治療を検討していく。心理療法では，前駆衝動に着目したハビットリバーサル法（Habit Reversal Training）やチック包括的行動療法（C-BIT；Comprehensive Behavioral Intervention for Tics）が臨床試験で効果が認められている。チック症状の薬物療法として，αアゴニストであるクロニジン，グアンファシンや，神経遮断薬であるハロペリドール，リスペリドン，アリピプラゾールなどの効果が報告されている。チックを完全に止めようとすると過剰投与となるため，チックが多少残っても薬の量はできるだけ少量に留めるべきである。ADHD が併存する場合，中枢神経刺激薬の投与に議論があるが大部分の患者で問題はなく，ADHD 症状とチック症状に対するグアンファシン塩酸塩徐放錠の有効性が報告されている。強迫症が併存する場合，チック症状を伴う強迫症は SSRI への反応性が乏しく非定型精神病薬による強化療法が勧められている。トゥレット症候群でみられる「怒り発作」に対しては，アリピプラゾールの投与の有効性が報告されている。

4．限局性学習症（SLD）

　限局性学習症の読字・書字・計算といった症状に有効な薬物療法はなく，支援

環境の整備が第一である。小枝（2019）は，読字障害には音読指導が効果的であり，音読支援として音読指導アプリの利用を挙げている。書字障害には読字障害が伴うことが多いため，音読指導をまず行い，漢字書字では遍と旁を語呂合わせで覚えて唱えながら書く方法がある。難しい場合には代替手段としてワープロ・コンピュータの使用がある。算数障害に対する標準的な指導法は明らかにされていない。併存する ADHD に対する薬物療法を行うことで集中力が改善し，指導効果が高まる場合がある。

5．発達性強調運動症（DCD）

DCD の治療的介入には，有効な薬物療法はなく，斉藤ら（2019）によれば，感覚統合療法や筋感覚訓練などの過程志向型アプローチが療育で広く行われ，動きのコントロールに必要な前庭覚（自分の身体の傾きやスピード，回転を感じる感覚），固有受容覚（自分の身体の位置や動き，力の入れ具合を感じる感覚の認識）などを改善するための活動を実施している。

XI　おわりに

神経発達症に関しては，医療における診断アセスメント・治療的介入のみならず，福祉制度や教育支援など日常生活におけるさまざまな場面での支援について今後も検討していく必要がある。診断の根拠となる特性は強弱の変遷があるものの，成人してもその特性が継続してみられることも多いため，本田（2014）は「非定型発達をなるべく定型に近づける」よりも「特徴をもったままで自立と社会性の発達を促すための支援を考えること」が現実的で効果的だと指摘している。特性を失くしてしまうことを目標にすることは難しいため，むしろその特性がありつつ社会適応を改善していくために，本人の力を伸ばせる環境を整えていくことが効果的であり，TEACCH プログラムは良い例だろう。浜田（2012）は「自立」とは「他者の助けなく，自分ひとりの力で立つ」ことではなく，「自らのまわりに関係の網の目をはりめぐらせ」ながらお互いに助け合う「依存のかたち」をつくりあげることではないかと述べている。発達特性を残しながらも社会適応を良好としていくためには，①社会適応のハードルを越えるための力をつけていくために，本人が自己肯定感を保ちながら（「自信」を持って），前向きに成長し（「自律」を身につける），その成長を促進する肯定的な親子・他者関係を育む（「依存のかたち」をつくる）こと，②多様性を許容し，社会適応のハードルがゆるやか

な地域社会の存在が望まれるのではないだろうか。

◆学習チェック表
□　神経発達障害の各論とその主要症状について理解した。
□　神経発達障害の疫学および支援に関する法律について理解した。
□　神経発達障害の診断アセスメントのための各検査について理解した。
□　神経発達障害に対する治療について理解した。

より深めるための推薦図書

Goodman, R., & Scott, S. (2005) Child Psychiatry 2nd Edition.（氏家武・原田謙・吉田敬子訳（2010）必携　児童精神医学―はじめて学ぶ子どものこころの診療ハンドブック．岩崎学術出版社.）

Thapar, A., Pine, D., Leckman, J. F., Scott, S., Snowling, M. J., & Taylor, E. A. (2015) Rutter's Child and Adolescent Psychiatry 6th Edition.（長尾圭三・氏家武・小野善郎・吉田敬子訳（2018）ラター児童青年精神医学．明石書店.）

文　　献

海老島健・石飛信・高橋秀俊・神尾陽子（2018）ASD の問題行動および精神医学的併存症の治療．最新医学 別冊：診断と治療の ABC（発達障害），130; 158-164.
浜田寿美男（2012）自立と依存―関係の網の目のなかに生きる．In：麻生武・浜田寿美男編：よくわかる臨床発達心理学．ミネルヴァ書房，pp.52-53.
日詰正文（2019）発達障害者支援法と行政―厚生労働省の取り組みを中心に．そだちの科学，32; 60-65.
本田秀夫（2014）子どもから大人への発達精神医学．金剛出版.
本田秀夫・日戸由刈（2017）ADHD の子のそだて方のコツがわかる本．講談社.
稲田尚子・黒田美保・小山智典・宇野洋太・井口英子・神尾陽子（2012）日本語版 反復的行動尺度修正版（RBS-R）の信頼性・妥当性に関する検討．発達心理学研究，23 (2); 123-133.
稲垣真澄・小林朋佳（2010）特異的読字障害　診断・評価および検査法．In：稲垣真澄編：特異的発達障害診断・治療のための実践ガイドライン―わかりやすい診断手順と支援の実際．診断と治療社.
小枝達也（2019）学習障害（LD）．そだちの科学，32; 32-39.
Leckman, J. F. & Bloch, M. H. (2015) Tic disorders. In: Thapar, A., Pine, D., Leckman, J. F., Scott, S., Snowling, M. J., & Taylor, E. A. : Rutter's Child and Adolescent Psychiatry 6th Edition.（長尾圭三・氏家武・小野善郎・吉田敬子訳（2018）ラター児童青年精神医学．明石書店.）
文部科学省(2012)通常の学級に在籍する発達障害の可能性のある特別な教育的支援を必要とする児童生徒に関する調査結果について．https://www.mext.go.jp/a_menu/shotou/tokubetu/material/__icsFiles/afieldfile/2012/12/10/1328729_01.pdf
村田豊久（2016）自閉症．日本評論社.
齋藤万比古・金生由紀子（2010）「チック」や「くせ」とうまくつきあっていけるように．http://kokoro.umin.jp/pdf/tic.pdf
齊藤万比古編（2016）注意欠如・多動症－ ADHD －の診断・治療ガイドライン　第4版．じほう.

斉藤まなぶ・小枝周平・大里絢子・三上美咲・坂本由唯・三上珠希・中村和彦（2019）発達性協調運動障害（DCD）. そだちの科学, 32; 47-54.

Silberman, S. (2015) NeuroTribes: The Legacy of Autism and the Future of Neurodiversity. Avery.（正高信男・入口真夕子訳（2017）自閉症の世界. 講談社.）

滝川一廣（2017）子どものための精神医学. 医学書院.

滝川一廣（2019）精神発達について考えてきたこと. そだちの科学，32; 160-173.

Thapar, A., & Rutter, M. (2015) Neurodevelopmental disorders. In: Thapar, A., Pine, D., Leckman, J. F., Scott, S., Snowling, M. J., & Taylor, E. A. (Eds.): Rutter's Child and Adolescent Psychiatry 6th Edition. Wiley-Blackwell, pp.31-40.

神経認知障害群〈認知症とその周辺〉

門司　晃

⚷ *Keywords*　器質性精神疾患，アルツハイマー病，レビー小体型認知症，前頭側頭型認知症，
血管性認知症，軽度認知障害，認知症の行動・心理症状，βアミロイド仮説

I　はじめに

　脳画像，血液，脳脊髄液検査，遺伝学的検査などで何らかの器質因（外因ともいう）が見いだされるものを器質性精神疾患と従来から呼称してきたが，器質性精神疾患とは対極を成す統合失調症や気分症でさえも「器質因」が見いだされる可能性を指摘する研究が増加し，器質性精神疾患という呼称は最新の診断基準ではあまり使われなくなっている。しかしながら，精神疾患における器質因の有無の概念は臨床の現場では未だに有用な概念である。器質性精神疾患は急性・可逆性のものと慢性・不可逆性のものに大別されるが，急性・可逆性の状態時に「器質因」を見出し，適切な治療対応を行うことが後の慢性・不可逆性を防ぐために必須であるからである。急性・可逆性の器質性精神疾患の代表が「せん妄」であり，慢性・不可逆性の後者の器質性精神疾患の代表が「認知症」である。この項ではせん妄と認知症，特に認知症を中心に概説する。なお，本章で解説される疾患は，ICD-11では神経認知障害群にカテゴリーされ，その下位カテゴリーとして「せん妄」「軽度認知障害」「健忘症」「認知症；アルツハイマー病による認知症，血管性認知症，レビー小体病による認知症，前頭側頭型認知症」等がある構造になっている（詳細は第2章参照のこと）。

II　せん妄

1．せん妄とは

　昏睡状態（coma）よりは軽い中等度までの意識障害を背景に，幻覚・妄想・不

安・不眠・興奮・徘徊など多彩な精神症状を呈する状態である。せん妄の種類としては，術後せん妄，夜間せん妄，ICU せん妄，振戦せん妄（アルコール離脱後に起きるせん妄）などがある。せん妄の発症率は一般の入院患者では 10 〜 15％であり，ハイリスク患者（高齢者，術後，熱傷，電解質異常等）では 40 〜 67％に達する。せん妄の直接的因子は手術侵襲，感染，アルコール離脱である。一方，高齢者，認知症，脳血管障害や頭部外傷の既往などがせん妄の素因となり，心理的ストレス，身体拘束による非動化などが促進因子となる。せん妄を過活動型と低活動型に分けることもある。典型的なせん妄は興奮，過活動などが顕著なのは前者であるが，後者の場合も一見静穏であるが，内的興奮は続いている。過活動型と低活動型が混在するケースもありうる。

２．せん妄の病態と治療

　せん妄にはさまざまな神経伝達物質が病態に関与していると考えられているが，その中でドパミン活動とアセチルコリン活動の不均衡（ドパミン作動性神経活動の亢進，アセチルコリン作動性神経活動の低下）が一般的に言われており，過剰なドパミン活動を抑制（抗ドパミン作用）する抗精神病薬の日常臨床への使用の根拠にもなっている。一方，アセチルコリン活動を抑制する（抗コリン作用）薬剤，たとえば多くの向精神薬，抗潰瘍薬，抗アレルギー薬，抗頻尿薬はせん妄の誘発・悪化の可能性がある。したがって，抗コリン作用を有するベンゾジアゼピン系睡眠導入薬のせん妄に伴う不眠への使用はせん妄の誘発・悪化の可能性がある。せん妄は原疾患の予後不良因子であり，合併症（転倒・骨折など）の誘因ともなる。また，せん妄の遷延や再発・再燃は非可逆的な認知機能低下を生じさせうる。したがって，せん妄発症予防は患者の予後改善のために極めて有用であるが，抗精神病薬の予防的使用は特に急性期重症患者では過鎮静などのデメリットのほうが多い。

■ Ⅲ　認知症

１．認知症の定義

　いったん正常に発達した知的機能が持続的に低下し，複数の認知機能障害があるために社会生活に支障をきたした状態をいう。認知機能障害の中でも記憶障害（もの忘れ）が症状の中心となり，認知症の早期に出現することが多い。しかしながら，必ずしも，認知症＝「もの忘れ」ではないことがあり，日常生活でこれまで

できていたことができなくなった時に認知症を疑うことが臨床的に重要である。

認知症と区別すべき病態としては，以下のものがまず挙げられる。意識障害(せん妄)，加齢による認知機能の正常低下，うつ病性仮性認知症，知的障害。

認知機能低下は認めるが，日常生活に障害が出ていない段階を軽度認知障害（mild cognitive impairment; MCI）と呼び，将来的に認知症への移行の可能性の高い「認知症予備軍」と考えられている。

2．認知症の疫学

本邦の 65 歳以上のいわゆる高齢者人口は，平成 25（2013）年時点で 25.1％となっており，30 〜 40 年後には 40％に接近すると推定されており，人口の高齢化はわが国の喫緊の問題である。本邦の 65 歳以上の認知症患者数は，平成 24（2012）年は 462 万人と，65 歳以上の高齢者の約 7 人に 1 人（有病率 15.0％）を占めている。認知症患者の約 2/3 程度はアルツハイマー病であり，認知症の予備軍である，軽度認知障害（MCI）は約 400 万人と推定されている。人口の高齢化とともに，認知症の患者数は，アルツハイマー病を中心に激増すると予測されており，2025 年には患者数は 700 万人に達すると推定されている。

3．認知症の症状

認知症の症状は記憶障害に代表される，中核症状たる認知機能障害と認知症の行動・心理症状（behavioral and psychological symptoms of dementia; BPSD）に大別される。

①中核症状
　1）記憶障害
記憶は，記銘，保持，想起の 3 つの構造から構成されるが，認知症では，「保持」の障害が問題になる。したがって，いわゆる「ヒント効果」がない。つまり，あるエピソードを思い出すためのヒントを言っても，エピソードそのものの記憶が「保持」されていないために，そのことを想起できないことになる。
遠隔記憶よりも近時（即時）記憶が先に障害される。
非陳述記憶よりも陳述記憶が先に障害される。つまり，出来事の記憶や学習した記憶は失われやすいが，体で覚えた記憶は保たれやすい。
　2）見当識障害
見当識障害は時間〜場所〜人の順に障害される。

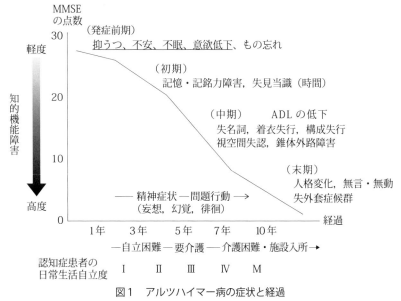

図 1　アルツハイマー病の症状と経過

3）遂行機能障害

　主に前頭葉の機能によって行われる，遂行機能障害（executive functions）が生じる。具体的には，計画を立てる，組織化する，順序立てる，抽象化する，判断するということができなくなる。

②認知症の行動・心理症状

（Behavioral and Psychological Symptoms of Dementia; BPSD）

　妄想，幻覚，抑うつ，不眠，不安，焦燥，攻撃性，徘徊，不穏などの精神症状をさす。認知症の全経過を通してみると，BPSD は患者の 60 ～ 80％に現れるが，認知症の経過中ずっと現れるわけではない。BPSD は認知機能障害よりも，患者，家族への大きな負担となりやすく，結果的に家庭での介護困難を招き，施設入所の原因となることが多い。したがって，かつては認知症の「周辺症状」と呼ばれていたが，現在は BPSD と呼ばれ，介護の現場ではより重視されている。薬物療法および非薬物療法含めて，BPSD の治療は，中核症状たる認知機能障害への治療よりもしばしば有効であり，患者を機能的に自立させると共に，介護者のストレスや精神的負担を減らし，介護能力を高め，家庭での介護をより長くすることが期待される（図 1）。

表1　認知症早期の軽微な精神・行動変化（堀口，2012）

1. 玄関先で靴を揃えて脱いでいない。
2. 歯磨きや入浴などの整容が下手，減る。あるいは増える。
3. 食事の味付けに微妙な変化がみられる。一般的には味が濃くなる。
4. 連日同じ服を着たままだったり，朝，寝間着のままでの時間が増える。
5. テレビをつけたままだったり，好みの番組が減少する，関心も減る。
6. ボンヤリする一方で，涙もろさ・怒りっぽさが目立つ。
7. ささいなことに心配になりやすくなる。
8. 一瞬の不安の表出，場違いの照れ笑い，独り言，昔話をしたがる。
9. 近所の人やテレビタレント・政治家への批判が増える。周囲のひとにも説教がましくなる。
10. ひ弱，恐がり，寂しがり屋になる。

これらは意欲・自発性低下，抑うつ，不安といった精神症状を表現している。
このような，これまでとは異なる変化に気づかれたら，必ず認知症を疑う！

■ IV　認知症の診断

　多くの認知症では，たとえばアルツハイマー病における「もの忘れ」など，それぞれのタイプの認知症固有の症状が出現する前に，意欲・自発性低下，抑うつ，不安,不眠といった精神症状が顕在することがしばしば認められる（図1）。このような精神症状への注目は，認知症の早期発見や治療介入の点で極めて有用であると考えられる。「中高年の方において，これまでとは異なる生活上の変化が認められたら，必ず認知症を疑う！」という臨床的態度がまずは肝要である（表1）。そのうえで，臨床の現場では個々の病歴聴取や身体診察に加えて，神経心理検査および脳画像検査，生化学検査などによって認知症の存在の有無やどの認知症のタイプとなるかの診断が行われる。

　代表的な認知症のタイプ別診断に関してはIV節に譲るが，臨床の現場でしばしば行われる検査は次のごとくである。

1. 神経心理検査（MMSE，HDS-R など）

　MMSE（ミニメンタルステート検査）は世界標準で使用されている認知症簡易検査であり，HDS-R（改訂長谷川式簡易知能評価スケール）は本邦独自の認知症簡易検査である。

2．MRI（脳の形態検査）

　MRI（magnetic resonance imaging）は，認知症に伴う脳萎縮の有無の検索のために使用されるだけでなく，認知症を呈する脳外科的である，脳血管障害，頭部外傷，脳腫瘍，慢性硬膜下血腫，正常圧水頭症等を診断する目的で欠かせない検査である。これらの疾患は脳外科的治療で認知機能が回復可能なこともあるので，認知症診断に必須である。

3．SPECT（脳血流検査；single photon emission computed tomography）

　脳血流は脳の機能反映する検査の一つであるが，脳萎縮が顕在化する前に，脳機能低下が通常生じる。したがって，認知症の早期発見に有用な検査である。

4．採血検査（甲状腺機能検査，血中ビタミンB群濃度検査）

　甲状腺機能低下やビタミンB群の欠乏はしばしば認知症の原因となるが，甲状腺ホルモンやビタミンB群の補充で認知機能は回復可能である。したがって，認知症診断に欠かせない。

V　認知症の分類

1．認知症の原因疾患

①脳血管障害
　脳出血，脳梗塞など。

②神経変性疾患
1）アルツハイマー型認知症
2）非アルツハイマー型認知症：レビー小体型認知症，ピック病，神経原線維変化型老年認知症，嗜銀顆粒性認知症，運動ニューロン疾患に伴う認知症，進行性核上性麻痺，大脳皮質基底核変性症，ハンチントン病など。
3）その他の原因疾患
　ア）内分泌・代謝中毒性疾患：甲状腺機能低下症，下垂体機能低下症，ビタミンB_{12}欠乏，ビタミンB_1欠乏，ペラグラ，脳リピドーシス，ミトコンドリア脳筋症，肝性脳症，肺性脳症，透析脳症，低酸素症，低血糖症，アルコール脳症，薬物中毒など。

イ）感染性疾患：クロイツフェルト・ヤコブ病，亜急性硬化性全脳炎，進行性多巣性
　　白質脳症，各種脳炎・髄膜炎，脳腫瘍，脳寄生虫，進行麻痺など。
　ウ）腫瘍性疾患：脳腫瘍（原発性，続発性），髄膜癌腫症など。
　エ）外傷性疾患：慢性硬膜下血腫，頭部外傷後後遺症など。
　オ）その他：正常圧水頭症，多発性硬化症，神経ベーチェット，サルコイドーシス，
　　シェーングレン症候群など。

2. 四大認知症とは？

　認知症の原因疾患は前述のように多くのものがあるが，特に重要な疾患は次の
4つであり，「四大認知症」と俗称されることもある。
　①アルツハイマー病（アルツハイマー型認知症）
　②レビー小体型認知症
　③血管性認知症
　④前頭側頭型認知症

　これら「四大認知症」で認知症の大半を占めるが，それぞれの疾患の病態，診
断，治療など関して概説する。

①アルツハイマー病（アルツハイマー病による認知症〈アルツハイマー型認知症〉）

　アルツハイマー病は慢性・進行性の認知機能の低下を主徴とする認知症性疾患
であり，神経変性性認知症の中では最も多い。前述のように，本邦の認知症の約
2/3 程度がアルツハイマー病である。70 歳代前後に発症率のピークがあるとされ
ている脳血管性認知症と異なり，アルツハイマー病は加齢とともにその発症率が
増加していく疾患であるため，人口の高齢化とともに益々その患者数は増えてい
くと考えられている。βアミロイド（Aβ）を主成分とする老人斑（senile plaque）と
過剰にリン酸化されたタウ（tau）を主成分とする神経原線維変化（neurofibrillary
tangle）がアルツハイマー病の特徴的な神経病理所見であり，前者はアルツハイ
マー病に特徴的とされる。大多数，少なくとも 95％以上のアルツハイマー病は
非遺伝性の孤発性アルツハイマー病である。アルツハイマー病の原因遺伝子とさ
れているのは APP，PSEN1 および PSEN2 が知られており，それらの遺伝子変異
はいずれも Aβ の産生に影響する。アルツハイマー病の疾患感受性遺伝子，つま
りアルツハイマー病リスクを上げる遺伝子としては APOE4 が有名である。まず
神経細胞外に老人斑の沈着が始まり，時間的に次の段階に神経細胞内に神経原線
維変化が認められ始め，それらのプロセスの中で神経細胞の脱落が生じることが
アルツハイマー病脳病理組織検索などから明らかにされている。このようなア

ツハイマー病の病態仮説は「βアミロイド仮説」と呼ばれる。老人斑の沈着はまず海馬周辺から始まるために，記憶，学習，あるいは情動調節といった海馬の機能低下にともなう症状がアルツハイマー病の初期症状として認められることになり，具体的には記銘力低下，抑うつ気分，不安，意欲・自発性低下（apathy）といった精神神経症状となる。アルツハイマー病初期の脳画像所見としては，海馬周辺の萎縮や後部帯状回・楔前部の脳血流低下が挙げられ，それぞれ，MRI および SPECT によって明らかにすることが可能である（図1，表2）。

　また，最近では脳脊髄液中の Aβ の検出や PET（positron emission tomography）による脳内 A β沈着の可視化も可能となっている。Aβ 40 と Aβ 42 という，分子量の異なる2つの主要な分子種がβアミロイドには存在し，アルツハイマー病初期には脳脊髄液中の Aβ 42 が低下することが知られている。したがって，脳脊髄液中 Aβ 42 濃度測定や PET による脳内 A β沈着の可視化によって，記銘力低下などの具体的な精神神経症状が顕在化する前にアルツハイマー病を診断しうる可能性が出てきている。このことにより，前臨床アルツハイマー病（preclinical Alzheimer's disease）と呼ばれる，軽度認知障害（MCI）よりも前の状態でのアルツハイマー病をとらえることが可能になったことを意味する。世界的に，アルツハイマー病の標準治療薬とされているのは，アセチルコリンエステラーゼ阻害薬と興奮性アミノ酸（NMDA）受容体拮抗薬である。前者はアルツハイマー病で低下するアセチルコリンの働きを高めるものであり，後者は興奮性アミノ酸の働きを調節するものである。これらは臨床の現場で両者の併用も含めて広く使われている。しかしながら，慢性・進行性の認知機能の低下に対して根本的な効果はない「対症療法薬（symptomatic drugs）」とされている。アルツハイマー病の発症・進行を防止する「根本的治療薬（disease modifying drugs）」の開発が，特に前述のβアミロイド仮説に基づいて，Aβ やタウをターゲットに精力的に研究されてきたが，現実的に効果のある薬剤は見出されてないのが現状である。これらのことから，βアミロイド仮説そのものを疑う研究者も出てきたが，Aβ の沈着がアルツハイマー病顕在発症の約 15 〜 20 年前から生じ始め，症状出現時には Aβ の沈着がプラトーに達することが明らかにされた。したがって，根本的治療薬の治験対象者を精神神経症状顕在化後としたのが，薬剤治験失敗の原因ではなかったかとの議論もなされている（図2）。

　DSM-5 によるアルツハイマー病診断基準を表2に示す。

②レビー小体型認知症（レビー小体病による認知症）

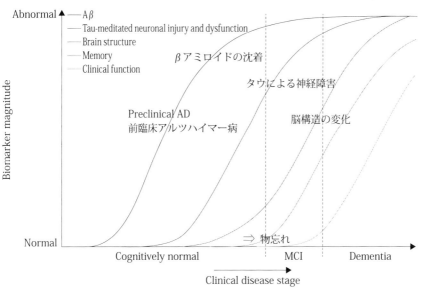

図 2　アルツハイマー病の経過

表 2　DSM-5 によるアルツハイマー病診断基準

A．認知症の診断基準に一致
B．少なくとも 2 つ以上の認知機能領域で障害が潜行性に発症し緩徐に進行する
C．確実な AD（probable Alzheimer's disease）：1 か 2 のどちらかを満たす
1．家族歴又は遺伝学的検査から AD の原因遺伝子変異がある
2．以下の 3 つ全てがある
a．記憶・学習の低下および他の認知機能領域の 1 つ以上の低下
b．着実に進行性で緩徐な認知機能低下で，進行が止まることはない
c．混合性の原因がない
他の神経変性疾患や脳血管障害，他の神経疾患，精神疾患，全身疾患など疑いのある AD（Possible Alzheimer's disease）：1 か 2 を満たさない場合
D．脳血管障害，他の神経変性疾患，物質の影響，その他の精神・神経疾患または全身疾患ではうまく説明できない

出典：日本精神神経学会（日本語版用語監修），髙橋 三郎・大野 裕（監訳）（2014）DSM-5 精神疾患の診断・統計マニュアル．p602-603, 医学書院.

　レビー小体型認知症（DLB）は，認知症の原因疾患としての神経変性性認知症の中では，アルツハイマー型認知症に続いて 2 番目に多い認知症である。レビー小体型認知症はパーキンソン病と併せて，レビー小体病と呼称される。初期症状が認知症なのかパーキンソン症状なのかによって臨床的に区分されるが，背景病態は同一のものと考えられている。実際，発症から 10 年以上経過した大半のパ

ーキンソン病は認知症の状態を呈する。レビー小体型認知症とパーキンソン病は，ともに高齢になって発症し，多くは 50 ～ 70 歳台に発症するが，最近では 80 歳台以降の発症も多く，稀ながら 30 ～ 40 歳台に発症することもある。またどちらも男性の方が女性より多い。全認知症の中でのレビー小体型認知症の割合は数％とされているが，その割合はしばしば過少に見積もられており，約 20％とする報告もある。レビー小体型認知症はほとんど孤発性であり，家族性の報告は乏しい。レビー小体型認知症は，レビー小体と呼ばれる異常な構造物が主に神経細胞内を含む脳のさまざまな部位に蓄積することが原因として発症する。レビー小体の主成分は，α - シヌクレインであり，レビー小体の蓄積によって，神経細胞の変性や脱落が生じる。レビー小体型認知症は認知症症状に加えて，幻視，後述する多彩な精神症状，パーキンソニズムなどが現れる。

　レビー小体型認知症では進行性の認知機能障害が必須であり，これに加えて認知機能の動揺，幻視，パーキンソニズムの 3 つがあり，このうち 2 つあれば probable DLB，1 つあれば possible DLB と診断される。認知機能障害の中核は記憶障害であり，その他には，注意障害，視覚認知障害，構成障害が目立ち，遂行能力障害や問題解決能力の低下が顕著となりやすい。認知機能の動揺は初期に目立ちやすく，ぼんやりとした表情で反応に乏しく，日中の傾眠や覚醒時の錯乱もともなう。幻視体験は典型的には小動物幻視で，しばしば不安感を伴い，夕方や薄暗いときに目立つ。錯視や人物・場所の誤認も多くみられる。抑うつ症状も初期にしばしば認められ，幻覚や誤認から生じる心理学的に了解可能な二次性妄想としての被害妄想を呈することもある。中核症状のパーキンソニズムは寡動や筋固縮が主体であり，顕在化しない場合もあり，安静時振戦は末期まで目立たない。これらの症状に数年以上の単位で先行する症状として，夜間睡眠時に悪夢を伴う体動や大声を呈するレム睡眠行動異常症（RBD），立ちくらみや便秘を呈する自律神経症状あるいは嗅覚障害があり，これらの症状からレビー小体型認知症の早期診断につながることもある。頭部 MRI ではアルツハイマー病のような海馬周辺の萎縮は目立たないが，頭部 SPECT で後頭葉中心に広範囲に血流の低下が認められる。MIBG 心筋シンチグラフィでは交感神経機能低下を反映する MIBG の心筋への取り込み低下や，脳 SPECT ではドパミントランスポーターの取り込み低下が認められる。最新の診断基準ではこれら画像検査の所見がより重視されている（表3）。レビー小体型認知症に根本的な治療法はなく，臨床症状改善や進行予防のための対症療法のみで存在する点はアルツハイマー病と同様である。レビー小体型認知症ではアルツハイマー病以上に大脳のアセチルコリン濃度が低下しており，

表3　レビー小体型認知症診断基準（McKeith et al., 2017）

1．進行性の認知症
2．中核的特徴（2つ以上，または中核的特徴1つと指標的バイオマーカー1つ以上で臨床的にDLB）
・注意や明晰さの著明な変化を伴う認知の変動
・繰り返し出現する具体的な幻視
・特発性のパーキンソニズム
・認知機能の低下に先行することもあるレム期睡眠行動異常症
3．支持的特徴
抗精神病薬に対する重篤な過敏性；姿勢の不安定性；繰り返す転倒；失神または一過性の無反応状態のエピソード；高度の自律機能障害；過眠；嗅覚鈍麻；幻視以外の幻覚；体系化された妄想；アパシー，不安，うつ
4．指標的バイオマーカー
・ドパミントランスポーターの取り込み低下
・MIBG心筋シンチグラフィでの取り込み低下
・睡眠ポリグラフ検査による筋緊張低下を伴わないレム睡眠の確認

　アルツハイマー病薬であるアセチルコリンエステラーゼ阻害薬が認知機能障害と幻視や妄想などの精神症状改善を期待して用いられている。抗精神病薬への過感受性をレビー小体型認知症は有し，パーキンソン症状の悪化や過鎮静を呈する可能性があるので，抗精神病薬の精神症状への使用には細心の注意を要する。パーキンソニズムにはパーキンソン病に準じた治療を行う。レビー小体型認知症の経過はアルツハイマー病よりも早く，感染症や繰り返す転倒による外傷により予後は不良となりやすい。

③前頭側頭型認知症

　前頭側頭型認知症は認知症の原因疾患としての神経変性性認知症の中では3番目に多い認知症である。病理学的あるいは遺伝学的に診断のついたものは前頭側頭葉変性症とよばれ，前頭側頭型認知症は臨床診断名として使われている。欧米では家族性の前頭側頭型認知症を30～50%に認めるが，本邦ではほとんどない。前頭側頭型認知症は前頭葉や側頭葉の委縮を主徴とするが，脳の中で，前頭葉は「人格・社会性」を，側頭葉は「記憶・言語」を主に司るために，それぞれの部位の機能低下に対応した精神神経症状を呈する。前頭葉機能低下に伴う具体的な症状としては，抑制の欠如，常同的，強迫的行為，反社会的行為，感情の鈍麻，意欲・自発性の低下などが認められる。まとめて言うと，本来のその人らしさが失われ，"going my way behavior" と評されるような「本能のままに行動すること」につながり，このようなタイプを行動障害型前頭側頭型認知症と呼ぶ。側頭葉機

表4　DSM-5 による前頭側頭認知症診断基準

A．認知症の診断基準に一致
B．障害は潜行性に発症し緩徐に進行する
C．1または2を満たす
1．行動障害型
（a）以下の行動症状のうち3つ，またはそれ以上。
・行動の脱抑制。
・アパシーまたは無気力。
・思いやりの欠如または共感の欠如。
・保続的，常同的または強迫的／儀式的行動。
・口唇傾向および食行動の変化。
（b）社会的認知および／または実行能力の顕著な低下。
2．言語障害型
発語量，喚語，呼称，文法，または語理解の形における，言語能力の顕著な低下。
D．学習および記憶および知覚運動機能が比較的保たれている。
E．その証拠は，他の脳疾患や全身性疾患ではうまく説明されない。

出典：日本精神神経学会（日本語版用語監修），髙橋 三郎・大野 裕（監訳）（2014）
　DSM-5 精神疾患の診断・統計マニュアル．pp.606-607,医学書院.

能低下に伴う代表的な症状としては失語症があり，意味性認知症や進行性非流暢性失語症は失語症を主徴とするものである。前述のような精神神経症状は記憶障害のような認知症に典型的な症状よりも先に顕在化しやすいために，統合失調症や双極症〈双極性障害〉などの精神疾患と誤診されやすい。前頭側頭型認知症の病因タンパク質としてはタウ，TDP-43，FUS などがあるが，その病態メカニズムは不明な点が多い。脳画像上では前頭葉や側頭葉の委縮や脳血流低下が認められる。前頭側頭型認知症は働き盛りの年代である50〜60代で発症することが多いことや前述の特徴的な精神症状のために，家族の介護負担は多大であり，専門医や種々の社会資源を利用することが，他の認知症以上に求められる。アルツハイマー病やレビー小体型認知症と同様に，前頭側頭型認知症の根本的な治療薬は存在せず，精神神経症状，特に常同・強迫症状に対して対症的に選択的セロトニン再取り込み阻害薬（SSRI）などの向精神薬が時に用いられる。DSM-5 による前頭側頭型認知症診断基準を表4に示す。

④血管性認知症

　脳梗塞や脳出血などによって発症する認知症であり，脳の場所や障害の程度によって，その症状は異なってくる。緩徐に進行する神経変性性認知症と異なり，脳梗塞や脳出血のたびに階段状に進行するのが特徴である。主に皮質領域の大小

表5　DSM-5 による血管性認知症診断基準

A．認知症の診断基準に一致
B．臨床的特徴が以下のどちらかによって示唆されるような血管性の病因に合致 　認知欠損の発症が 1 回以上の脳血管性発作と時間的に関係している 　認知機能低下が複雑性注意（処理速度も含む）および前頭葉性実行機能で顕著
C．病歴，身体診察，および／または神経認知欠損を十分に説明できると考えられる 　神経画像所見から，脳血管障害の存在を示す証拠がある
D．その証拠は，他の脳疾患や全身性疾患ではうまく説明されない 　以下のうち一つは該当する 　1．臨床的基準が脳血管性疾患によるはっきりとした脳実質の損傷を示す。神経画像的証拠 　　によって支持される 　2．神経認知症候群が 1 回以上の記録のある脳血管性発作と時間的に関係がある 　3．臨床的にも遺伝的にも［例:皮質下梗塞と白質脳症を伴う常染色体優性遺伝性脳動脈症 　　（CADASIL）］脳血管性疾患の証拠がある。

出典：日本精神神経学会（日本語版用語監修），髙橋 三郎・大野 裕（監訳）（2014）
　DSM-5 精神疾患の診断・統計マニュアル．pp.612-613, 医学書院．

　の脳梗塞が原因となる多発梗塞性認知症，穿通枝領域の細動脈硬化症や皮質下の脳血管アミロイド症を認める小血管病性認知症，全脳の循環不全や低酸素が原因となる低還流性血管性認知症などに分類されるが，小血管病性認知症が最も多い。MRI 脳画像上の特徴はラクナ梗塞，白質病変，多発皮質梗塞，microbleeds（微小出血）などである。「まだら認知症」と言われるように，障害される能力と残っている能力が混在しており，病識も保たれていることが多い。認知機能障害以外に血管性認知症に特徴的な精神神経症状としては，抑うつ状態，感情失禁があり，脳血管性パーキンソニズムに伴う歩行障害あるいは尿便失禁も早期から呈しやすい。アルツハイマー病と血管性認知症とが合併するものを混合型認知症と呼ぶことがあるが，アルツハイマー病に脳血管障害が単に合併したものと考えられるケースも多く存在する。脳血管障害の存在はアルツハイマー病初期の認知機能障害促進因子と考えられている。血管性認知症治療の基本は，脳卒中の再発予防と認知機能に応じた対症療法であり，前述のアルツハイマー型認知症の治療薬を使うこともある。脳卒中再発予防には，食事，運動などの生活習慣指導や糖尿病や高血圧などに対する治療とともに抗血小板薬や抗凝固薬が用いられる。DSM-5による血管性認知症診断基準を表5に示す。

Ⅵ　認知症の予防

　全世界では現時点の認知症性疾患の患者数は約 3,500 万人であり，その数は

2050年までに3倍となるとされ、そのコストは現時点で年間6000億ドル、全世界のGDPの約1％に相当すると推定されている。本邦の認知症患者数は平成24（2012）年時点で462万人であり、2025年には700万人に達すると推定されている。現在、アルツハイマー病の治療薬は存在するものの、その効果は「対症療法薬」の域を出るものではない。一方で、βアミロイド仮説に基づく「根本治療薬」の開発は停滞傾向にある。それ以外の神経変性性認知症に関してはさらに病因の解明は進んでいない。したがって認知症の発症そのものを予防することが、全世界的に現在喫緊の課題となっている。Livingstonらが2017年に *Lancet* 誌に報告した認知症予防のために重要な9つの因子のなかには、若年期の学習履歴、難聴、高血圧、肥満、糖尿病、喫煙、うつ病、運動不足、社会的孤立が挙げられており、若年期の学習履歴以外の8つの因子への対策で認知症の35％は予防可能としている。8つの因子には高血圧、糖尿病などの生活習慣病そのものが複数含まれ、残る因子も生活習慣病との関連が深い。また睡眠障害が認知症リスクとなるとの報告も近年増加しているが、睡眠障害も生活習慣病との関連が深い。したがって、心脳血管障害予防と認知症予防はほぼ重複することとなり、日常の食事、運動、睡眠への適切な生活指導の重要性が改めて強調される。

◆学習チェック表
□　せん妄の病態と治療に関して理解した。
□　認知症の定義について理解した。
□　認知症の行動・心理症状（BPSD）について理解した。
□　"四大認知症"に関する知識を得た。
□　認知症予防の方策に関して理解した。

より深めるための推薦図書

American Psychiatric Association（2013）*Diagnostic and Statistical Manual of Mental Disorders, the 5th Edition: DSM-5*. Washington, DC: American Psychiatric Publishing.（日本精神神経学会監修，高橋三郎・大野裕・染矢俊幸ほか訳（2014）DSM-5：精神疾患の診断・統計マニュアル．医学書院．）

日本精神神経学会認知症委員会編（2019）日本精神神経学会認知症資料テキスト．新興医学出版社．

日本神経学会監修，「認知症疾患診療ガイドライン」作成委員会編（2017）認知症疾患診療ガイドライン2017．医学書院．

日本総合病院精神医学会せん妄指針改訂班（統括：八田耕太郎）編（2015）せん妄の臨床指針．In：せん妄の治療指針，第2版―日本総合病院精神医学会治療指針1．星和書店．

佐藤眞一（2018）認知症の人の心の中はどうなっているのか？　光文社新書.

文　献

Bang, J., Spina, S., Miller, B.L.（2015）Frontotemporal dementia. *Lancet*, **386**; 1672-182.

堀口淳（2012）認知症の症候学的診断. 精神神経学雑誌, **114**; 251-254.

Jack, C.R. Jr., Knopman, D.S., Jagust, W.J., Shaw, L.M., Aisen, P.S., Weiner, M.W., Petersen, R.C., Trojanowski, J.Q.（2010）Hypothetical model of dynamic biomarkers of the Alzheimer's pathological cascade. *Lancet Neurology*, **9**(1); 119-128.

Livingston, G., Sommerlad, A., Orgeta, V., Costafreda, S.G., Huntley, J., Ames, D., Ballard, C., Banerjee, S., Burns, A., Cohen-Mansfield, J., Cooper, C., Fox, N., Gitlin, L.N., Howard, R., Kales, H.C., Larson, E.B., Ritchie, K., Rockwood, K., Sampson, E.L., Samus, Q., Schneider, L.S., Selbæk, G., Teri, L., Mukadam, N.（2017）Dementia prevention, intervention, and care. *Lancet*, **390**(10113); 2673-2734.

McKeith, I.G., Boeve, B.F., Dickson, D.W., Halliday, G., Taylor, J.P., Weintraub, D., Aarsland, D., Galvin, J., Attems, J., Ballard, C.G., Bayston, A., Beach, T.G., Blanc, F., Bohnen, N., Bonanni, L., Bras, J., Brundin, P., Burn, D., Chen-Plotkin, A., Duda, J.E., El-Agnaf, O., Feldman, H., Ferman, T.J., Ffytche, D., Fujishiro, H., Galasko, D., Goldman, J.G., Gomperts, S.N., Graff-Radford, N.R., Honig, L.S., Iranzo, A., Kantarci, K., Kaufer, D., Kukull, W., Lee, V.M.Y., Leverenz, J.B., Lewis, S., Lippa, C., Lunde, A., Masellis, M., Masliah, E., McLean, P., Mollenhauer, B., Montine, T.J., Moreno, E., Mori, E., Murray, M., O'Brien, J.T., Orimo, S., Postuma, R.B., Ramaswamy, S., Ross, O.A., Salmon, D.P., Singleton, A., Taylor, A., Thomas, A., Tiraboschi, P., Toledo, J.B., Trojanowski, J.Q., Tsuang, D., Walker, Z., Yamada, M., Kosaka, K.（2017）Diagnosis and management of dementia with Lewy bodies: Fourth consensus report of the DLB Consortium. *Neurology*, **89**(1); 88-100.

O'Brien, J.T., Thomas, A.（2015）Vascular dementia. *Lancet*, **386**; 1698-1706.

Scheltens, P., Blennow, K., Breteler, M.M.B., de Strooper, B., Frisoni, G.B., Salloway, S., Van der Flier, W.M.（2016）Alzheimer's disease. *Lancet*, **388**; 505-517.

Shi, L., Chen, S.J., Ma, M.Y., Bao, Y.P., Han, Y., Wang, Y.M., Shi, J., Vitiello, M.V., Lu, L.（2018）Sleep disturbances increase the risk of dementia: A systematic review and meta-analysis. *Sleep Medicine Reviews*, **40**; 4-16.

Walker, Z., Possin, K.L., Boeve, B.F., Aarsland, D.（2015）Lewy body dementias. *Lancet*, **386**; 1683-1697.

第11章

社会的ひきこもり

加藤隆弘

Keywords　社会的ひきこもり，社会的孤立，8050問題，甘え，恥，インターネット社会，併存症，家族支援，生物心理社会的アプローチ

I　はじめに

　1990年代後半から日本社会において注目されはじめた社会的ひきこもり（以下，ひきこもり）は，6カ月以上にわたり，就労・学業など社会参加をせずに家庭内にとどまっている現象（あるいは，その状態にある者）で，内閣府の報告では110万人以上のひきこもり者の存在が示唆されている（Kato et al., 2019）。

　ひきこもり臨床では，精神疾患に対する偏見や誤解のため本人や家族が相談機関・医療機関への来所・受診を躊躇うことが稀ではなく，ひきこもり支援の開始は遅れがちである（近藤ら，2010）。近年では，8050問題と呼ばれるように80歳代の親が50歳代のひきこもり状態にある子どもを支援せざるを得ないケースが稀ではなく，「ひきこもり」の長期化・高齢化が社会問題になっており，ひきこもり打開は喫緊の課題である（Kato et al., 2019）。従来，「ひきこもり」は日本の文化社会に根ざした日本独自の現象と思われていたが，最近では「ひきこもり」に類する症例が韓国，スペイン，フランス，オマーン，ブラジル，中国，米国などさまざまな国で報告されている（Kato et al., 2019；加藤ら，2015；Kato et al., 2018）。このように，「ひきこもり」は21世紀における新たな世界レベルの精神保健問題になりつつある（Kato et al., 2019；Kato et al., 2018；加藤，2018）。

　我が国の心理臨床現場において，ひきこもり者に出会うことは稀ではないため，本稿では，ひきこもり者を多面的に理解するための病態モデル，および，ひきこもり者のステージ分類法とステージに基づく多軸的な治療的アプローチを紹介する。

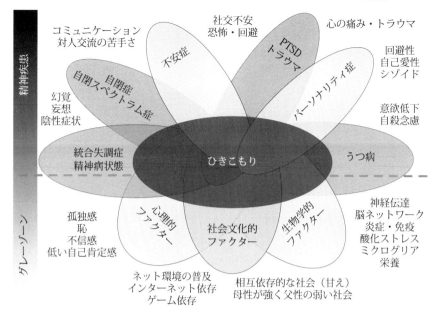

コミュニケーション
対人交流の苦手さ

社交不安
恐怖・回避

心の痛み・トラウマ

不安症

PTSD
トラウマ

回避性
自己愛性
シゾイド

精神疾患

自閉症
自閉スペクトラム症

パーソナリティ症

幻覚
妄想
陰性症状

意欲低下
自殺念慮

統合失調症
精神病状態

ひきこもり

うつ病

グレーゾーン

孤独感
恥
不信感
低い自己肯定感

心理的
ファクター

社会文化的
ファクター

生物学的
ファクター

神経伝達
脳ネットワーク
炎症・免疫
酸化ストレス
ミクログリア
栄養

ネット環境の普及
インターネット依存
ゲーム依存

相互依存的な社会（甘え）
母性が強く父性の弱い社会

図1　ひきこもりの多面的病態モデル（Kato, Kanba, Teo（2019）より引用・改変）

Ⅱ　「ひきこもり」の多面的側面

　ひきこもり者には何らかの共通基盤が示唆されている一方で，ひきこもり者といっても一人ひとり異なる側面を有しており，それぞれのひきこもり者の特性を適切に評価することが適切な支援のためには何より重要である。「ひきこもり」を多面的に理解するためのモデルを図1に呈示する（Kato et al., 2019）。

1.「ひきこもり」の文化社会的背景

　従来「ひきこもり」は日本の文化社会に根ざした日本独自の現象と思われており，土居（1971）が指摘した「甘え」や北山（2017）が注目している「恥」「見るなの禁止」といった日本社会に特徴的な側面がひきこもり現象に大きく影響している可能性がある。

　「ひきこもり」が日本以外に拡がっている要因としてインターネットの普及が想定される（Kato et al., 2020b；Kato et al., 2016a；Kato et al., 2011）。子どもの遊びから大人のビジネス現場に至るまで，従来は face-to-face の直接的なコミュニケーションによってなされていた多くの対人交流がインターネットを介して間接

的に行われるようになっている。こうした現代のネット社会は世界中にひきこもりやすい環境を生んでいるといっても過言ではない（Kato et al., 2020b）。

　特に，若年者のひきこもりの発生要因として注目しているのが，こうしたツールによる子どもの遊び方の変化である（Kato et al., 2016a；Kato et al., 2011）。1980年代前半にテレビと接続する家庭用ゲーム機が発売され，子どもの遊び方がインドアへと大きくシフトした。それまでは放課後に外で相撲やドッジボールなどをして時にとっくみあいの喧嘩をしながら遊んでいた子ども達は，家庭用ゲーム機を持っている友達の家に集うようになり，テレビモニターを介して遊ぶようになった。現在ではインターネット技術により，お互い別の場所にいても対戦ゲームなどをオンラインで楽しむことができるのである。こうして，世界的にみても現代の若者（若者に限らないが）はダイレクトなコミュニケーションをとる機会が圧倒的に少なくなっている。おそらく，とっくみあいの喧嘩をする子どもの数は激減したはずである。他方，スマートフォン等でのソーシャル・ネットワーキング・サービス（SNS）などを介した間接的なコミュニケーションが普及し，こうしたツールによる「いじめ」の問題は日本に限らず韓国など海外でも大きな社会問題となっている（Kato et al., 2020b）。とっくみあいの喧嘩では「雨降って地固まる」がごとく，喧嘩を機に無二の親友になることが稀ではなかった。家庭用ゲーム機やSNSの登場以来，こうした世界においては，うまく行かなくなればリセットボタンを押すことで，あるいは「もうやーめた！」という形でそのアプリを消去することで，相手ととっくみあいの喧嘩をせずともすぐに困難な事態を回避できるのである。果たして，こうした経験だけで，相手・他者とのコミュニケーション能力や信頼関係を育むことがどれほど可能なのであろうか。ひきこもり者の多くは大学卒かそれ以上の学歴を有しており，一度社会人になったあとにひきこもるケースが少なくない。学生時代までは親・教師などに保護された環境下でとくに難なく育ったゲーム世代・スマホ世代の若者が，ダイレクトなコミュニケーション能力が重視される社会人となるや否や，職場での上司，部下，同僚あるいは取引先との対人交流上での困難を抱えてしまい，不適応となり，社会回避的な行動を呈するようになるという事態は想像に難くない。こうした若者の一部は筆者らが提唱している「現代抑うつ症候群」の病態像を示す（第4章に詳述；Kato & Kanba, 2017）。「現代抑うつ症候群」の特徴は，場面依存的な抑うつ症状の自覚とその訴え，社会回避傾向，自己愛傾向，易トラウマ化，低いレジリエンスであり，「ひきこもり」と共通している。しかるに，筆者らは現代抑うつ症候群を「ひきこもり」へ至る前のゲートウェイ障害と捉えており，「ひきこもり」

予防の観点からその評価と介入の意義を唱えている（Kato & Kanba, 2017）。「ひきこもり」および「現代抑うつ症候群」の発生モデル（仮説）を図2に示す。こうしたさまざまな因子が「ひきこもり」や「現代抑うつ症候群」の発生に寄与していると思われる。

2．精神疾患の併存

　診断閾値未満のグレーゾーンを含むと7～8割のひきこもり者が精神医学的な問題を抱えているのではないかと想定される（Kato et al., 2019）。筆者らが以前実施した，ひきこもり者22名の併存疾患に関するパイロット調査では，DSM-IV に基づく構造化面接法 SCID により大うつ病性障害，回避性パーソナリティ障害，妄想性パーソナリティ障害，社交不安障害，気分変調性障害，心的外傷後ストレス障害（PTSD）といったさまざまな精神疾患の併存が明らかになった。その併存率は7～8割に及んだが，2割は精神疾患を認めなかった。この調査では，エントリー時点で統合失調症を除外しており，発達障害の診断評価をしていないという限界があった。近藤直司らの300名規模の調査でも，ひきこもり者の多くが精神疾患を併存しており，3割ずつが統合失調症圏・気分障害圏・不安障害圏であり，その他，パーソナリティ障害および広範性発達障害の併存も認められている（Kondo et al., 2013）。（いずれも疾患名は当時のもの。）

3．生物学的特性

　ひきこもりの生物学的特性はほとんど解明されていないが，何らかの生物学的基盤が想定される。筆者らは，萌芽的にひきこもり者の血中物質を測定し健常者と比較したところ，男性ひきこもり者では尿酸値が，女性ひきこもり者では HDL コレステロールが低い傾向を認めた（Hayakawa, 2018）。さらに，ひきこもりではない大学生を対象として，ひきこもりの病態と密接に関与する回避性パーソナリティに着目し，信頼感や血液物質との関連を探索したところ，男子学生では尿酸・HDL コレステロールの値が低いほど信頼行動を起こしにくく，女子学生では高感度 CRP や FDP といった炎症関連物質が高いほど他者を信頼しない傾向を認めた（Hayakawa, 2018）。尿酸および HDL コレステロールは酸化ストレスを制御する物質であるため，酸化ストレスや炎症がひきこもり病態に関与している可能性があり，今後の検証が望まれる。

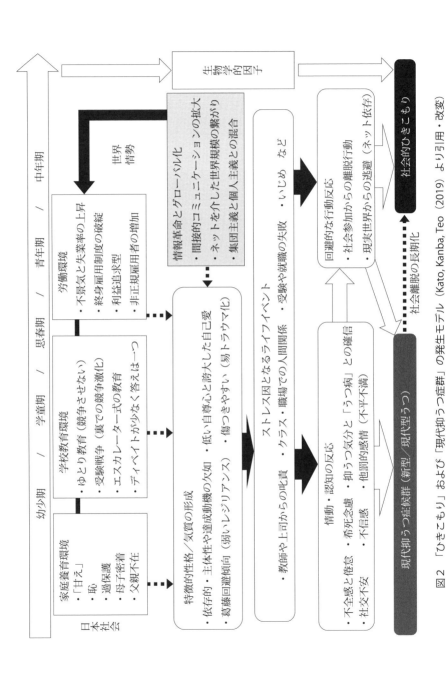

図2　「ひきこもり」および「現代抑うつ症候群（新型／現代型うつ）」の発生モデル（Kato, Kanba, Teo（2019）より引用・改変）

■ III　「ひきこもり」の定義・診断・評価

　以前からひきこもりの定義に精神疾患を含むかどうか議論がなされてきた。1990 年代後半の斎藤環の定義では，「20 代後半までに問題化し，6 カ月以上，自宅にひきこもって社会参加をしない状態が持続しており，ほかの精神疾患がその第一の原因とは考えにくいもの」という形で，精神疾患によって生じるひきこもり状態は「社会的ひきこもり」に含まないとしていた（斎藤環，1998）。2010 年に厚労省より発行されたひきこもりガイドラインにおける定義を以下に呈示する。

　　「様々な要因の結果として社会的参加（義務教育を含む就学，非常勤職を含む就労，家庭外での交遊など）を回避し，原則的には 6 カ月以上にわたって概ね家庭にとどまり続けている状態（他者と交わらない形での外出をしていてもよい）を指す現象概念である。なお，ひきこもりは原則として統合失調症の陽性あるいは陰性症状に基づくひきこもり状態とは一線を画した非精神病性の現象とするが，実際には確定診断がなされる前の統合失調症が含まれている可能性は低くないことに留意すべきである」

　このガイドラインの定義では，原則として統合失調症を含まないもののその可能性も否定できないというものであった（齊藤万比古ら，2010）。実際の臨床現場においては，統合失調症の評価は容易ではなく，さらに，ひきこもり者が回避しているかどうかの評価も困難である。たとえば，「することがないから家にいるだけで，人を避けているわけではない」とか「直接人と会うことはないけど，ネットでは友達がたくさんいる」と訴えて支援を拒否するケースも稀ではない。こうした曖昧な状況を打開し，支援が必要なひきこもり状態にあるかどうかをスムーズに判断できるようにするために，最近，筆者らは国際的に通用しうる「病的ひきこもり（hikikomori；pathological social withdrawal）」の定義（診断評価基準）を新たに作成した（Kato et al., 2019, Kato et al., 2020a）。

　この定義では，物理的撤退を必須項目とし，それ以外は補足項目とし，併存疾患の有無を問わないとすることで，これまでの混乱の解決を図った。筆者らが作成した新たな定義を表 1 に記す（Kato et al., 2019, Kato et al., 2020a）。この新しい定義を用いて，補足項目を含む詳細な評価を実施することで，一人ひとりの状態に応じた個別性の高い適切な支援を提供しやすくなる。

　今回の定義では，高齢独居者や主婦も「病的ひきこもり」の基準を満たす可能

表1　「病的ひきこもり」の定義（診断評価基準）（Kato et al（2020a），Kato et al（2019）から
　　　引用・改変）

［定義］病的な社会的回避または社会的孤立の状態であり，大前提として自宅にとどまり物理
的に孤立している状態である。
下記の3つをすべて満たすこと：
　①自宅にとどまり社会的に著しく孤立している。
　②社会的孤立が少なくとも6カ月以上続いている。
　③社会的孤立に関連した，臨床的に意味のある苦痛，または，社会的，職業的，または他の
　　重要な領域における機能の障害を引き起こしている。

　外出頻度が週2～3回を軽度，週1回以下を中等度，週1回以下でかつ自室からほとんど出
ない場合を重度とする。外出頻度が週4回以上の場合には診断基準を満たさない。期間が3カ
月以上で6カ月未満の場合は「前ひきこもり（pre-hikikomori）」とする。社会的状況を回避
したり精神疾患を併存している者は少なくないが，評価は容易くない。したがって，今回の定
義では「社会的回避」は必須項目にせず，「併存症の有無」は問わないこととする。③に関し
て，ひきこもりの初期段階では孤独感といった主観的苦痛を認めないことが多く，機能の障害
と併せて慎重に評価すべきである。

　以下の補足項目（specifiers）は必須項目ではないが，ひきこもりの状態を詳しく把握する
上で重要である。
A）社会的参加：学校や仕事といった社会参加の有無や程度を評価する。医療福祉機関や支援機関に通
　院・通所しているかどうかも評価する。この補足項目はニート状態（not in education, employment,
　or training; NEET）にあるひきこもり者の評価に役立つ。
B）直接的な交流：自宅外で意味のある直接的な対人交流が週2～3回（軽度），あるいは，週1回以
　下（中等度）に限られているかどうかを評価する。同居する家族との直接的な交流さえもほとんどな
　い場合は重度とする。買物などでの挨拶程度の交流は意味のある交流に含まない。この補足項目は，
　ソーシャル・ネットワーキング・サービスやオンラインゲームといったデジタル通信技術を介した社
　会的交流を持っているひきこもり者でも該当しうる。
C）間接的な交流：現代社会におけるインターネットの普及により，遠隔技術を介した間接的な交流が
　日常生活に普及してきている。したがって，直接交流に加えてこうした間接交流の有無を評価すべき
　である。ひきこもり者の中には，ソーシャル・ネットワーキング・サービスやオンラインゲームを通
　じて双方向性の間接的な交流を日常的におこなっている者もいる。
D）孤独感：ひきこもりの経過が長くなればなるほど孤独感を持ちやすくなる。初期段階では孤独感を
　もたないこともありうる。
E）併存症：回避性パーソナリティ障害，社交不安症，うつ病，自閉スペクトラム症，統合失調症とい
　った精神疾患の併存が稀ではない。
F）発症年齢：10代の不登校や成人早期に発症することが多いが，30代以降に発症することも稀では
　ない。
G）家族パターンや家族力動：家庭における社会経済的状況や養育スタイルがひきこもりに影響を与え
　る可能性がある。
H）文化的影響：ひきこもりは日本で最初に報告されたが，最近では東アジアや欧州諸国など多くの国
　で報告されている。何らかの社会文化的状況がひきこもりの国際化に寄与している可能性がある。
I）介入／治療：いまだ強固なエビデンスに基づく介入／治療法は開発されていないが，薬物療法（特
　に精神疾患を併存する場合），サイコセラピー，ソーシャルワーク，家族支援といったさまざまなア
　プローチが実践されている。上記項目の評価に基づき，個別性に配慮した介入が望まれる。

性がある。特に，高齢者の社会的孤立は孤独死といった無視できない重要な問題を引き起こしており（Kato et al., 2017a），今回の定義がこうした人々の早期支援に役立つ可能性がある。

　なお，自宅にひきこもっているが人目の少ない深夜に毎日 20 分程度コンビニへ外出する場合には，週 4 日以上外出するため今回の定義では「病的ひきこもり」からは外れてしまうが，ひきこもりに類する病態として補足項目を十分に評価する必要がある。

　他方，筆者らは，「ひきこもり」の程度を自ら簡便に評価できる 25 項目版ひきこもり尺度（25-item Hikikomori Questionnaire [HQ-25]）と呼ばれる自記式質問票を開発している（表 2）（Teo et al., 2018）。HQ-25 は，「社会性の欠如」「孤立」「情緒的サポートの欠如」という 3 因子からなる。九州大学で実施した調査では，238 名の臨床患者およびコミュニティーサンプルの中で「ひきこもり」の基準を満たすカットオフ値は 44 点であった（Teo et al., 2018）。しかしながら，現在通学している専門学校生および大学生に行った札幌での調査では 44 点以上のひきこもりではない学生が少なからず存在しており，カットオフ値に関しては今後さらなる検討を要する（Tateno et al., 2019）。

Ⅳ　「ひきこもり」への治療的アプローチ

　ひきこもり者の来談・受診に際して，なるべく早い段階で，上述の多面的側面を詳細に具体的に評価する必要がある。筆者らは，新しい定義に基づき（Kato et al., 2019, Kato et al., 2020a），ひきこもりのステージ分類法を開発しており，ステージに応じた治療法選択を提唱している（図 3）（Kato et al., 2019）。家族との同居の有無は病態理解や治療選択の上で重要であるため，このステージ分類では家族と同居するひきこもり者を X 群，独居のひきこもり者を Y 群として区別している。「病的ひきこもり」の基準を満たさなくても，社会的参加の欠如，直接的な対人交流の欠如など補足項目（specifiers）を満たす場合には，「病的ひきこもり」に準じた対応が必要になる。

1．精神医学的治療（医療介入）

　ひきこもり者の多くが精神疾患を併存している（Kato et al., 2019）。したがって，併存する精神疾患が明らかになった場合，それぞれの疾患の治療ガイドラインに則して精神医学的治療を導入する。特に，精神病圏や気分症〈気分障害〉圏

表2　25項目版・ひきこもり尺度（HQ-25）
(Teo et al.（2018）より引用)

最近6カ月間で，以下の文章はどのくらいあなたにあてはまりますか。
最も適切な番号をひとつ選び，○をつけてください。

0-あてはまらない　1-あまりあてはまらない　2-どちらでもない　3-少しあてはまる　4-あてはまる

1．人と距離をとる。	0	1	2	3	4
2．一日中ほとんど自宅で過ごす。	0	1	2	3	4
3．大切な事柄について話し合える人が本当に誰もいない。	0	1	2	3	4
4．知らない人に会うのが大好きだ。	0	1	2	3	4
5．自分の部屋に閉じこもる。	0	1	2	3	4
6．人がうっとうしい。	0	1	2	3	4
7．自分の生活において，自分を理解してくれようとする人たちがいる。	0	1	2	3	4
8．人と一緒にいるのは居心地が悪い。	0	1	2	3	4
9．一日中ほとんど一人で過ごす。	0	1	2	3	4
10．何人かの人に個人的な考えを打ち明けることができる。	0	1	2	3	4
11．人から見られるのが嫌だ。	0	1	2	3	4
12．人と直接会うことはほとんどない。	0	1	2	3	4
13．集団に入るのは苦手だ。	0	1	2	3	4
14．大切な問題について話し合える人があまりいない。	0	1	2	3	4
15．人との交流は楽しい。	0	1	2	3	4
16．社会のルールや価値観に沿って生きていない。	0	1	2	3	4
17．自分の人生にとって大切な人は本当に誰もいない。	0	1	2	3	4
18．人と話すことを避ける。	0	1	2	3	4
19．人と連絡をとることはあまりない（話す，書く等）。	0	1	2	3	4
20．誰かと一緒にいるよりも，一人でいる方がずっと好きだ。	0	1	2	3	4
21．自分の抱える問題に関して安心して相談できる人がいる。	0	1	2	3	4
22．一人で時間を過ごすことはめったにない。	0	1	2	3	4
23．人づきあいは楽しくない。	0	1	2	3	4
24．人と交流することはほとんどない。	0	1	2	3	4
25．一人でいるよりも，誰かと一緒にいる方がずっと好きだ。	0	1	2	3	4

項目4・7・10・15・21・22・25を逆転項目として，項目1～25の合計を算出。

ひきこもりのステージ分類

本人への支援	(X)　家族と同居	(Y)　独居	本人への支援

本人への支援
・ひきこもり支援機関
　居場所・集団活動
　ジョブサポートなど
・医療機関
　評価・薬物療法
　ソーシャルワーク
　心理社会的支援など
・心理相談機関
　各種サイコセラピー
・家庭訪問

[ステージ1X]
外出
2-3日／週

[ステージ1Y]
外出
2-3日／週

本人への支援
・ひきこもり
　　支援機関
・医療機関
・心理相談機関
・家庭訪問

[ステージ2X]
外出
週1回以下
家族交流は保持

[ステージ2Y]
外出
週1回以下

特に
拒絶が強い
本人への支援
・アニマルセラピー
・AR技術の応用

家族への支援
電話相談・ネット相談
来所による家族相談

[ステージ3X]
外出　週1回以下
同居者拒絶強い

[ステージ3Y]
外出　週1回以下
他者拒絶強い

・遠隔システム
－メール
－電話
－遠隔ビデオ
－遠隔ロボット

家族教室（家族向け教育支援）
－メンタルヘルスファーストエイド（MHFA）
－コミュニティ強化と家族訓練（CRAFT）

図3　ステージに応じたひきこもり支援・治療的アプローチ
(Kato, Kanba, Teo（2019）より引用・改変)

のひきこもり者には抗精神病薬や抗うつ薬の投与により劇的にひきこもり状況が改善されることがある（Kato et al., 2019）。しかしながら，ひきこもり状況の打開のためには，薬物療法のみでは不十分な場合が稀ではなく，下記の心理社会的介入との併用が望まれる。

2．ソーシャルワーク

　日本ではひきこもり者およびその家族への支援に関して，全国の精神保健福祉センターおよび公的・民間のひきこもり支援機関を中心として電話相談などさまざまな取り組みがなされており，一定の効果を上げている。ひきこもり支援機関では，ひきこもり者が安心して他者と過ごすことができる居場所を提供していることが多く，対人交流を活性化しコミュニケーションスキルを向上させるためのグループワークなどが盛んになされている。就労を希望するひきこもり者が円滑に就労にたどり着けるように，パソコン技能訓練など就労支援を行っている機関もある。

3．家庭訪問

　自宅に長期間ひきこもって社会的コンタクトを回避しているひきこもり者本人

の支援は容易くない。ひきこもり者本人が最初から支援を求めることは稀であり，親からの（電話を含む）相談が最初のステップでは特に重要である。親の相談に引き続き家庭訪問も実施されているが頻度としては高くない（渡辺，2005）。韓国ではひきこもり的行動特性を示す若者のことを「隠遁（Oiettolie）」と称しており，ひきこもりに類似した者の存在が以前から示唆されている（Lee, K.M. et al., 2001）。韓国では，ひきこもっている者に対するソーシャルワーカーの家庭訪問プログラムがすでに開発されており，訪問時にひきこもり者へ適切な心理社会的評価を行うことでサイコセラピーなど次の治療ステップへ効率的に繋がることをパイロット介入研究で実証している（Lee, Y.S. et al., 2013）。日本でも，ひきこもり者に対するエビデンスに基づく効果的な家庭訪問アプローチの開発が望まれる。

４．カウンセリング・サイコセラピー

さまざまな専門機関で，ひきこもり者へのカウンセリングや専門性の高いサイコセラピーが実践されている（Kato et al., 2019）。

ひきこもり者の中には自己肯定感が極端に低く，理想の自分（例えば，エリート社員であるべしという理想像）と現実（就職に失敗してバイトも続かず数年間何もしていない現状）とのギャップに苦悩している者が少なからず存在しており，こうした認知の歪みによって引き起こされる苦悩を修復するために，認知行動療法的アプローチが有用である。

ひきこもり者の根底にある回避傾向や依存傾向に関しては，精神分析的（精神力動的）観点に基づく個人精神療法や集団精神療法が効果的である（Kato et al., 2019）。精神分析的精神療法は薬物療法や認知行動療法のような即効性は期待できないが，人生早期からの経験により形成されたパーソナリティに働きかけるという点で長期的な効果が期待される（加藤，2019）。

ここまで，「ひきこもり」を病理的なものとして論じてきたが，果たして「ひきこもること」をネガティブなものと見なすだけで十分なのであろうか？　戦争神経症などの研究からスキゾイド論を提唱した英国エジンバラの精神分析家 Fairbairn, W. D. は，健常者を含む人間のパーソナリティの基本的な構成物として，「興奮させる対象（Exciting Object）」と「拒絶する対象（Rejecting Object）」の２つを想定している（Fairbairn, 1952, 2017）。「ひきこもり」現象は，「拒絶する対象」の極端な表現形の一つとも言える。Fairbairn の理論に準えるなら，「人間

であるからには，誰しもひきこもり的傾向を有している」と言っても過言ではない。携帯電話やスマートフォンを筆頭としたモバイル端末の普及により，どこにいても誰かと繋がるようになり，インターネットの普及により，裏の世界がすぐに表に出てくる社会になった現代という時代は，昔のように人々が安心して「ひとりでいること」が難しくなっているのではなかろうか。なにもかもが繋がって裏表がなくなってしまいやすい社会であればこそ，極端な形で物理的に「ひきこもる」という形で社会から閉じこもってしまう者が出現しやすくなっているのかもしれない（Kato & Kanba, 2016）。「ひきこもる」という行動は，ひきこもり空間を喪失した現代人が原始的欲求として無意識的に渇望している行動であるのかもしれない。

　筆者は，ひきこもり者救出の鍵として「外にいても安心してひとりでいることが可能な心的スペースの獲得」を重視している。こうした心性を獲得するためには沈黙に意義を見出すことができる精神分析的精神療法が有効である（加藤ら，2015; Kato et al. 2016b & 2019）。精神分析的精神療法，特にカウチを用いた非対面法による精神分析では，患者ばかりではなく治療者のこころの中に「関わりたい」という気持ちと「そっとしておきたい（ひきこもっていたい）」という両極端のアンビバレントな気持ちが生じやすく（藤山，1999），セッション中はこうしたアンビバレンスが沈黙などの形で治療者と患者の間で共有される。ひきこもり者の中には，極端に沈黙が苦手な者が少なくない。二人で一緒に居ながらにして沈黙になると「ひとりでいる」かのような時空間をこなしてゆくことで，小児科医で精神分析家であった Winnicott, D. W.（1896-1971）が提唱した「一人でいられる能力；Capacity to be alone」が育まれ，物理的に独りきりで閉じこもるという防衛から開放されると筆者は考えている（Kato et al., 2017a；加藤，2019；Winnicott, 1958）。Winnicott は「一人でいられる能力」を母子密着の世界からの旅立ちという精神発達段階において重要な能力と位置づけており，まさにひきこもりからの脱出において不可欠な能力なのである。

　個人精神療法に加えて，こうした精神分析理論をベースに実践される精神分析的集団精神療法は，ひきこもり患者同士が上記のアンビバレンスを集団の中で体験しながら相互に観察しながら理解できるという点で有用である（相田, 2006）。

5．エビデンスに基づく家族支援

　近藤らの調査によれば，ひきこもりはじめてから最初に支援を開始するまでの平均期間は 4.4 年である（近藤ら，2010）。ひきこもり臨床において，最初に支

援のための相談に訪れるのは主としてひきこもり者の家族（特に親）であるが，精神疾患やひきこもりに関する適切な知識がないために，さらには，精神疾患に対する偏見や誤解があるために，ひきこもる当事者に対してどう対応して良いか分からずに一切介入できずに「見て見ぬふり」をして年月を費やしてしまうというケースが稀ではない。そうした家族がひきこもり者本人に早期にかつ適切に対応するための知識やスキルを身につけることで，ひきこもり状況の早期打開につながることが期待される（Kato et al., 2018, 2019）。

　筆者らは，こうした仮説の元で，家族にひきこもりや精神疾患への理解を促し，本人の来談・受診がスムーズに進むための具体的なスキルを習得してもらうための家族向け教育支援プログラムを開発中である。精神疾患や心の不調をもつ身近な人に対する応急処置を習得するメンタルヘルス・ファーストエイド（MHFA；15章に詳述），および，認知行動療法に基づくコミュニティ強化と家族訓練（CRAFT）を中心に構成される3〜5日間の直接来所を要するプログラムで，講義に加えてロールプレイなどの演習を通じて体験的にひきこもり者への対応法を身に付けてもらう（Kitchener & Jorm, 2002；境・野中，2013）。毎週1回5日間の受講と6カ月間のフォローアップによるパイロット試験では，6カ月後に2〜3割程度が本人の受診に繋がるなどの効果を萌芽的に見出している（Kubo et al., 2020）。今後，さらに改良を重ね，全国のひきこもり支援機関への普及とその活用が期待される。

6．アニマルセラピー・遠隔ロボット支援

　香港では，「ひきこもり者は他者への信頼感が乏しく，他者との直接的な関わりに苦手意識をもっている」という仮説の元で，他者との直接的な関わりをはじめる前段階としてアニマルセラピーによる治療介入プログラムが試験導入されている。実際に，犬や猫などの動物と直接的に触れ合う機会をもつことで徐々に外出できるようになり他者との交流ができるようになったという報告がなされている（Wong et al., 2019）。日本では，特に都市部ではペット飼育困難な居住環境があるため，動物型ロボット等の活用も期待される。

7．インターネットの活用

　現実世界を映した映像に音やグラフィックを重ね合わせ，現実世界を拡張させる拡張現実（Augmented Reality; AR）の技術がひきこもり打開に役立つ可能性がある。2016年夏に登場した「ポケモンGO」は位置情報と拡張現実を活用したス

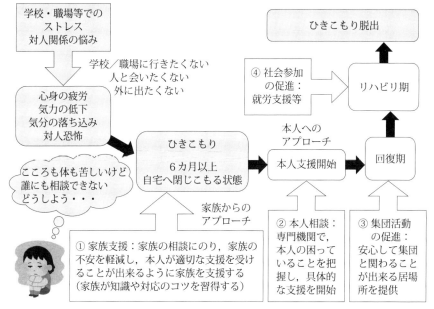

図4　ひきこもりの発生と回復のステップ

マートフォン向けのオンラインゲームであり，世界的に爆発的なブームとなった。「ポケモン GO」の登場により，ひきこもり状況から脱出した症例が報告されている（Kato et al., 2017b）

　外出が困難なひきこもり者への支援では，自宅からのインターネット利用による遠隔システムの活用が期待されている。こうした技術に基づく支援は，特にステージ3での活用が期待される。

V　おわりに

　本稿では，「ひきこもり」の多面的評価と，評価に基づく多軸的な支援法を紹介した。最後に，「ひきこもり」の発生から回復に至る典型的なステップを呈示する（図4）。ひきこもり支援は，一人ひとりのひきこもり者の段階に応じて多職種・多機関との連携をもとに実践されることが望まれる。心理職がひきこもり支援連携チームに積極的に加わり，こころの専門家としての役割を担うことで一人でも多くのひきこもり者が回復の道を歩み出すことを願っている。本稿では主に病的な「ひきこもり」を紹介したが，将来的には「ひきこもり」という現象は，

大気汚染や未知の感染症などにより外出が困難になるかもしれない未来社会において，未来人の日常生活になっている可能性がある。今後は，こうした側面にも留意して「ひきこもり」現象と対峙してゆくことも重要であろう。

◆学習チェック表
□　ひきこもりの文化社会的因子に関して理解した。
□　ひきこもりに併存しやすい精神疾患について理解した。
□　ひきこもりの評価法について理解した。
□　ひきこもりの支援・治療について理解した。

より深めるための推薦図書

　狩野力八郎・近藤直司編（2000）青年のひきこもり─心理社会的背景・病理・治療援助．岩崎学術出版社．

　近藤直司（2017）青年のひきこもり・その後─包括的アセスメントと支援の方法論．岩崎学術出版社．

　齊藤万比古（2016）増補　不登校の児童・思春期精神医学．金剛出版．

　齊藤環（1998）社会的ひきこもり─終わらない思春期．PHP新書．

文　　　献

相田信男（2006）実践・精神分析的精神療法─個人療法そして集団療法．金剛出版．
土居健郎（1971）「甘え」の構造．弘文堂．
Fairbairn, W. D. 著，相田信男監修（2017）対象関係論の源流─フェアベーン主要論文集．遠見書房．
Fairbairn, W.D.（1952）Psychoanalytic Studies of the Personality. Tavistock Publications.
藤山直樹（1999）ひきこもりについて考える．精神分析研究，43; 130-137.
Hayakawa, K., Kato, T.A., Watabe, M. et al.(2018)Blood biomarkers of Hikikomori, a severe social withdrawal syndrome. *Scientific Reports,* 8; 2884.
加藤隆弘（2015）日本語臨床における「先生転移」の功罪─見るなの禁止の世界を超えて．In：北山修監修：北山理論の発見─錯覚と脱錯覚を生きる．創元社，pp.71-91.
加藤隆弘（2018）グローバリゼーションと社会的ひきこもり─ひきこもりは現代社会結合症候群か？　臨床精神医学，47; 137-145.
加藤隆弘（2019）絶対臥褥からはじまる古典的森田療法と週4回カウチによる古典的精神分析─「あるがまま」の境地にいたる二つの道．日本森田療法学会雑誌，30; 29-34.
Kato, T.A., Shinfuku, N., & Sartorius, N. et al.（2011）Are Japan's hikikomori and depression in young people spreading abroad? *Lancet,* 378; 1070.
加藤隆弘・館農勝・新福尚隆ら（2012）ひきこもりに関する初の国際共同調査の紹介：ひきこもりは海外にも存在するのか？　精神神経学雑誌，S-363.
加藤隆弘・Teo, A.R.・館農勝ら（2015）社会的ひきこもりに関する日本，米国，韓国，インドでの国際共同調査の紹介．臨床精神医学，44; 1625-1635.
Kato, T.A. & Kanba, S.（2016）Boundless syndromes in modern society: An interconnected world producing novel psychopathology in the 21st century. *Psychiatry and Clinical Neurosciences,*

70; 1-2.

Kato, T.A., Hashimoto, R., & Hayakawa, K. et al.（2016a）Multidimensional anatomy of 'modern type depression' in Japan: A proposal for a different diagnostic approach to depression beyond the DSM-5. *Psychiatry and Clinical Neurosciences*, 70; 7-23.

Kato, T.A., Kanba, S., & Teo, A.R.（2016b）A 39-Year-Old "Adultolescent": Understanding Social Withdrawal in Japan. *American Journal of Psychiatry*, 173; 112-114.

Kato, T.A. & Kanba, S.（2017）Modern-type depression as an "Adjustment" disorder in Japan: The intersection of collectivistic society encountering an individualistic performance-based system. *American Journal of Psychiatry*, 174; 1051-1053.

Kato, T.A., Shinfuku, N., & Sartorius, N. et al.（2017a）Loneliness and single-person Households: Issues of Kodokushi and Hikikomori in Japan. In: Okkels, N., Kristiansen, C., & Munk-Jørgensen, P. (Eds): *Mental Health and Illness in the City. Mental Health and Illness Worldwide*. Springer, pp.205-219.

Kato, T.A., Teo, A.R., Tateno, M. et al.(2017b)Can Pokemon GO rescue shut-ins (hikikomori) from their isolated world? *Psychiatry and Clinical Neurosciences*, 71; 75-76.

Kato, T.A., Kanba, S., & Teo, A.R.（2018）Hikikomori: Experience in Japan and international relevance. *World Psychiatry*, 17; 105-106.

Kato, T.A., Kanba, S., Teo, A.R.（2019）Hikikomori: Multidimensional understanding, assessment, and future international perspectives. *Psychiatry and Clinical Neurosciences*, 73; 427-440.

Kato, T.A., Kanba, S., & Teo, A.R.（2020a）Defining pathological social withdrawal: Proposed diagnostic criteria for hikikomori. *World Psychiatry*, 19; 116-117.

Kato, T.A., Shinfuku, N., & Tateno, M.(2020b)Internet society, internet addiction, and pathological social withdrawal: The chicken and egg dilemma for internet addiction and hikikomori. *Current Opinion in Psychiatry* (in press).

北山修（2017）定版　見るなの禁止―日本語臨床の深層．岩崎学術出版社．

Kitchener, B. A. & Jorm, A. F.（2002）*Mental Health First Aid.* ORYGEN Research Centre.（メンタルヘルスファーストエイドジャパン編訳（2012）専門家に相談する前のメンタルヘルス・ファーストエイド：こころの応急処置マニュアル．創元社.）

近藤直司・清田吉和・北端裕司（2010）思春期ひきこもりにおける精神医学的障害の実態―把握に関する研究．『思春期のひきこもりをもたらす精神科疾患の実態把握と精神医学的　治療・援助システムの構築に関する研究』（主任研究者：齊藤万比古）．平成 21 年度総括・分担研究報告書（厚生労働科学研究：こころの健康科学研究事業）．

Kondo, N., Sakai, M., Kuroda, Y. et al.（2013）General condition of hikikomori (prolonged social withdrawal) in Japan: Psychiatric diagnosis and outcome in mental health welfare centres. *The International Journal of Social Psychiatry*, 59; 79-86.

Kubo, H., Urata, H., Sakai, M. et al.(2020)Development of 5-day hikikomori intervention program for family members: A single-arm pilot trial. *Heliyon*, 6; e03011.

Lee, K.M., Koo, J.G., Kim, E.J. et al.(2001)The psychosocial characteristics of oiettolie adolescents (in Korean). *Korean J Counsel Psychother*, 13; 147-162.

Lee, Y.S., Lee, J.Y., Choi, T.Y. et al.（2013）Home visitation program for detecting, evaluating and treating socially withdrawn youth in Korea. *Psychiatry and Clinical Neurosciences*, 67; 193-202.

齊藤万比古編（2010）ひきこもりの評価・支援に関するガイドライン（思春期のひきこもりをもたらす精神科疾患の実態把握と精神医学的治療・援助システムの構築に関する研究（H19-こころ―一般 -010））．厚生労働科学研究費補助金こころの健康科学研究事業.

斎藤環（1998）社会的ひきこもり―終わらない思春期．PHP新書．

境泉洋・野中俊介（2013）CRAFTひきこもりの家族支援ワークブック―若者がやる気になるために家族ができること．金剛出版．

Tateno, M., Teo, A.R., Ukai, W. et al.（2019）Internet addiction, smartphone addiction, and Hikikomori trait in Japanese young adult: Social isolation and social network. *Front Psychiatry,* 10; 455.

Teo, A.R., Chen, J.I., Kubo, H. et al.（2018）Development and validation of the 25-item Hikikomori Questionnaire (HQ-25). *Psychiatry and Clinical Neurosciences,* 72; 780-788.

渡辺健（2005）ひきこもりへの訪問カウンセリング．臨床心理学，5; 289-291.

Winnicott, D.W.（1958）The capacity to be alone. *The International Journal of Psychoanalysis,* 39; 416-420.

Wong, P.W.C., Yu, R.W.M., Li, T.M.H. et al.（2019）Efficacy of a Multicomponent Intervention with Animal-Assisted Therapy for Socially Withdrawn Youth in Hong Kong. *Society & Animals,* 27; 5-6.

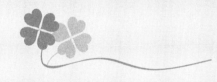

第3部
精神疾患の治療システムとその背景

薬物療法

江口重幸

⌛ *Keywords*　抗精神病薬，抗うつ薬，気分安定薬，抗不安薬，神経伝達物質，錐体外路症状，服薬コンプライアンス，アドヒアランス，飲みごこち，（統合失調症の）ドパミン仮説，仮性認知症

Ⅰ　はじめに

　精神科の治療と言えば，今日ほとんどの場合薬物療法を連想するほど，この精神薬理学という領域はポピュラーなものになっている。しかしその歴史をさかのぼると，第二次世界大戦後の 1952 年，パリのサン＝タンヌ病院でおこなわれた統合失調症患者へのクロルプロマジンの試験的投与をはじまりとする。1957 年には初の三環系抗うつ薬イミプラミンが市場に出て，以降，主要疾患を標的としたさまざまな薬物が合成され，臨床試験が洗練され，その後の効果と有害事象（副作用）出現の評価という淘汰を経て，現在に至っている。その間に薬理作用を支える，各精神疾患の成因をめぐる仮説が登場し，さらには多様な神経伝達物質の発見とその作用機序の解明が並行して大きく進展した。本章ではそれらの概要を知り，とくに心理臨床との関連で理解しておかなければならないことを示す。

Ⅱ　総　　論

　中枢神経系に作用し精神機能に影響を及ぼす薬物を，一般に向精神薬（psychotropic drug）と呼ぶ。この中には，以下に見るような，抗精神病薬，抗うつ薬，気分安定薬，抗不安薬，睡眠薬，抗てんかん薬，抗認知症薬があり，さらには抗酒薬，精神刺激薬，催幻覚薬が含まれる。

1．神経細胞と神経伝達物質

　一般に人間の精神機能は，脳内に存在している神経細胞（ニューロン）間の情

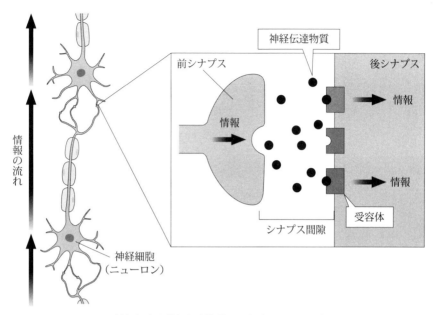

図1　神経細胞と神経伝達物質　長嶺（2017，p.240）より

　報伝達を基礎にして行われている。神経細胞は核を有する細胞体部を中心に，枝分かれした樹状突起という部分と，他方1本の長い軸索と呼ばれる部分を持つ。樹状突起は他の神経細胞とシナプスという接合部でつながり，広範なネットワークを形成し，シナプス間の情報伝達は神経伝達物質（neurotransmitter）の介在によっておこなわれている。機序としては，これらの物質が，前シナプスの神経末端からシナプス間隙に放出され，後シナプスの受容体に取り込まれることで情報が統合され，活動電位（インパルス）となって発射され，軸索を伝導していく。その末端まで達すると再び神経伝達物質の放出が起こり，次の神経細胞（樹状突起）に情報が伝えられていくのである。情報はあくまで電気信号として伝わり，その神経の活動を刺激ないし抑制することになる（図1）。

　神経伝達物質としては現在100種類以上のものが同定されていて，アセチルコリンやドパミン，ノルアドレナリン，セロトニン，メラトニン，GABA等がよく知られている。各々の伝達物質には各々特異な受容体があり，その結合能を抑制する「拮抗薬（antagonist）」や，促進する「作動薬（agonist）」，あるいは「再取り込み阻害薬（reuptake inhibitor）」等と分類され，実際にそれが機能して独特な

薬理作用が現れている。放出された神経伝達物質は，「伝達（transport）」や「再取り込み（reuptake）」という過程を経て，前シナプスに再度回収される。ドパミンや，セロトニン（5-水酸化トリプタミン：5-HTと呼ばれる），ノルアドレナリン等の神経伝達物質としての機能が本格的に解明されていったのも1950年代後半になってからであった。

2．薬物摂取後の動態

　一般に経口服用薬の多くは，摂取されたのちに腸管で吸収（absorption）され，血液やリンパ循環系に入って体内各部に分布（distribution）され，一部は血液脳関門を通り，標的である組織に至る。薬剤は体内に入ると分解しはじめ，多くは肝臓のシトクロムP450（P450やCYP：シップと呼ばれる）で代謝（metabolism）される。標的組織で果たしたのち，再び循環して腎・肝・肺を通して尿や糞中に排泄（excretion）される。ちなみにこの吸収－分布－代謝－排泄という一連の過程を，薬理学では，それぞれの頭文字からADME（アドメ）と呼ばれている。

　例えば抗精神病薬の効果と言っても，コーヒーや緑茶を飲用してカフェインによる覚醒機能が数分後に働きはじめ，4～6時間それが持続して消退するのと同様な経過をたどるものと考えてよい。効果の維持には，多くの場合，1日数回の服用が必要となる。近年剤型をはじめさまざまな工夫がなされ，ゆっくり溶解する（徐放剤）1日1回の服用でもいい薬剤や，のちに見る持効性注射薬（LAI）のように2週ないし4週に1度の筋肉注射で有効血中濃度が維持される薬剤が開発されている。

　なお薬剤の効果は，抗精神病薬の経口液剤や注射のように，服用して数分で効果の現れるものと，抗うつ薬のように数日から1，2週あとにゆっくり出るものがあるので，可能性のある有害反応とともに，効果の出現する時期を患者には伝えることが大切である。

3．薬物療法の臨床効果と3つの因子

　さて薬物療法について，とくに統合失調症の場合等は早期治療が望ましく，精神症状の発現から治療の開始までの期間である「精神病未治療期間（Duration of Untreated Psychosis; DUP）」を短くし，早期に症状を安定させることが長期予後につながると考えられている。一方で，効果があればそれでいいというものではなく，現在では，その臨床効果は，①薬理学的作用（効果）と，②有害反応の少なさ，そして③本人の飲みごこち，の3つの因子からなるものとされている。効

果があっても著しい有害反応が出たり，主観的に受け入れられなかったりすると，おのずと服用の中断につながり，再発に結びついてしまう。こうした視点から，処方された薬剤を指示通りにきちんと服用する遵守度を「コンプライアンス（compliance）」と呼び，服薬コンプライアンスがよい（悪い）等と言う。近年服薬者の側から十分な理解とともに継続的に服用する「アドヒアランス（adherence）」という言葉も使用されている。

III　各　　論

1．抗精神病薬（antipsychotic）

　おもに統合失調症の諸症状に使用されるが，現在では躁病やその他の障害にも広く使用される。1960年代に抗精神病薬（antipsychotic）という名称が現れる以前は，神経遮断剤（neuroleptics），やメジャー・トランキライザー［強力精神安定剤］という名称で呼ばれていた。後者の名称はのちに見る，抗不安薬がマイナー・トランキライザー［緩和精神安定剤］と呼ばれていたのと対比されたものである。

　先に記したように，抗精神病薬使用のはじまりは1950年代初めのクロルプロマジン（コントミン®，ウインタミン®）であった。おもに鎮静や催眠効果が強い，化学構造式からフェノチアジン系抗精神病薬と呼ばれるものがその後続けて開発され，それに引き続き1950年代末にはブチロフェノン系の代表的薬剤ハロペリドール（セレネース®）が登場する。ハロペリドールは，クロルプロマジンより薬効が強く，抗幻覚・妄想作用が顕著であるため，その後に登場する同系列の薬剤とともに広く使用されるようになった。

　しかし当初の抗精神病薬は，症状の重症度や持続につれて増量するという投与法が行われることが多く，例えば幻聴や妄想がすっかり消えるまで増量が続けられることがあり，さまざまな有害事象が報告されるようになった。悪性症候群や薬剤性パーキンソニズム，ジストニア，ジスキネジアをはじめとする錐体外路症状（extrapyramidal symptom; EPS）ばかりか，意欲低下や感情鈍麻のような陰性症状を増強させる作用も出現することになった。

　これらに対して，のちに「ドパミン仮説」の部分で触れるが，神経遮断（ドパミンのD_2受容体拮抗作用）のみではない手段で治療する薬剤が開発され，1990年代から「新規抗精神病薬」として使用されるようになった。これより以前の神経遮断系の薬剤を一般に「定型」抗精神病薬と呼び，これ以降のものを「非定

表 1　代表的な抗精神病薬（長嶺［2017，241 頁より］一部改変した）

分類		一般名	代表的商品名	標準投与量 (mg/ 日)
定型抗精神病薬	フェノチアジン系	クロルプロマジン レボメプロマジン	コントミン® レボトミン®	50 ～ 450 25 ～ 200
	ブチロフェノン系	ハロペリドール ブロムペリドール	セレネース® インプロメン®	0.75 ～ 6 3 ～ 18
	ベンザミド系＊	スルピリド	ドグマチール®	300 ～ 600
非定型抗精神病薬	SDA（セロトニン＝ドパミン拮抗薬）	リスペリドン ペロスピロン ブロナンセリン パリペリドン	リスパダール® ルーラン® ロナセン® インヴェガ®	2 ～ 6 12 ～ 48 8 ～ 24 6 ～ 12
	MARTA（マルタ：多元受容体作用抗精神病薬）	オランザピン クエチアピン クロザピン アセナピン	ジプレキサ® セロクエル® クロザリル® シクレスト®	5 ～ 20 150 ～ 600 200 ～ 400 10 ～ 20
	DPA（ドパミン受容体部分作動薬）	アリピプラゾール ブレクスピプラゾール	エビリファイ® レキサルティ®	6 ～ 24 1 ～ 2

＊ベンザミドは抗うつ薬として使用されることもある

型」抗精神病薬と呼ばれるようになるが，その契機になったのは，現在難治性統合失調症の治療に使用されているクロザピン（クロザリル®）の登場であった。選択的な受容体を持たないように見えるクロザピンは，逆にさまざまな受容体と作用していると考えられ，以降今日 MARTA（Multiple-Acting Receptor-Targeted Antipsychotics：多元受容体作用抗精神病薬：マルタ）と総称されるオランザピンやクエチアピンの開発につながっていった。なおクロザピンは無顆粒球症という致命的有害事象を引き起こすことがあり，一旦は世界各国で製造・販売中止となったが，他の薬剤で改善をみない治療抵抗性統合失調症に限定し，厳密な血液モニタリングを条件に 2009 年わが国でも使用可能となった。さらにこの「非定型」抗精神病薬とされる中にも，従来薬と同じくドパミン拮抗作用が強いものもあり，MARTA とは別に，SDA（Serotonin-Dopamine Antagonist：セロトニン＝ドパミン拮抗薬）や DPA（Dopamine Receptor Partial Agonist：ドパミン受容体部分作動薬）という分類が加わって今日に至っている（表 1 を参照）。

①ドパミン仮説

　統合失調症の成因として，長らくドパミン仮説が主流であった。中枢神経には

ドパミン経路と呼ばれる，ドパミンを使用して情報伝達する経路が4つあることが知られている。①中脳辺縁系，②黒質線条体系，③中脳皮質系，④漏斗下垂体系がそれである。なかでも中脳辺縁系で過剰に放出されたドパミンが原因となって，幻覚や妄想が引き起こされるというのがこの仮説である。したがってこの部分の伝達を遮断する（D$_2$［受容体］遮断効果）作用を持つ薬剤が有効とされた。患者の疾病教育にもしばしばこれをもとにした図式が使用されてきた。

　しかしD$_2$遮断薬は，中脳辺縁系のドパミン抑制ばかりでなく他の経路にも影響を与える。黒質線条系はパーキンソン症候群を，中脳皮質系では元来この経路の作用が低いと言われる統合失調症の陰性症状の悪化や，近年注目されている認知機能の低下を，漏斗下垂体系では高プロラクチン血症（月経異常や乳汁分泌）というそれぞれの有害反応をもたらすことになる。

②主要な有害作用

　悪性症候群（malignant syndrome）：かつてD$_2$遮断薬の大量投与がなされた頃，しばしば見られた，現在でも稀ではない重篤な有害作用である。投与開始直後から2週間以内ないし離脱時に出現することが多い。症状は38度以上の発熱と顕著な筋強直，無動，嚥下困難を中心に，頻脈・血圧変動等の自律神経症状，さらには意識障害やけいれんが伴い死に至る場合もある。白血球増多，血中CPK値の上昇が見られる。原因薬剤の中止，補液，筋弛緩薬のダントロレン（ダントリウム®）やドパミン作動薬のブロモクリプチンメシル酸塩（パーロデル®）の投与を行う。悪性症候群は抗うつ薬でも起こりうる。

　錐体外路症状（extrapyramidal symptom; EPS）：錐体外路系運動障害とは，錐体路系（大脳皮質中心前回や内包から延髄，脊髄に至るおもに随意運動を支配する神経路）とは異なり，大脳基底核（新線条体，淡蒼球，視床下核，黒質）の損傷によって起こる不随意運動と筋緊張異常からなる障害をいう。抗精神病薬関連の投与でしばしば見られるが，以下のようなものがある。

　まず，1）「薬剤性パーキンソン症候群（パーキンソニズム）」では，筋強剛，振戦，無動（寡動），歩行障害等のパーキンソン病類似症状を呈する。投与して4〜10週後に出現し，D$_2$遮断薬とくにブチロフェノンやフェノチアジン系で好発する。対策としては薬物の変更や中止が考えられるが，抗パーキンソン薬を投与することも多い。2）「アカシジア（akathisia）」は静座不能症のことである。腰から下肢のむずむず感，じっとしていられず，時に手足が勝手に動く等の感覚を伴い，運動過多症状として観察される。焦燥感や内的不穏，抑うつを伴うことも

あり，いわゆるむずむず脚症候群との同異も不明な点が多い。定型抗精神病薬での出現が多く，抗パーキンソン薬（ドパミン受容体作動薬）の使用なども行われる。また，3）「ジストニア（dystonia）」は定型抗精神病薬の注射や服用後短時間で，筋肉の異常緊張状態が持続する状態を示す。斜頸，頸部後屈，舌の突出，眼球上転，眼瞼痙攣等が見られ，構音も不十分なほど上下肢が捻転することもあり，外見ですぐにわかる特徴的な姿態を示す。抗パーキンソン薬（ビペリデン塩酸塩）の筋肉注射により短時間で症状は改善する。4）「遅発性ジスキネジア（tardive dyskinesia）」は，抗精神病薬の長期投与によって，持続性かつ難治の不随意運動が生じる有害反応である。高齢者では顔面（とくに舌やあご，口唇の異常運動）に顕著に見られ，舌の捻転，突出や舌舐り，口唇をとがらせ，しかめ顔になる等がある。

　内分泌異常：抗精神病薬が高プロラクチン血症を引き起こす。プロラクチンはその名のとおり──lactate（乳汁分泌）──乳汁の産生と分泌に影響し，過剰産生によって性腺機能を抑制する。この結果女性に無月経や乳汁分泌が，男性にも乳腺肥大や乳汁分泌を生じる。

　肥満・脂質代謝異常：抗精神病薬は食欲を増し，体重増加を促進する。クロルプロマジンやレボメプロマジン，オランザピンやクエチアピン等は体重増加をきたしやすい。肥満から糖尿病・脂質代謝異常に移行し，メタボリックシンドロームをもたらす。なおオランザピンやクエチアピンは糖尿病ないしその既往の患者には投与禁忌となっている。

　多飲・水中毒：抗精神病薬や抗うつ薬の長期服用は口渇をもたらし，水やコーヒーやソフトドリンクの強迫的・病的多飲にいたる場合がある。多飲は入院患者の1〜2割で観察され，なかには一気に3〜5リットル以上の水を飲む場合もある。多量の水分摂取で低ナトリウム血症・低浸透圧血症を本態とする水中毒をきたす。意識障害やけいれん発作，横紋筋融解症等の重症化する場合も稀ではない。飲水量，体重（例えば，朝食前に測定した基準体重の5％増をリミット体重として飲水を自己管理する），尿比重，血中ナトリウム等の日常的なチェックが必要になる。電解質補正が重要だが，強迫的な多飲への心理教育も必要である。

　抗コリン作用：抗精神病薬や抗うつ薬は，アセチルコリンが受容体に結合するのを阻害する作用を持つ（胃腸薬等でも幅広くみられる作用である）。上記多飲の原因となる口渇，鼻の渇き，かすみ目等が生じる。便秘も多くのケースで見られ，慢性例では時に巨大結腸症から麻痺性イレウスに至ることがあるので，排便には絶えず注意を要する。

心電図異常：抗精神病薬（抗うつ薬も同様）で心電図異常をきたす場合も多い。ST 低下や QTc の延長が時に見られ，前者は虚血性のもの，後者は致死性不整脈を引き起こし突然死の原因になる。

　それ以外に，とくに老齢者の場合，歯を失ったり義歯の不具合等が手伝って，嚥下機能が低下し，食事の際の窒息や誤嚥性肺炎を生じやすく，またふらつきからの転倒・骨折を生じやすいので注意を要する。

③至適用量と単剤化

　抗精神病薬開発当初は，その重症度につれて高用量の薬物を持続的に投与することが行われた。しかし 1990 年代頃から，遅発性ジスキネジア等の有害事象の報告がなされ，製造停止になる薬物もあり，抗精神病薬の最低有効用量を超えてはならないという見解が出されるようになった。その後高用量使用の有害性が明らかになると，有効治療用量という概念が提示されるようになる。現在，抗精神病薬ではそれぞれの薬剤の「至適用量（optimum dose）」が定められ，それぞれの薬剤の D_2 受容体遮断率に従って，クロルプロマジン（CP）に換算した値（「CP（シーピー）換算」と呼ばれる）が示され，約 400 ～ 600 mg 以内が目安とされている。初発時はさらに少ない量で有効とされる。しかし例えばハロペリドール 2 mg が CP 100 mg に等価換算されているが，薬効は D_2 受容体遮断率に限定されたものではないのでおおよその値と考えるのが至当であろう。さらに近年多剤投与の弊害が指摘され，至適用量を遵守した単剤化が推奨されている。

④持効性注射薬 （Long-Acting Injection; LAI）

　2 週ないし 4 週に 1 度の筋肉内注射で効果が維持される抗精神病薬が何種類か出されている。一旦貯留し持続的効果を維持するため，物資集積所を意味するデポ（depot）剤と呼ばれている。服用の持続アドヒアランスが不良で再発を繰りかえす事例等に使用されることが多い。定型薬としてはハロペリドールデカン酸エステル（ネオペリドール ®），フルフェナジンデカン酸エステル（フルデカシン ®）等があり，非定型薬ではリスペリドン（リスパダールコンスタ ®）やアリピプラゾール（エビリファイ ®），パリペリドン（ゼプリオン ®）等が使用されている。

2．抗うつ薬 （Antidepressant）

モノアミン酸化酵素（MAO）阻害剤と呼ばれ，抗うつ作用があることが判明し

表 2　おもな抗うつ薬　長嶺（2017）250 頁より（一部改変）

分類	一般名	代表的商品名
三環系抗うつ薬	イミプラミン クロミプラミン アミトリプチリン ノルトリプチリン アモキサピン	トフラニール® アナフラニール® トリプタノール® ノリトレン® アモキサン®
四環系抗うつ薬	マプロチリン ミアンセリン	ルジオミール® テトラミド®
SSRI	フルボキサミン パロキセチン セルトラリン エスシタロプラム	ルボックス®，デプロメール® パキシル® ジェイゾロフト® レクサプロ®
SNRI	ミルナシプラン デュロキセチン ベンラファキシン	トレドミン® サインバルタ® イフェクサー®
NaSSA	ミルタザピン	リフレックス®
その他	トラゾドン	デジレル®，レスリン®

　た抗結核剤イプロニアジドと，三環系抗うつ薬（Tricyclic Antidepressant; TCA）であるイミプラミンはともに 1957 年に上市された。前者とその関連物質は致命的な有害作用が出現した（チーズ摂取で危険な血圧上昇をきたす「チーズ効果」）ため 1960 年代に販売停止になったが，後者は三環系，四環系と呼ばれるいくつかの有力な抗うつ薬となって広く流布した。その名称は，化学構造上ベンゼン環（核）3 つを基礎とするものと 4 つのものに由来する。

　そしてその約 20 年後，うつ病患者では，セロトニンやノルアドレナリン，さらにはドパミン等のモノアミンによる伝達が低下していることが解明され，シナプス間におけるとくにセロトニンの減少を阻害する薬剤が開発された。セロトニンは後シナプスに情報伝達を果した後に前シナプスに回収されて一定濃度を保つような機能があるが，セロトニンの再取り込みを阻害するという一連の薬剤，すなわち「選択的セロトニン再取り込み阻害薬（Selective Serotonin Reuptake Inhibitor; SSRI）」が 1970 年代以降に開発され販売された。とくに 1988 年米国で上市されたフルオキセチン（プロザック®）［日本では未承認］は，「健康よりも良い状態（better than well）」を謳い，抗うつ薬の時代と呼ばれる一大ブームを招くことになった。この新規抗うつ薬とよばれる SSRI や同じく「セロトニン・ノルアドレナリン再取込み阻害薬（Serotonin-Noradrenaline Reuptake Inhibitor; SNRI）」，さらに

は「ノルアドレナリン作動性・特異的セロトニン作動性抗うつ薬（Noradrenergic and Specific Serotonergic Antidepressant; NaSSA）」等が次々に上市され，今日に至っている（表２）。

　こうした新規抗うつ薬の普及には，製薬企業による多大な宣伝効果も加わり，うつ病・うつ状態の一般病像や診断の変容や拡大をもたらす結果となった。実際にかつては神経症圏とされた多様な病態に SSRI が投与されている。

　心理検査などで気を付けないといけないのは，うつ病の症状の中に「仮性認知症（pseudodementia）」と呼ばれる認知機能低下病像が含まれることである。これは原疾患のうつ症状の改善によって回復することが多い。一方抗うつ薬の有害作用によってかえって傾眠や認知機能の低下がみられることもあるので注意を要する。

効果や有害作用

　現在においても抗うつ薬すべての中でアミトリプチリン（トリプタノール®）が最も抗うつ効果が強い薬剤とされている。しかし従来薬の代表である三環系抗うつ薬では，抗コリン作用や，心血管系の有害作用が出現しやすい。これらを考えながら処方が行われている。

　三環系や四環系抗うつ薬には，抗コリン作用によって，口喝，便秘，視力調節障害，排尿障害，短期記憶障害等の有害反応が生じる。こうした際は処方の減量をすることが多いが対症療法が行われる場合もある。傾眠や起立性低血圧を生じやすいため，特に高齢者の場合ふらつき，転倒，それによる大腿骨頸部骨折に注意を要する。また心臓への障害をきたすいわゆる心毒性があるため，心疾患患者には慎重投与が必要である。さらに眼圧亢進があるため緑内障には禁忌とされる。

　一方 SSRI や SNRI は抗コリン作用や心毒性は少なく，口喝等の自覚的な不快感は少ない。最も多い有害作用は，投与初期に見られる吐き気や嘔吐等の消化器症状である。性機能障害や，投与初期に著しく焦燥的・衝動的になり自殺に及ぶこともある「アクティベーション（賦活）症候群」と呼ばれるものが出現することもあるため，若年層への投与は慎重になされている。また他の薬剤との併用で錯乱や不穏になる「セロトニン症候群」や，ミオクローヌス（体の一部がピクッと動く短期の不随意運動）等の神経＝筋症状が生じる場合がある。また SNRI は排尿障害をきたすことが多いので，前立腺肥大のある男性には禁忌ないしは慎重投与とされている。現在，抗うつ薬に分類される薬剤が，強迫症〈強迫性障害〉，パニック症〈パニック障害〉，食行動症または摂食症〈摂食障害〉，慢性疼痛，線維

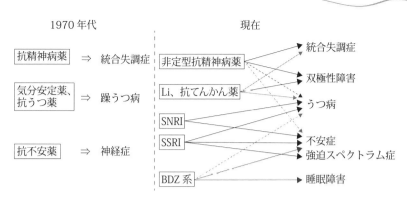

図2　近年の向精神薬の適応の広がり　黒木（2016）157頁より

筋痛症等にも広く使用されている（図2）。

3．気分安定薬（Mood stabilizer）

　双極症〈双極性障害〉あるいは躁病・躁状態への第一選択薬は炭酸リチウムである。リチウムは合成化合物ではなく，西欧ではながらくリチウム水としてリウマチや痛風治療に用いられてきた歴史がある。1940年代末に抗躁効果が発見され，その後，双極症，急速交代型，さらには病相期ばかりではなく予防効果も有することが広く認められている。有効血中濃度が定められていて容易に中毒量に移行してしまうため，定期的な血中濃度の測定が必要である。

　有害作用としては，振戦とふらつき，口喝と多尿，吐き気や下痢等の腹部不快感，錯乱や注意力散漫，甲状腺機能低下症等が挙げられている。

　他の気分安定薬として，バルプロ酸ナトリウム（デパケン®）やカルバマゼピン（テグレトール®），ラモトリギン（ラミクタール®）等が使用されている。これらはいずれも抗てんかん薬であるが，肝障害や，カルバマゼピンの場合は重症の皮疹や顆粒球減少症等が生じやすいため，細かな注意が必要である。

4．抗不安薬（Anxiolytic）

　不安症〈不安障害〉には，現在では広範な薬剤が使用される。一方，1960年代にさまざまなものが合成されて市場に出され「マイナー・トランキライザー」と呼ばれた。抗不安薬は，神経伝達物質のGABA（γアミノ酪酸）に関与してこれを調節することで，鎮静，筋弛緩，抗不安作用をもたらすものとされる。かつて米国では安全で不安を速やかにとる薬剤としてジアゼパムの爆発的流行をみた

が，1980年代末以降現在まで，依存や離脱症状をめぐる注意喚起がなされて使用は回避されがちである。

　不安や緊張，抑うつ，不眠，てんかん，あるいは緊張病症状へのロラゼパムの使用をはじめ，さまざまな症状の改善に奏功する。作用時間や強度を考えての処方がなされている。一方有害事象としては，眠気，ふらつき，脱力等が知られ，自動車の運転等は避けるようにという警告が記されるようになっている。

　代表的な薬剤として，ジアゼパム（セルシン®，ホリゾン®），クロルジアゼポキシド（バランス®，コントール®），ロラゼパム（ワイパックス®），エチゾラム（デパス®），ブロマゼパム（レキソタン®），クロキサゾラム（セパゾン®），アルプラゾラム（コンスタン®，ソラナックス®），ロフラゼプ酸エチル（メイラックス®）等がある。これらは，作用時間によって，短時間型のエチゾラム，中間型のアルプラゾラム，ロラゼパム，ブロマゼパム，長時間型のクロルジアゼポキシド，ジアゼパム，クロキサゾラム，さらに超長時間型のロフラゼプ酸エチル等に分類される。

5．睡眠薬（Hypnotic）

　かつてはバルビツール酸系の依存性の高い薬剤が使用されていたが，現在では抗不安薬と同類のベンゾジアゼピン系のものが主流を占めている。睡眠障害にもいろいろな種類があり（入眠困難，中途覚醒，早朝覚醒），半減期や持続時間を考慮しながら使用される。ベンゾジアゼピン系の代表的なものは，ニトラゼパム（ベンザリン®）である。さらにブロチゾラム（レンドルミン®），フルニトラゼパム（ロヒプノール®，サイレース®），エスタゾラム（ユーロジン®），トリアゾラム（ハルシオン®），クアゼパム（ドラール®）等がある。ベンゾジアゼピン系とは異なるものとして，速効短期型のゾルピデム酒石酸塩（マイスリー®）や，ゾピクロン（アモバン®），エスゾピクロン（ルネスタ®）等がある。メラトニン関連の睡眠・覚醒リズムを調節するラメルテオン（ロゼレム®）や，脳の覚醒を促すオレキシンの受容体を阻害するスボレキサント（ベルソムラ®）も使用されている。

　持続時間の長いクアゼパムやフルラゼパム（ダルメート®）等の場合，翌日まで持ち越し効果（hangover）がみられ，眠気やもうろう状態が残ることがある。また反対に短期型の効果のあるものには，睡眠時随伴症状や健忘を起こすものがあり，夜間睡眠薬を服用した後，知らない間にコンビニで買い物をしていたり，冷蔵庫のものを漁って食べていたりする場合もある。睡眠薬が世に出る前は，多

くの場合アルコールが使用されていたものと想像されるが，アルコールとの併用は厳禁であり，他の薬剤も加わって肝障害を起こすこともある。睡眠薬もまた依存や離脱症状を生じることがあるので，リスク／ベネフィットを考えた処方判断が必要である。

6．抗てんかん薬

　大脳の神経細胞による過剰放電から生じる慢性疾患がてんかんであり，現在てんかんは精神科領域の疾患ではなく，脳神経科領域の疾患に組み入れられている。しかし抗てんかん薬のほとんどが，精神領域で，かつては睡眠薬として，現在でも気分安定薬や鎮痛剤等として使用されていることを見ても，深い関連があることは確かである。部分発作の第一選択薬カルバマゼピン（テグレトール®），全般発作の選択薬バルプロ酸ナトリウム（デパケン®），その他フェニトイン（アレビアチン®，ヒダントール®），ゾニサミド（エクセグラン®），ミオクロニーに効果があるクロナゼパム（リボトリール®），強直間代発作にフェノバルビタール（フェノバール®）が使用される。

　第2世代（2006年以降に承認）の抗てんかん薬としては，ガバペンチン（ガバペン®），トピラマート（トピナ®），ラモトリギン（ラミクタール®）があり，レベチラセタム（イーケプラ®）の併用療法等も行われている。

7．抗認知症薬

　急速に高齢化社会に突入しつつある日本において，認知症とくにアルツハイマー型認知症への対策は焦眉の課題と言っていい。認知症は，健忘や見当識障害等の「中核症状」と，それに随伴する不眠，抑うつ，興奮，幻覚，妄想，徘徊等の「行動・心理症状（behavioral and psychological symptoms of dementia; BPSD）」からなる。1990年以降の認知症への対策とは，おもにアルツハイマー病の成因とされている脳内のアミロイドの蓄積防止に向けて進められてきた。薬物療法は，アルツハイマー型認知症の特徴とされた神経伝達物質アセチルコリンの減少を防止して認知症の進行を遅延化させるという方向に従っている。

　代表的な薬剤は，アセチルコリンエステラーゼ（AChE）阻害薬のドネペジル塩酸塩（アリセプト®）で，アルツハイマー型認知症，レビー小体型認知症の初期や中等度のものに用いられ意欲を高める効果がある。2011年以降新たな抗認知症薬が出現している。ガランタミン臭化水素酸塩（レミニール®），経皮吸収型製剤（パッチ剤）のリバスチグミン（リバスタッチ®）等である。またグルタミ

ン酸の過剰な刺激を抑えることで神経保護作用をもたらし，安定化させるという（NMDA受容体拮抗薬）メマンチン塩酸塩（メマリー®）も使用される。認知症の興奮や多動，不眠には，少量の抗精神病薬や，漢方製剤（抑肝散）が用いられることも多い。

8．抗酒薬

アルコール代謝に作用して，不快な悪酔い状態を作って飲酒行動に変容をもたらすいわゆる「嫌酒薬」として従来ジスルフィラム（ノックビン®）やシアナミド（シアナマイド®）が飲酒機会の前に使用されたが，リスクも多かった。2013年からアカンプロサートカルシウム（レグテクト®）が飲酒の嗜好や欲求を軽減させる効果がある断酒補助薬として使用され，さらに2019年，アルコール依存症における飲酒量低減薬ナルメフェン塩酸塩水和物（セリンクロ®）も上市されている。

9．精神刺激薬

注意欠如多動症〈注意欠如・多動性障害（ADHD）〉に使用され，精神活動を高め，覚醒度を上げ集中できるようにする薬剤として，メチルフェニデート塩酸塩（リタリン®，コンサータ®），モダフィニル（モディオダール®），ペモリン（ベタナミン®）がある。ナルコレプシーや過眠障害にも用いられるが，一時期乱用や依存が報じられ，覚せい剤類似の作用をもたらすことで問題になった。

■ Ⅳ　いくつかの問題点と今後

現在問題になっているのは，向精神薬に対してネットやメディアを介してさまざまな情報が流れていることである。これらが服用者に役立つこともももちろんあるが，誤った情報に左右されて，処方の選び飲みや服薬中断につながってしまう場合もある。こうした背景も知っておくことが重要である。

また近年向精神薬の適応が広がり，黒木の指摘するように（図2），ひとつの向精神薬の適応が複数の精神疾患にまたがる傾向も今後とも進展するものと思われる。

そして向精神薬の単剤化（多剤投与抑止）への流れがある。抗精神病，抗うつ薬に加え，ベンゾジアゼピン系抗不安薬と睡眠薬も，それぞれ1回の処方で2種類の投与を限度とし，それを超えた処方をすると（いくつかの例外はあるものの）

外来精神療法の保険請求が減額になるといった措置が講じられている。こうした動きは今後も強化されることになるだろう。

◆学習チェック表

□　薬物の摂取から排泄までの動態を理解した。
□　服薬コンプライアンスの維持に必要な3要素を確認した。
□　抗精神病薬の主な有害作用（3つ以上）を確認した。
□　抗精神病薬の分類と代表的薬物について理解した。
□　抗うつ薬の分類と代表的薬物について理解した。

より深めるための推薦図書

姫井昭男（2019）精神科の薬がわかる本［第4版］．医学書院．

武藤教志ら（2018）薬物療法．In：武藤教志編：他科に誇れる精神科看護の専門技術　メンタルステータスイグザミネーション2．精神看護出版，pp.137-570.

Stahl, S. M. (2013) *Stahl's Essential Psychopharmacology: Neuroscientific Basis and Practical Applications.* Cambridge University Press.（仙波純一・松浦雅人・太田克也訳（2015）ストール精神薬理学エセンシャルズ―神経科学的基礎と応用［第4版］．メディカル・サイエンス・インターナショナル．）

Healy, D.（2016）*Psychiatric Drugs Explained, Sixth Edition.* Elsevier.

文　　献

Healy, D.（2016）*Psychiatric Drugs Explained, Sixth Edition.* Elsevier.

黒木俊秀（2016）ポストモノアミン時代の精神薬理学―シニシズムを越えて．In：石原孝二・信原幸弘・糸川昌成編：精神医学の科学と哲学．東京大学出版会，pp.152-171.

黒木俊秀（2017）精神科薬物療法の効用と限界―薬物療法は，薬を介する心理療法である．臨床心理学，**17(3)**; 316-320.

長嶺敬彦（2017）薬物療法．In：武井麻子編：精神看護の基礎・精神看護学①第5版．医学書院，pp.239-255.

Shorter, E.（江口重幸・大前晋監訳，2016）精神医学歴史事典．みすず書房．（とくに「クロルプロマジン」「フェノチアジン系抗精神病薬」「抗うつ薬」「神経伝達物質」の項）

第 13 章

精神療法（心理療法）

藤澤大介

⚷ *Keywords*　支持的精神療法，エビデンス，エビデンスの探し方，治療アドヒアランス，短期精神療法，治療同盟，共感，治療目標の共有と協力，チーム医療

I　はじめに──「療法」と呼べる精神療法にするために

　精神療法（心理療法）は，いうまでもなく精神医療における主要な治療法の一つである。本章では個々の精神療法の内容に触れるのではなく，精神療法を学習・実施する上で前提として押さえておくべき点を解説する。なお，精神療法とは，psychotherapy の訳で，精神医学領域では精神療法，心理学領域では心理療法という訳語が用いられることが多いようであるが，基本的に同義である。本稿では，精神療法という語を用いる。

　医療場面では，精神科医や心理職が，患者さん（ご家族を含む）と一定の時間話し合うことをもって「精神療法を行った」と称されることが少なくない。例えば，患者さんの話を丁寧に聴き，温かく共感的に接することを，慣用的に“支持的精神療法”と呼ぶが，厳密には誤用である。温かく接する，励ます，など，専門家でなくても（例えば，友人や同僚などでも）できる行為は，“支持的対応（または支持的関係）”と呼び，精神療法とは区別される。

　“療法”とは，専門家としての治療行為であり，専門的なアセスメントに基づいて個々の患者のニーズに応える目的で提供されるものである。医療従事者による，専門的なアセスメントを踏まえた助言を交えた共感的な対応は支持的療法（supportive therapy）と呼ばれる。さらに，支持的精神療法（supportive psychotherapy）とは，マニュアルに基づいた構造化された精神療法の一形態である（Winston et al., 2004；図 1）。

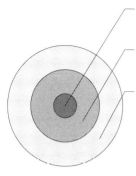

支持的精神療法
Supportive psychotherapy

支持的療法
Supportive therapy

支持的な対応・関係
Supportive contacts/relationship

構造化された精神療法

症状をやわらげ、自尊心・精神機能・適応スキルを回復・維持・向上することを目的とする、患者さんとの対話療法

誰でも提供できる行為
・興味・関心の表出、具体的な手助け、励まし
・友人、同僚、他人

療法＝専門家としての行為
患者のニーズに応える。アセスメントに基づいて提供

図1　"支持的""精神""療法"

▎ II　精神療法の適応と選択

　前節で述べたように，精神療法は治療行為であり，臨床的なアセスメントに基づいて，適応（精神療法を実施するかどうか）と選択（どのような精神療法を実施するか）を検討する必要がある。そこでは以下の点を考慮する。

1．医学的診断と対応するエビデンス
2．精神療法の実施に影響する併存疾患・パーソナリティ（病態水準）
3．患者の生活・社会的状況
4．患者の意向・価値観
5．行動変容のステージ

1．医学的診断と対応するエビデンス

　治療のエビデンスは ICD（WHO）や DSM（American Psychiatric Association）などの診断にもとづいて蓄積されており，精神療法の選択においてはまず，患者さんの診断を明確にする必要がある。そのため，医師でなくても，標準化された評価基準に基づいて，自ら精神医学的診断ができることは重要である。紹介元の診断を鵜呑みしすぎないほうがよい。依頼元の診断が正確である保証はないし，精神療法導入のために，病歴や問題点を詳細に問診する過程で，当初と異なる診断が明らかになることも少なくないからである。あるいは，診断自体は当初とかわらなくても，併存する診断が当初の診断よりも主たる問題である場合もあるからである。

精神療法はほとんどすべての診断に対して有益と考えられるが，重要度の位置づけは診断によって異なる。うつ病や不安症〈不安障害〉のように，薬物療法とほぼ同等の効果を有し，相補的に用いられる病態もあれば，統合失調症や双極症〈双極性障害〉のように薬物療法が中心にあり精神療法は補助的位置づけであるものもある。逆に，自閉スペクトラム症〈自閉症スペクトラム障害〉やパーソナリティ症〈パーソナリティ障害〉では，精神療法などの心理社会的治療が治療の中心をなし，薬物療法が補助的に用いられる。

　精神療法をどのような重みで用いるかはエビデンスによって規定される（後述の"エビデンスの探し方"の節を参照）。

　うつ病患者さんを例に考えてみよう。2016年発刊の日本うつ病学会の治療ガイドラインは，うつ病の重症度に応じて，表１のように治療を推奨している。

　なお，同ガイドラインは，各診断基準，特定用語など，DSM-5の診断体系を理解していることをガイドライン使用の前提としており，うつ病の重症度についてもおおむねDSM-5の定義によるものを想定している。DSM-5において，うつ病は，９つの診断基準項目のうち，５項目以上があてはまり，対人関係や職業その他の重要な領域での障害をきたしていることによって診断されるが，重症度は，以下のように，該当する診断項目数とその深刻さ，および機能障害の度合いによって規定される。

軽症：診断基準９項目のうち，５項目をおおむね超えない程度に満たす場合で，症状の強度として，苦痛は感じられるが，対人関係上・職業上の機能障害はわずかな状態にとどまる。

中等症：軽症と重症の中間に相当するもの。

重症：診断基準９項目のうち，５項目をはるかに超えて満たし，症状は極めて苦痛で，機能が著明に損なわれている。

　例えばあなたが心理職で，主治医からうつ病の患者さんを紹介されたとしよう（主治医が同ガイドラインを熟知しているとは限らない）。ガイドラインに準じると，紹介された患者さんが軽症の場合は，まずは支持的精神療法と心理教育を行うことが求められる（それらが主治医から十分に提供されていない場合）。その上で，認知行動療法の実施を考慮しても良い。

　患者さんが中等症ないし重症（精神病性の特徴を伴わないもの）のうつ病の場合，エビデンスの裏付けのある精神療法の実施を考慮するが，仮にその患者さん

表 1　うつ病の重症度に応じて推奨される治療

軽症うつ病
■全例に行うべき基礎的介入 ・患者背景，病態の理解に努め，支持的精神療法と心理教育を行う ■基礎的介入に加えて，必要に応じて選択される推奨治療 ・新規抗うつ薬 ・認知行動療法

中等症・重症うつ病──精神症〈精神病〉性の特徴を伴わないもの
■全例に行うべき基礎的介入 ・患者背景，病態の理解に努め，支持的精神療法と心理教育を行う ■推奨される治療 ・新規抗うつ薬 ・三環系／非三環系抗うつ薬 ・電気けいれん療法（自殺の危険や栄養学的に生命危機が切迫している場合は積極的に考慮） ■必要に応じて選択される推奨治療 ・ベンゾジアゼピン類の一時的な併用（常用量依存に注意し漫然と継続しない。） ・炭酸リチウム，甲状腺ホルモン，気分安定薬による抗うつ効果増強療法（抗うつ薬を十分量・十分期間使用しても部分反応に留まる場合に考慮する。） ・非定型抗精神病薬による抗うつ効果増強療法（抗うつ薬を十分量・十分期間使用しても，部分反応に留まる場合に考慮する。長期併用に関する臨床上の是非は明らかではない） ・エビデンスの裏付けのある精神療法（evidence-based psychotherapy）の併用（維持期に再発予防を目的として行う） ■推奨されない治療 ・ベンゾジアゼピン類による単剤治療 ・スルピリドや非定型抗精神病薬による単剤療法 ・中枢刺激薬 ・バルビツール製剤（ベゲタミンを含む） ・精神療法単独による治療 ・抗うつ薬の多剤併用，抗不安薬の多剤併用など，同一種類の向精神薬を合理性なく多剤併用すること

精神症〈精神病〉性うつ病
■推奨される治療 ・抗うつ薬と抗精神病薬の併用 ・修正型電気けいれん療法 ・抗うつ薬単剤で治療開始し，効果不十分ならば抗精神病薬を追加

カタトニアを伴ううつ病
■推奨される治療 ・ベンゾジアゼピンの経口または非経口投与 ・修正型電気けいれん療法

が薬物療法を受けていない場合には，（ガイドライン上，精神療法単独による治療は推奨されないことから）精神療法だけでなく薬物療法を併用することを患者さんならび主治医と検討することが望ましい。

　患者さんが精神病性うつ病の場合，安易に精神療法を始めるのではなく，まずは表１に推奨される治療を先行して病状の安定を図り，精神病症状が改善して病状が安定してから改めて精神療法の適応を検討したほうがよい旨を主治医と討議するべきであろう。

エビデンスの探し方

　エビデンスの強さは，研究デザインによって異なり，エビデンスの強い知見を優先的に採用する。以下の順にエビデンスが強いと考えられている。

- N-of-1 試験：当該患者を対象として，複数の治療法を順に適応して効果を測定する方法。喘息発作のように繰り返し症状が起こる疾患には適応されるが，精神疾患のような慢性疾患は通常適応にならない。
- 系統的レビュー（メタ解析を含む）：複数の試験を統合したもの。
- ランダム化比較試験（randomized control trial：RCT）。
- 非ランダム化比較試験。
- その他（前後比較試験，症例報告，エキスパートの意見など）。

　医学研究は日進月歩であり，理想的には当該の診断に対する最新のエビデンスに基づいて治療を選択する。しかし，それは現実には困難であり，エビデンスを統合した情報を利用する。治療ガイドラインが存在すれば，それを参照しながら治療を選択することが現実的である。その他，アメリカ心理学会のResearch-Supported Psychological Treatments（研究で実証された精神療法）のリスト（American Psychological Association division 12 による）や，Cochrane systematic review（Cochrane Library による）などのデータベースも活用できる。

　治療ガイドラインは，国内外で無数に発行されているが，国内の最新のガイドラインがあればまずそれを参照する。ガイドラインは，通常，定期的に更新される（逆に５年程度以上更新されていないガイドラインは信頼性が低いと考えられている）。そのため，最新のガイドラインを参照するよう留意する。ガイドラインはまた，研究結果に基づくエビデンスだけでなく，治療法へのコストやアクセスなどを考慮して総合的に推奨が決められるため，発行された地域によって推奨内容

が異なることがある。日本のうつ病ガイドラインは，海外の多くのガイドラインと比較して，相対的に薬物療法に重みが置かれている。その理由は，本邦が，欧米と比べて，質の担保された精神療法家が十分にいなかったこと（例えば，2018年に公認心理師が誕生するまでは，精神療法を実施できる国家資格者は医師と看護師に限定されていた）や，精神療法に関する診療報酬が，コスト（治療者の人件費）に見合うほど十分でないことなどが一因としてあげられる。

　治療のエビデンスを理解する上では，海外のガイドラインも非常に有用である。例えば，英国のうつ病ガイドライン（National Institute for Health and Care Excellence, 2018）では，（前述の日本のガイドラインとは対照的に）閾値下〜中等症のうつ病に対して下記の低強度介入が推奨されている。

・認知行動療法の原則に基づいたガイド付きの個人セルフヘルプ。
・コンピューター認知行動療法。
・身体活動増進グループ・プログラム。

　患者さんが低強度介入を拒否した場合には，10 〜 12 回の集団認知行動療法が薦められる。薬物療法は，閾値下の抑うつ症状や軽症うつ病には以下の場合を除き，ルーチンでは使用しないことが推奨されている。

・中等度〜重度うつ病の既往がある。
・長期にわたる閾値下抑うつ症状（通常は少なくとも 2 年以上）。
・他の介入でも改善しない閾値下抑うつ症状や軽症うつ病。

2．精神療法の実施に影響する併存疾患・パーソナリティ（病態水準）

　併存する精神疾患やパーソナリティ傾向は精神療法の適応や選択に大きな影響を与えうる。なぜなら，それらが治療関係，治療計画，経過に影響を与えるからである。例えば，うつ病にアルコール使用症〈アルコール使用障害〉が併存していて，その問題が顕著な場合は，うつ病治療よりもアルコールの治療を優先する必要があるかもしれない。知的障害やパーソナリティ症〈パーソナリティ障害〉が併存している場合は，精神療法の実施が難しかったり，標準的なアプローチを修正して適用したりする必要がある場合がある。

3．患者の生活・社会的状況

　患者の生活・社会的状況も考慮が必要である。例えば，経済的困難などで眼前の生活に困窮している場合は，精神療法よりも生活保護の申請や社会福祉サービスの利用など，生活基盤を整えることを最優先する必要があるだろう。被虐待の場合には患者さんの安全を確保することが第一に必要かもしれない。

4．患者の意向・価値観

　1．〜4．を踏まえた上で，患者さんの意向を考慮する。患者さんは「薬は飲みたくない」「自分のことを語るのは嫌だ」などの意向をそれぞれ持っており，意向に合わない治療の押しつけは奏功しない可能性が高い。問題になることの多い，薬物療法と精神療法との使い分けや併用については，次節「薬物療法と精神療法の使い分け」も参考のこと。

　患者さんの意向を聴く中で，治療に関する誤解があれば修正を試みる。例えば，精神療法の概要について，「話したくないことまで根掘り葉掘り聞かれる」「心を見透かされる」などと認識していることがあるかもしれない。効果についてエビデンスに基づいた説明を提供することも望ましい。例えば，うつ病に対しては，抗うつ薬と認知行動療法はほぼ同等の奏効率であり併用によって効果が高まることが分かっている（Amick et al., 2015）が，それを患者さんの意向に沿った言葉に変換すれば，「薬による治療でも，認知行動療法というカウンセリングでも，同じくらいの確率でうつ病は良くなります。それぞれの特徴をお聞きいただいて，お好きな方を選んでいただいて結構です。しかし，両方を併用したほうが良く治ることが分かっていますので，両方を受けることをお勧めします」などと言うことができる。

5．行動変容のステージ

　患者さん側の精神療法への準備性によっても治療者のかかわり方は変わる。変化のステージモデル（Prochaska ら［2014］の transtheoretical model）などを参考にしながら，支援の力点を考慮する（表2）。

　前熟考期や熟考期においては，患者さんと治療者との信頼関係の構築を重視する。治療に取り組もう（≒自分を変えよう）と考えることは，現状の自分自身の不完全性を認めるという，心理的には実に大きな課題である。そこに伴う葛藤的な感情に十分配慮しながら，支援をする。

表 2　変化のステージに応じた支援の力点

段階	概要	支援の力点
前熟考期	自分の問題を認識しておらず，自身の行動を変える意思を持っていない。	・信頼関係の構築 ・受療に至った経緯の聞き取りと心情への理解・配慮 ・心理教育
熟考期	問題に気づいて解決を意識しているが，行動に移す決意に至っていない。	・心理教育 ・動機づけ面接 ・葛藤への寄り添い（問題を解決したいという気持ちと，それを否認する気持ちの葛藤）
準備期	問題解決の意思があり，行動に取り組む心づもりができている，ないし，小さな取り組みを始めている	・エンパワメント ・心理教育 ・具体的なスキルの教育
実行期	行動の変化を実践している	・エンパワメント ・具体的なスキルの教育
維持期	変化した行動を実践しているが，かつての非適応的な行動に戻るリスクがある。	・新たに獲得した行動やスキルの振り返りを行い，再発リスクを下げる

　受療に至った経緯のふりかえりや疾病教育を通して変化しようという動機づけを高め，同時に，変化に対する抵抗感を，葛藤への寄り添いや具体的な方法の心理教育を通じて，減らしていく。

　患者さんが実際に変化に向けて行動を始めていたら（準備期，実行期），患者さんが自己肯定感を保ちながら取り組めるよう支援し（エンパワメント），さらに，より効果的な行動を実践できるような心理教育を行ったりスキルの定着を図ったりする。

　新しい行動が定着するには一定期間の継続が必要であり，治療者は継続を支援する。特に，新たな環境や強いストレスに晒されると，かつての非機能的な認知・行動パターンが再び顔を出すことが多いので，そういった場合に患者さんが新たに獲得した機能的な習慣に戻れるよう支援する。

■ III　薬物療法と精神療法の使い分け

　薬物療法と精神療法はそれぞれ以下の特徴がある（表3）。

　薬物療法に精神療法を併用する利点と問題点には表4，5のようなものがある（ここでは主にうつ病と不安症〈不安障害〉を想定している）。

表3　薬物療法と精神療法の特徴

薬物療法	精神療法
効果発現が早い	効果発現がゆっくり
副作用が生じうる	明確な副作用がない
治療に受身的なかかわりでも良い	治療への積極的なかかわりが重要
再発予防効果が低い（服薬を終了すると効果が終了する）	再発予防効果が高い（治療を終えた後も効果が持続しうる）

表4　薬物療法と精神療法の併用の利点

・治療アドヒアランスの向上
　　精神療法に乗り気でなくても薬を受け取るために来院する，など。あるいはその逆のケースもありうる。
・薬物療法による症状の早急な改善に伴う，精神療法への取り組みの容易化
　　症状が重い状態で精神療法に取り組むことは患者さんにとってハードルが高い。薬物療法によって早期から症状を軽減し，精神療法に取り組みやすくできる可能性がある。特に，不安障害の暴露療法など，行動的な課題については，症状が軽減していることは有利である。
・薬物療法と精神療法で異なる神経経路を介した改善の可能性
　　うつ病や不安障害において，薬物療法と認知行動療法がそれぞれ脳の別の部位・回路に作用することが脳画像研究で示されている。これは個人において，薬物療法では改善しにくい人が精神療法で改善する，あるいはその逆，などのケースが起こりうることを示唆する。

表5　薬物療法と精神療法の併用の問題点

・薬物療法の副作用に伴う脱落率の増加
・薬物療法の副作用による学習効率の低下
　　特に，高用量のベンゾジアゼピン類や，鎮静作用の強い一部の抗うつ薬・抗精神病薬，多剤併用において問題になりやすい。
・薬剤離脱症状と不安症状の混同
　　特に短時間ベンゾジアゼピンにおいて，薬剤の効用が切れてくる時間帯に微小な離脱症状を来し，それが，不安・焦燥につながることがある。抗うつ薬（特に選択的セロトニン再取り込み阻害薬 SSRI）も，急激な中断の1～3日後に中断症候群を来すことがある。
・薬物療法下の状況依存性学習の限界
　　薬物療法下で達成した課題を，薬物療法がない状態で実施することは，新たな課題となりうる。例えば，不安障害や強迫性障害での暴露課題を，薬物療法下で改善しても，薬物療法を終了した状況下で再度取り組みが必要となる（状況依存性学習）。

■ IV　短期 vs. 長期精神療法

　精神療法の提供を考える際，どのくらいの期間の支援が必要かについての見通しを持つことも大切である。短期精神療法が奏功する（治療が短期で終結できる）ためには，いくつかの要件が必要である。例えば，自分が何を求めているかを自覚できる自己洞察力や，十分な言語能力（言語を介して治療者とのやりとりでき

る交流を行うことができる能力）が必要である。ストレスに直面することで退行や機能不全に陥るリスクがあるような患者さんに対しては，短期精神療法は難しい可能性がある。短期精神療法の適応を考える点で参考になる要件が DISCUS という頭文字でまとめられている（Dewan et al., 2004）。

①問題の持続期間（Duration of the presenting problem）：問題が慢性的な場合，そのパターンが過剰学習されているため，広範な介入を必要とすることが多い。

②対人関係の経歴（Interpersonal history）：効率的な治療には良好な治療同盟が必要であるが，虐待の既往などのために不安定な対人関係を有する患者さんは，治療者との治療同盟の構築にも時間がかかる可能性が高い。

③問題の重症度（Severity of the presenting problem）：患者が抱える問題が重篤で，機能的側面にも障害をきたしている場合，セッション間の治療戦略（例：認知行動療法におけるホームワークなど）を用いることにも支障があることが多い。

④複雑さ（Complexity）：症状が多く，問題が複雑な場合，広範な介入が必要で治療期間が長引くことが多い。

⑤理解度（Understanding）：自分の問題を理解して，それに対応しようとする動機が強い人の方が改善につながりやすい。治療の必要性を否認していたり治療に両価的であったりする患者さんの場合，治療に積極的に関わる前に，探索的な治療や自己発見に時間を要することがある。

⑥社会的支援（Social support）：一定のソーシャル・サポートがあることは，精神療法が奏効するための前提条件であり，逆に，ソーシャル・サポートが十分でない場合は，精神療法を提供する前に，社会的な支援を優先する必要があるかもしれない。また，存在するソーシャル・サポート自体だけでなく，ソーシャル・サポートを受けるためのソーシャル・スキルが欠如している場合も該当する。

■ V　精神療法の実施で押さえておくべき事柄

　精神療法は高度な技術であり，一定の品質管理の下に行う必要がある（そうでないと，効果を裏付けられない）。英国 NICE ガイドラインは，効果的な治療の実践のために以下の留意点を述べている。

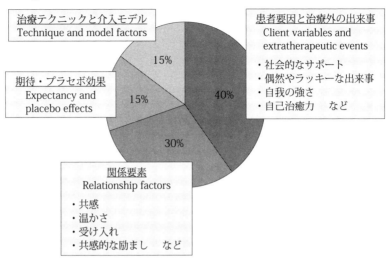

図 2　精神療法の効果に占める治療的要素（Lambert, 1992）

- すべての介入は十分な技術を持った有能な治療者（competent practitioner）が提供すべきである。
- 関連する治療マニュアルに即して実施する。
- 質の高いスーパービジョンを定期的に受ける。
- 治療効果をルーチンに評価する。結果を患者さんと共有し，患者自身も治療効果を見直す機会を持てるようにする。
- 治療者の治療へのアドヒアランスと能力をモニタリングする（例えば，録画や録音を用いる。必要に応じて外部監査・精査を行う）。

VI　精神療法の有効因子

　精神療法が有効である背景にはさまざまな要素がある。固有の精神療法の特定の技法が寄与する割合はたかだか 15 ％程度とする見解もある（Lambert, 1992；図 2）。さまざまな精神療法の奏効に共通する因子には，①治療外の要因（患者側の要因，偶然の出来事），②治療関係の要因（治療への患者の関与の度合い，治療同盟，治療者と患者の協力の度合い），③プラセボ・希望・期待の効果（治療者への信頼，治療設定，未来への焦点）が含まれる。技法はあくまで形式上のマニュアルであり，それに固執しすぎて，治療者の受容性，柔軟性，思いやりなどを犠牲にせぬよう留意する。

精神療法が奏功する共通因子として，治療同盟，共感，治療目標の共有と協力，の３つが実証されている（Horvath et al., 1991; Martin et al., 2000; Bohart et al., 2002）。

1．治療同盟

　治療同盟とは，患者と治療者の協力関係の質と強さのことである。両者が共通の目標に向けて協働的に取り組んでいるという感覚がそれにあたる。情緒的側面（相互の信頼，好感，敬意，いたわり）と，認知的側面（治療目標と達成方法の共有），治療パートナー感覚（両者が，具体的かつ責任を持って積極的にかかわると意識できること。相手が熱心にとりくんでいると，お互いに信じていること。）が含まれる。作業同盟と治療効果は中等度（Effect Size（ES）＝ 0.22-0.26）の相関関係が認められている。

2．共　　感

　共感とは，患者のこれまでの経歴を踏まえて，現在をどう体験しているかを理解し，それを態度と言語で患者に伝えることである。治療者が，患者のコミュニケーションのありかたや心理プロセスに調律を合わせることも含まれる。
　共感には３つの側面があるといわれることもある。第１は情緒的側面である。これは，他者の感情をはたで見て同じように感じることである。これは人間に本来的に備わっているものともいえるが，自身の人生経験を通じて感性はさらに磨かれる。逆に，過重勤務などによる燃え尽き状態や，患者に対する陰性感情などによって，共感する心が曇ってしまうことがある。そういった自身の状態に気づきを向けておくことが大切である。
　第２は認知的側面である。これは，他者の立場に立ち，気持ちや考えを客観的に理解することである。多くの人の体験を見聞することで磨かれ，臨床場面において多くの患者さんの体験に耳を傾けることはこれに資すると考えられる。個人スーパービジョンやグループ・スーパービジョンにおいて，一つの事例に対するさまざまな見方を見聞きすることもとても有益である。さらには，小説や演劇などの鑑賞によって深めることができると考える治療者もいる。
　第３は行動的側面であり，気持ちを理解していることを治療者から患者に言動として伝えることである。上記の情緒的・認知的共感の上に成り立つが，それに加えて，患者が「共感してもらえた」と認知できるような適切な態度や言葉遣いが必要である。情緒・認知的共感を伴わない行動的共感は，某飲食店の"スマイ

ル0円"のように，一種の軽薄さを伴うリスクもあるが，それとて，スマイルの
ない飲食店よりは好感が持てるように，訓練によって技術的に身に着けることも
軽視すべきではない。形から作って，徐々に心を入れていくことも，職業として
の精神療法家には必要といえるかもしれない。

　共感は治療効果と中等度（ES = 0.32）の相関がある。共感を測定する方法は，
治療者の自己評価，患者の体験による評価，第三者による観察者評価の3つがあ
るが，治療効果と最も関連が深いのは患者自身による評価（ES = 0.25）であり，
ついで，観察者による評価（ES = 0.23），治療者自身による評価（ES = 0.18）と
なっている。つまり，（当たり前ではあるが）治療者が"患者さんに共感できた"
と独りよがりで思えてもダメであるし，さらには，スーパーバイザー等の評価よ
りも，患者さんからの満足度が最も重要ということである（これも考えてみれば
本来そうあるべき当然のことである）。医療者のおごりに注意すべきという教訓と
もいえる。

3．治療目標の共有と協力

　治療目標の共有は，患者の情報を整理して言語化し，見立てと治療計画を説明
することによって行われる。治療目標の共有は治療継続率と治療効果を高める。
「当初相談に来た問題以外の問題を，治療者が多く発見してくれた」と患者や治療
者が評価できた治療は治療脱落率が低い。治療脱落率が低い治療者は，面接の初
期では質問を多く用い，励ましは最小限であり，面接の後半では情報を整理して
言語化し，治療的な見立てと治療計画を説明する傾向がある。情報収集と共感を
主とする旧来の精神科面接よりも，行動分析に基づいた面接（患者の問題につい
て患者の認識と治療者の認識を共有し，治療目標の交渉をする）の方が，治療継
続率がよいということが報告されている。治療継続率の高い治療者は，そうでな
い治療者と比較して，反応の一致性（患者が言ったことを治療者がすぐにとり扱
う）と，内容の関連性（患者が重要であると語った内容をとり扱う）の2点で優
れると言われている。

　認知行動療法では，全20セッションのうち第3セッションに患者と治療者で
治療目標が一致することが，治療終結時の治療成績と相関し，第5セッション以
降に治療目標が一致しても治療成績には影響しないと報告されている。すなわち，
治療の初期（少なくとも第3〜4セッションまで）のうちに，患者と治療者の間
で治療目標を共有することが重要であるといえる。

4．その他の治療的因子

上記 3 つの他，陽性転移を維持できること，誠実さ，フィードバック，治療同盟の破綻を修復すること，治療者の自己開示，患者－治療者の関係性についての解釈の質，逆転移のマネージメント，などが，精神療法の治療効果に関連する可能性が高いと考えられている（Norcross, 2002）。

■ VII　チーム医療の中での精神療法

1．チーム医療のさまざまな形

心理職は面接室の中で閉じた治療とならないよう配慮する。医療機関には，医師の他，看護師，薬剤師，ソーシャルワーカー（精神保健福祉士，社会福祉士など），作業療法士，管理栄養士などが精神疾患の患者さんのケアに関わり，相互に協力しながら患者さんを支援している（表 6）。医療機関外のスタッフ（例：保健師など地域保健スタッフ，産業保健スタッフ，学校関係者，児童養護施設，など）とも適切な連携が重要である。より構造的な連携としては，ステップ・ケア（stepped care）や協働的ケア（collaborative care）のモデルがある。

2．ステップ・ケア

ステップ・ケアとは，重症度・慢性度に応じて，治療を選択する考え方である。軽症の病態に対しては低強度・低コストの治療をまず提供し，重症度が高い場合や低強度治療で改善が見られない場合にはより強い強度の治療を段階的に提供する。一例として先述の NICE うつ病ガイドラインのステップ・ケア概略を示す（表 7）。

3．協働的ケア

協働的ケア（collaborative care）とは，プライマリケア提供者と専門家が共働しながら，スクリーニング，ケースマネージメント，適切な抗うつ薬の処方，コンサルテーションを組み合わせて系統的に治療を提供する治療モデルである。現場のリソースによって若干の形態の差異があるが，多職種協働ケアが奏功するためには，①患者の精神的問題のプライマリケアレベルの医療者による系統的な検出，②抗うつ薬の使用，③ケースマネージャー（通常は専門研修を受けた看護師）の介入，④精神医学専門家による定期的スーパービジョン，の 4 つを含む必要が

表6　多職種による役割の例

医師：診断・評価，心理教育，生活指導，処方，連携調整，精神療法など
看護師：心理教育，生活のアセスメント，生活指導，服薬支援，集団プログラムの実施など
薬剤師：心理教育，服薬指導など
ソーシャルワーカー：生活のアセスメント，社会福祉制度の紹介，病院外資源との連携調整，個別カウンセリングなど
作業療法士：作業療法，集団プログラムなど
管理栄養士：栄養指導など

表7　うつ病に対するステップ・ケア

介入の焦点	特徴
STEP 4： 重度・複雑なうつ病 （生命の危機，重度のネグレクトなど）	薬物療法，高強度心理介入，電気けいれん療法，治療の組み合わせ，多職種ケア，入院治療
STEP 3： ・初回治療で十分に改善しない遷延する閾値下抑うつ症状や軽症～中等症うつ病 ・中等～重症うつ病	薬物療法，高強度心理介入，電気けいれん療法，治療の組み合わせ，協働的ケア，精査，より専門職種への紹介
STEP 2： ・遷延する閾値下抑うつ症状 ・軽症～中等症うつ病	低強度心理・社会介入，精神療法，薬物療法，より専門職種への紹介
STEP 1： うつ病の疑い	評価，サポート，心理教育，積極的なモニタリングとより専門職種への紹介

ある（Gilbody et al., 2006）。糖尿病やがんなど，特にうつ病リスクが高い慢性身体疾患を有する患者に対して，実証効果と経済効果が実証されている（Strong et al., 2008）。協働的ケアに含まれる治療要素には，専門教育を受けた看護師がケースマネージャーとして，精神医学的ケアの中心的役割として機能したり，スクリーニングシステムを整備して該当患者の検出率を高めたり，電話やITを用いたてコーチング・行動変容・意思決定支援を行ったりすることも含まれる。こういった取り組みが入院治療や医療コストの削減に有効であることが実証されている。

■ Ⅷ　さまざまなモダリティの利用

　最近の潮流として，電話やインターネットなどのさまざまな通信技術（IT）を利用した精神療法の実施がある。インターネットやスマートフォンを利用した介入は世界的に充分なエビデンスが蓄積され，本邦でも取り組みが広がりつつある（So et al., 2013）。ITは量産化・効率化という利点と，人間的な触れ合いが減ると

表 8　認知行動療法を効率的に学ぶ 10 のステップ

①教科書を一冊読み通す
②治療マニュアルを読む
③入門セミナーを受講する
④ワークショップに参加する
⑤自分自身に対して，認知行動療法の技法を適用する（例：認知再構成を実施する）
⑥仲間とロールプレイをする
⑦軽症・単純な患者さんに供する
⑧治療の評価基準を参照する（例：概念化シート，認知療法尺度など）
⑨スーパービジョンを受ける
⑩継続的な学習を続ける

いう負の側面を有するもろ刃の剣である。動画コンテンツなどとして自動化する部分，IT はあくまで通信手段の一つに位置付ける遠隔医療の部分とをうまく併用して，人と人のコミュニケーションを損なわないバランスが課題であろう。

■ IX　精神療法研修の原則

　最後に，精神療法はスキルであり，実践的な技能の習得には研修・研鑽が重要である。それは書籍を読むだけで習得できるものではなく，①すべての精神療法に共通する必須能力の習得，②固有の精神療法の基礎知識の獲得，③固有の精神療法の実践能力，④メタ能力（上述のすべてのスキルを，個々の症例と状況を考慮して，適切に適用する能力）の獲得，という順を追って進む（Kuyken et al., 2009）。具体的な一例として，筆者は「認知行動療法を効率的に学ぶ 10 のステップ」（表 8）を提案している（藤澤，2019）。

　精神療法がカバーする領域は幅広く学習に終わりはない。他の精神療法の見識を広げることも役立つだろう。仮に自ら実践する機会は少なくても，他の職種と連携をとって診療にあたる上で，複数の精神療法の概略は理解しておくことが望ましい。アメリカのレジデント研修の必携マニュアル（Dewan et al., 2004）にはさまざまな短期療法が収載されているので，一読をお勧めする。

◆学習チェック表
☐　精神療法（心理療法）を効果を高める方法を理解した。
☐　精神療法（心理療法）のエビデンスの重要性を理解した。
☐　短期精神療法と長期精神療法のそれぞれの特性を理解した。
☐　チーム医療のなかの心理職のあり方について理解をした。

より深めるための推薦図書

Dewan, M.J., Steenbarger, B.N., & Greenberg, R.P.（2004）*The Art and Science of Brief Psychotherapies — A Practitioner's Guide.* American Psychiatric Publishing.（鹿島晴雄・白波瀬丈一郎監訳，藤澤大介・嶋田博之訳（2011）短期精神療法の理論と実際．星和書店.）

文　　献

American Psychiatric Association（2013）*Diagnostic and Statistical Manual of Mental Disorders, the 5th Edition: DSM-5.* Washington, DC: American Psychiatric Publishing.（日本精神神経学会監修，高橋三郎・大野裕・染矢俊幸ほか訳（2014）DSM-5：精神疾患の診断・統計マニュアル．医学書院.）

American Psychological Association division 12：Psychological Treatments. https://www.div12.org/treatments/（last accessed 2019/6/25）

Amick, H.R., Gartlehner, G., Gaynes, B.N., Forneris, C., Asher, G.N., Morgan, L.C., Coker-Schwimmer, E., Boland, E., Lux, L.J., Gaylord, S., Bann, C., Pierl, C.B., & Lohr, K.N.（2015）Comparative benefits and harms of second generation antidepressants and cognitive behavioral therapies in initial treatment of major depressive disorder: Systematic review and meta-analysis. *BMJ.* 2015 Dec 8;351:h6019. doi: 10.1136/bmj. h6019.

Bohart, A. C., Elliott, R., Greenberg, L.S., & Watson, J.C.（2002）Therapist contributions and responsiveness to patients. In: Norcross, J.C. (Ed.): *Psychotherapy Relationships That Work.* Oxford University Press, pp.89-108.

Cochrane library：https://www.cochranelibrary.com/

Dewan, M.J., Steenbarger, B.N., & Greenberg, R.P.（2004）*The Art and Science of Brief Psychotherapies — A Practitioner's Guide.* American Psychiatric Publishing.（鹿島晴雄・白波瀬丈一郎監訳，藤澤大介・嶋田博之訳（2011）短期精神療法の理論と実際．星和書店.）

藤澤大介（2019）認知行動療法の効率的な学び方．In：井上和臣編著：精神療法の饗宴— Japan Psychotherapy Week への招待．誠信書房.

Gilbody, S., Bower, P., Fletcher, J., Richards, D., & Sutton, A.J.（2006）Collaborative care for depression: A cumulative meta-analysis and review of longer-term outcomes. *Archives of Internal Medicine,* 166(21): 2314-21.

Horvath, A. O. & Symonds, D.B.（1991）Relation between working alliance and outcome in psychotherapy: A meta-analysis. *Journal of Counseling Psychology,* 38(2); 139-149.

Kuyken, W., Padesky, C.A., & Dudley, R.（2009）Collaborative Case Conceptualization. Guilford.（大野裕監訳（2012）認知行動療法におけるレジリエンスと症例の概念化．星和書店.）

Lambert, M. J.（1992）Implications of outcome research for psychotherapy integration. In: Norcross, J. C. & Goldstein, M. R. (Eds.): *Handbook of Psychotherapy Integration.* Basic Books, pp.94-129.

Martin, D.J., Garske, J.P., Davis, K.M.(2000)Relation of the therapeutic alliance with outcome and other variables: A meta-analytic review. *Journal of Consulting and Clinical Psychology,* 68(3); 438-450.

National Institute for Health and Care Excellence（Published 2004, Revised 2007, Last updated in 2018）*Depression in Adults: Recognition and Management. NICE clinical guideline 23.*

日本うつ病学会治療ガイドラインII（2016）うつ病（DSM-5）．http://www.secretariat.ne.jp/jsmd/index.html

Norcross, J.C. (Ed.)（2002）*Psychotherapy Relationships That Work.* Oxford University Press.

Prochaska, J.O., Norcross, J.C.（2014）*Systems of Psychotherapy: A Transtheoretical Analysis, 8th Edition.* Cengage Larning.

So, M., Yamaguchi, S., & Hashimoto, S., et al.（2013）Is computerised CBT really helpful for adult depression?―A meta-analytic re-evaluation of CCBT for adult depression in terms of clinical implementation and methodological validity. *BMC Psychiatry,* **13**; 113.

Strong, V., Waters, R., Hibberd, C., Murray, G., Wall, L., Walker, J., McHugh, G., Walker, A., & Sharpe, M.（2008）Management of depression for people with cancer (SMaRT oncology 1): A randomised trial. *Lancet,* **372(9632)**; 40-48.

Winston, A., Rosenthal, R. N., & Pinsker, H.（2004）*Introduction to Supportive Psychotherapy: Core Competencies in Psychotherapy.* American Psychiatric Publishing.（山藤奈穂子・佐々木千忠 訳（2009）支持的精神療法入門．星和書店.

第14章

社会療法

──社会資源の活用とケアマネジメント・精神科リハビリテーション

小原圭司

◦→ *Keywords*　リカバリー，ストレングス，SST，ケアマネジメント，ACT，地域移行，IPS，WRAP，当事者研究

I　はじめに

　統合失調症，双極症〈双極性障害〉，うつ病など，重篤な精神疾患を抱える人たちの回復のためには，薬物療法と心理社会的療法を組み合わせることが必要である。心理社会的療法には，以下のようなものが含まれる。

- ・心理療法（支持的心理療法，認知行動療法，集団心理療法などが含まれる）
- ・心理教育
- ・リハビリテーションプログラム（SSTや作業療法など）
- ・家族への心理教育
- ・地域移行・地域生活支援プログラム（社会資源を活用し，ケアマネジメントの手法を用いることが多い）
- ・居住支援
- ・デイケア
- ・就労支援プログラム
- ・自助活動

　心理社会的療法のうち，心理療法以外のものを社会療法という。また，精神科リハビリテーションという用語は，狭義にはSSTや作業療法などのリハビリテーションプログラムを，広義には支持的心理療法を除いた全ての心理社会的療法を指す場合が多い。このセクションでは，社会療法，すなわち，心理療法以外の心理社会的療法全般について概説する。

■ II　社会療法における重要概念

　重篤な精神疾患を抱える人たちを支援する際には，以下に述べるような概念を念頭におきながら支援することが重要である。

1．リカバリー

　リカバリー（recovery；回復）とは，当事者が自ら疾患をコントロールしながら，自分らしく生きている姿，あるいは自分が求める生き方を主体的に追求するプロセスを指す（水野ら，2018）。リカバリー概念は，1980 年代にディーガン Deegan ら当事者によって提唱され，2003 年には，米国の大統領諮問機関である「精神保健に関する新自由委員会」にて精神保健行政の目標とされた。リカバリーは，希望を持ち，人生に積極的に参加し，肯定的な自己感覚を取り戻し，家族や友人とのコミュニケーションを大切にしながら，趣味や仕事を通じて，自分らしく自分のための生活を送ることであり，それを支援することが心理社会的療法の目的である。

2．エンパワメント

　重篤な精神疾患を抱える当事者は，ともすれば症状の重さに圧倒され，自己効力感を失いがちである。社会からも，ラベリングされ，権利を侵害され，スティグマから脱出できない状態に置かれている。これを打破するため，当事者が，支援者からの伴走的支援を受けながら，問題解決能力を身につけ，自己効力感を取り戻し，スティグマをはねのけていくことがエンパワメントである（田中，2013a）。

3．リジリエンス

　リジリエンスは，「たとえその人の生活状況がストレッサーと緊張に満ちているときでも，柔軟性を保持し，前向きの適応をする能力」を指す（Rapp et al., 2012）。重篤な精神疾患を抱える当事者を支援する際には，個人の持つ潜在的な復元力であるリジリエンスに着目し，それを引き出す視点が支援者に求められる。

4．ストレングス

　ストレングスとは，「その人に備わっている特性，技能，才能，能力，環境，関心，願望，希望」であり，「個人，グループ，地域社会の潜在的な力」である（田

中，2013b）。ストレングスを積極的に利用することで，リカバリーを達成しようとするストレングスモデルのアプローチは，1980年代にカンザス大学のラップRappらによって開発された。心理社会的療法，特に地域生活支援，就労支援を行っていく際には，当事者や地域社会のもつストレングスに着目すること（ストレングス視点）が重要である。

■ Ⅲ　心理教育

　心理教育（psychoeducation）とは，患者が疾患をよりよく理解と対処ができるように，情報と支援を提供することである。重篤な精神疾患を抱える人は，回復のプロセスにおいて，しばしば再発を繰り返すことがある。再発を防ぐためには，ストレス脆弱性モデルに基づき，個人のストレス対処能力を高めたり，服薬のアドヒアランスを高めることで脆弱性の悪化を防ぐことが重要である。そのためにはまず，当事者が病気についてよく理解し，よりよい対処法を知る必要がある。このために有効な手段が心理教育である。

　心理教育のうち，モジュール化された当事者のための教育プログラムである疾病管理とリカバリー（Illness Management and Recovery; IMR）は，アメリカ連邦保健省薬物依存精神保健サービス部（SAMHSA）の「科学的根拠に基づいた実践」（Evidence Based Practices; EBP）に含まれている。IMRのモジュールは以下の通りである（大島ら，2015）。

　　①リカバリー戦略
　　②統合失調症／双極性障害／うつ病に関する実践的事実
　　③ストレス脆弱性モデルと支援方法
　　④ソーシャルサポートを形成する
　　⑤薬物療法を効果的に利用する
　　⑥再発を減らす
　　⑦ストレスへ対処する
　　⑧いろいろな問題や持続性の症状に対処する
　　⑨あなたのニーズを精神保健システムに適合させる

　心理教育の一環として，治療者と当事者が服薬について話し合い，その内容について合意するという共同意思決定（Shared Decision Making; SDM）を行うこと

で，服薬のアドヒアランスが高まることが知られている。また，症状増悪時にだれに連絡し，どういう治療を受けたいかといった具体的な対応法を，あらかじめ安定した状態の時に文書にして署名しておく事前指示書（advance directive）という方法も徐々に広がってきている。

Ⅳ　リハビリテーションプログラム

1．社会生活技能訓練（SST）

社会生活技能訓練（Social Skills Training; SST）は，UCLA で開発された，モジュール化された治療技法である。行動療法的手法を用いて，対人行動的な生活技能の改善を目指し，社会適応性を高め，再発防止に資することが目的である。教示，モデリング，ロールプレイ，促し，強化，フィードバック，行動形成などの諸技法からなる。

2．作業療法

作業療法は，「病気や障害に伴う生活行動上の困難さを分析し，作業活動を通じて問題を解決する技術」（野中，2003）であり，作業療法士によって施行される。我が国では，長らく精神科の作業療法は慢性期の統合失調症患者に対して手工芸等を指導するものといったイメージが強かったが，2010 年の厚生労働省の通知により，家事，外出等の IADL 訓練（IADL ＝手段的日常生活活動）や，就労環境への適応等の職業関連活動の訓練，退院後の住環境への適応訓練などの幅広い業務が作業療法に含まれるようになった。

3．その他

1990 年代以降，精神科リハビリテーションの領域で社会的認知（他者の意図や気持ちを理解する能力を含む，対人関係の基礎となる精神活動）についてさかんに研究されるようになった。その改善を目指す介入としては，たとえば社会認知ならびに対人関係のトレーニング（Social Cognition Interaction Training; SCIT）（Roberts, 2009）や，メタ認知トレーニング（Metacognitive Training; MCT）がある。

■ V　家族への心理教育

　ブラウン Brown ら（1972）以降，家族の高い感情表出（high expressed emotion; high EE）が統合失調症の再発予測因子となるという研究が行われ，家族の EE を下げることで再発を予防することを目的にした家族教育が推奨されるようになった。その後，家族の high EE は，長期におよぶ精神疾患の負担やスティグマからくる家族自体の孤立と深く関連していることから，「家族の不適切な行動を修正する」のではなく，「家族をエンパワメントし，家族がもとから持っているストレングスを発揮するための支援を行う」という視点での家族心理教育（Family Psycho-Education; FPE）が強調されるようになってきている。

　統合失調症の家族に対する FPE は，SAMHSA の EBP にも含まれており，ツールキットの日本語訳がなされている。

　また，わが国では地域精神保健福祉機構（通称コンボ）により，ピアである家族の力を活かして，小冊子（伊藤，2013）を用いた「家族による家族学習会」が日本各地ですすめられている。

■ VI　地域移行・地域生活支援プログラム

1．社会資源について

　社会資源（リソース；resource）とは，Anthony ら（2003）によれば，「当事者が選択した環境で本人がうまくやっていくために必要な人，場所，物，活動」のことである。社会資源は，供給主体に着目して，家族成員，親戚，近隣，友人・同僚，ボランティアといったインフォーマルセクターと，非営利法人，行政，営利法人などのフォーマルセクターにわけられることが多い（白澤，2018）。支援者は，インフォーマル，フォーマルの両方の社会資源を活用して，クライエントの地域生活支援に取り組む必要がある。

2．ケアマネジメント

①ケアマネジメントとは

　精神疾患の患者の地域生活を支えるためには，社会資源の有効な活用が不可欠である。そのために開発された手法がケアマネジメントである。ケアマネジメントは，アメリカではケースマネジメント，イギリスや日本ではケアマネジメント

と呼ばれる。マクスリー Moxley（1989）は，ケアマネジメントを，「多様なニーズをもった人々が，自分の機能を最大限に発揮して健康に過ごすことを目的として，フォーマルおよびインフォーマルな支援と活動のネットワークを組織し，調整し，維持することを計画する人（もしくはチーム）の活動」と定義している。

②ケアマネジメントの歴史

　アメリカでは，1960年代の脱施設化後の混乱から，1970年代に，精神科病院を出て地域で暮らす精神疾患の患者を支える方法としてケースマネジメントが生まれた。

　イギリスでは，1988年のグリフィス報告を契機にコミュニティケア改革が実施されることになり，1990年に，国民保健サービス及びコミュニティケア法により，ケアマネジメントシステムが導入された。

　日本では，2000年より実施された介護保険制度により，ケアマネジメントが急激に広まった。障害者分野では，ほぼ同時期から障害者ケアマネジメント体制整備推進事業が実施されるなどして，ケアマネジメントの普及が図られ，2002年には，障害者ケアガイドラインがとりまとめられた。その後，2006年に施行された障害者自立支援法において，市町村を中心にした重層的な相談支援体制の確立と，ケアマネジメントの導入が法定化されることになった。

③ケアマネジメントの類型

　ケアマネジメントの類型には，以下のようなものがある。

・仲介型（ブローカー型）（利用者とサービスをつなぐ）：サービスの斡旋，調整を主な機能とする。日本の介護保険，障害者自立支援法の制度上のケアマネジメントモデルはこの仲介型である。
・臨床型：固定した援助者が直接・間接援助を行うもの。
・ストレングス型（利用者と環境の潜在能力に着目したかかわりを行う）：利用者や環境のストレングス（強み）に着目した支援を行う。
・リハビリテーション型：利用者の能力障害に焦点を当て，利用者の潜在能力や生活技能訓練を用いて，利用者が設定する目標の実現を目指す。あわせて地域支援の開拓，変革も行う。
・積極型（Assertive Community Treatment；包括型地域生活支援 ACT）：比較的重度の精神疾患の患者を対象とし，多職種でチームを組み，訪問を中心とする

24 時間体制の直接サービスを提供する。

・インテンシブケアマネジメント（ICM）：ケアマネージャーがアウトリーチ活動を含む直接ケアを提供する。ACT と異なり，多職種チームを前提としない。

④ケアマネジメントの過程

ケアマネジメントは，以下のようなプロセスで進められる。1）相談窓口におけるケアマネジメントの希望の確認，2）アセスメント（ニーズ把握，ニーズを充足する方法の検討，社会資源の検討），3）ケア計画の作成，4）ケア計画の実施，5）モニタリング，6）終了。2）のニーズを充足する方法の検討から4）のケア計画の実施までのプロセスでは，社会資源の改善および開発（地域の社会資源の把握，地域の社会資源の連携づくり，障害者・障害者団体への働きかけ，地域・地域住民への働きかけ，行政機関等への働きかけ）を行う。5）のモニタリングにおいて不十分であれば，2）のニーズ把握まで戻って再アセスメントを行う。

3．地域移行

地域移行とは，主に精神科病院に長期入院している精神疾患をもつ患者を，地域生活に移行させることをいう。精神疾患の患者の地域生活への移行を進めるためには，彼らが地域において安心かつ安定した社会生活を送ることができるよう，関係機関の連携を進めるとともに，退院後の住居の確保や日中活動の場の提供を図り，地域生活を支援する体制を整える必要がある。

2004 年の「精神保健医療福祉の改革ビジョン」において，厚生労働省は，「入院中心から地域生活中心へ」という基本的な方策を示し，「受入れ条件が整えば退院可能な者（約7万人）」の解消を図ることとした。しかし，10 年後においても，長期入院者数の大きな変化は見られなかった。こうした現状を踏まえ，2014 年4月からの改正精神保健福祉法の施行により，全ての医療保護入院者に退院後生活環境相談員（主に精神保健福祉士を想定）の選任が義務付けられ，地域援助事業者の紹介も努力義務とされた。また，新規に医療保護入院する患者について，退院支援委員会の開催も義務付けられた。

同法の改正と同時に告示された「良質かつ適切な精神障害者に対する医療の提供を確保するための指針」において，精神障害者の退院促進については，多職種のチームで取り組むこととされている。

4．アウトリーチ

　精神科におけるアウトリーチは，医師，看護師，保健師，精神保健福祉士など
の多職種による訪問を行い，未治療または再発を繰り返す重篤な精神疾患を抱え
る人の地域生活を支えるためのサービスである。アウトリーチは，保健所，精神
保健福祉センター，精神科病院，精神科クリニック，訪問看護ステーション，相
談支援事業者などによって実施される。前述の ACT のサービスモデルを用いて
提供されることも多い。ACT は，SAMHSA の EBP に含まれており，症状悪化や
再入院を防ぐ効果が高く，2001 年以降日本でも精力的に導入されている（伊藤，
2012）。

VII　居住支援

　統合失調症をかかえる長期入院者が退院するためには，大きくわけて，単身ア
パート生活，グループホームなどの支援付き住宅という 2 つの選択肢がある。単
身アパート生活においては，生活の乱れ，不規則な服薬などから，精神症状が悪
化し再入院に至ることもある。このことを防ぐため，就労先やデイケアなどの日
中の活動場所を確保した上で，必要に応じて，訪問看護，多職種によるアウトリ
ーチなどの支援を導入する。

　グループホーム（「共同生活援助」）は，基本サービス（日常生活上の援助，個
別支援計画の作成等）と，「利用者の個々のニーズに基づいた介護サービス」の 2
階建て構造となっている。2 階部分の提供方法により，「介護サービス包括型」，
「外部サービス利用型」にわけられる。

　さらに，近年，主に重篤な精神疾患と物質依存の重複障害をもち，ホームレス
状態にある当事者に向けて，支援を受けることを住居提供の条件とせず，まず住
居を提供し，そこに支援をしていくハウジングファーストという考え方が注目を
集めている（稲葉ら編，2018）。

VIII　精神科デイケア

　デイケアは，急性期の治療が終了後，地域へと移行し治療・リハビリテーショ
ンを実施する場である。具体的な支援内容としては，対象者の心身機能・生活技
能の評価およびトレーニング，心理教育，服薬管理，再発予防，症状悪化時の危

機介入などが挙げられる。

　近年，気分障害等による休職者の復職支援の必要性が高まり，認知機能リハビリテーションやリワークなど，プログラムの多様化が見られる。また，発達障害や依存症，年代別など，疾患の特性や発達特性に着目したデイケアも増加し，機能分化や多様化が見られている。

■ IX　就労支援

　精神疾患の患者の就労の支援方法については，まず就労のための訓練を行い，それから就労につなげるという train then place 型と，まずは就労につなげ，その上で必要な訓練を行うという place then train 型の2つに大きくわけられる。これまでの日本の就労支援に置いては，train then place 型の支援が主流であったが，徐々に，次に述べる IPS のような place then train 型の支援が広がってきている。

　Indivualized Placement and Support（IPS）は，SAMHSA の EBP の1つで，place then train の原則に基づいて一般就労を目指す方法である（Swanson et al., 2017）。IPS の基本ルールは，以下の8つからなる。

　　①精神疾患の重症度を対象基準にしない
　　②就労を希望したら，訓練を経ず迅速に就労支援を開始する
　　③本人が望む仕事（一般就労）に就くことを目指す
　　④就労スペシャリストは職探しから就労後の支援を期限を定めずに行う
　　⑤就労スペシャリストは雇用主の開拓，雇用後の雇用主へのアドバイスを行う
　　⑥IPS による支援は医療チームと行う
　　⑦就労が保証制度，収支に与える影響を事前に説明する
　　⑧あくまでも一般雇用を目指す

　障害者の側から見た就労の方法には，オープン就労（就職する際に勤務先に精神障害をもっていることを伝える）とクローズド就労（伝えない）がある。オープン就労はさらに「障害者求人」と「一般求人」にわけられる。障害者求人の利用には障害者手帳が必要で，週20時間以上働ける人が対象である。

　また，通常の事業所に雇用されることが困難な障害者については，就労継続支援A型事業所（雇用契約に基づくため，最低賃金が保証される），就労継続支援B型作業所（雇用契約に基づかず，最低賃金が保証されない）という選択肢もあ

る。

■ X　自助活動

1．自助グループ（セルフヘルプグループ（Self Help Group）；SHG）

　自助グループとは，「自発的に結成された相互援助と特定の目的の達成をねらった小グループ」である（久保ら，1998）。自助グループの特徴としては，①メンバーが共通の問題をもつこと，②共通のゴールがあること，③対面的な相互関係があること，④メンバーどうしが対等であること，⑤参加が自発的であること，⑥メンバーの主体性を重んじること，などが挙げられる。当事者が自助グループにつながることで，当事者の疎外感が減り，また，グループの中で役割を担っていくなかで，自己効力感が高まり，エンパワメントにつながっていく。

2．ピアサポート

　ピア（peer）とは，英語で，同じような立場にある人のことを指す。ピアサポートとは，精神疾患を持つ当事者同士が，対等な関係で支え合うことを指す。ピアサポートを行う当事者の呼び方としては，ピアサポーター，ピアスタッフといった言い方があるが，ピアサポーターは地域や事業所などに登録し有償で退院促進，地域移行に関わる人，ピアスタッフは事業所や地域活動支援センター，病院などで雇用契約を結んで働いている人を指すことが多い。

3．WRAP

　教師であり，重篤な精神疾患の当事者でもあるアメリカのコープランドCopeland が始めた元気回復行動プラン Wellness Recovery Action Plan（WRAP）は，「不快で苦痛を伴う困難な状態を自分でチェックして，プランに沿った対処行動を実行することで，そのような困難を軽減，改善，あるいは解消するための系統立ったシステム」（Copeland, 2002）である。WRAP のプランは，「元気に役立つ道具箱」（元気を保ち，調子が悪くなってきたと感じたときに，元気を回復するのに役立つ技法や方法のリスト）と，次の6つのセクションのモニタリングと対処方法のシステムからなる。1）日常生活管理プラン，2）引き金，3）注意サイン，4）調子が悪くなっている時のサイン，5）クライシスプラン，6）クライシスを脱した時のプラン。

　WRAP の作成は，ピアサポートグループの中でなされる場合が多い。日本各地

でも，当事者主導で WRAP の普及が進んでいる。

4．当事者研究

　2001 年に北海道の「浦河べてるの家」で始まった当事者研究は，統合失調症を持つ人たちが起こす「爆発」や不適切な行為や言動の背後に，辛い切迫した状況から抜け出そうとする当事者なりの「もがき」がある，という理解を前提として，より健全で穏やかな対処方法を，「研究」というキーワードを用いて，当事者どうしで模索していく試みである（向谷地，2013）。主に重篤な精神疾患をもつ当事者を対象としたプログラムであり，ストレス脆弱性モデルを基盤とし，SST，認知行動療法，心理教育と共通する部分があるが，当事者の主体的な取り組みとピアサポートが軸になっているところが異なる。

◆学習チェック表
□　社会療法における重要概念について理解した。
□　心理教育と家族への心理教育について理解した。
□　精神科リハビリテーションの代表的なプログラムについて理解した。
□　ケアマネジメントを用いた地域資源の有効利用法について理解した。
□　さまざまな自助活動について理解した。

より深めるための推薦図書
　　Anthony, W. et al.（2003）*Psychiatric Rehabilitation, Second Edition.*（野中猛ら監訳（2012）精神科リハビリテーション［第2版］．三輪書店．）
　　Brown, C. et. al.（2002）*Recovery and Wellness.*（坂本明子監訳（2012）リカバリー．金剛出版．）
　　Rapp, C. et al.（2012）*The Strength Model.*（田中英樹監訳（2014）ストレングスモデル［第3版］．金剛出版）

　　　文　　　献

Anthony, W. et al.（2003）*Psychiatric Rehabilitation, Second Edition.*（野中猛ら監訳（2012）精神科リハビリテーション［第2版］．三輪書店．）
Brown, G. et al. (1972) Influence of family life on the course of schizophrenic disorders: A Replication. *British Journal of Psychiatry,* 121; 241-258.
Copeland M.（2002）*Wellness Recovery Action Plan, Revised Edition.*（久野恵理訳（2009）元気回復行動プラン WRAP．道具箱．）
稲葉剛ら編（2018）ハウジングファースト．山吹書店．
伊藤順一郎監修（2013）じょうずな対処・今日から明日へ　改定第2版．地域精神保健福祉機構．
伊藤順一郎（2012）精神科病院を出て，町へ―ACT がつくる地域精神医療．岩波書店．

久保紘章ら編（1998）セルフヘルプ・グループの理論と展開．中央法規．

水野雅文ら編（2018）リカバリーのためのワークブック．中央法規．

Moxley, D.（1989）*The Practice of Case Management.*（野中猛ら監訳（1994）ケースマネジメント入門．中央法規．）

向谷地生良（2013）当事者研究．In：福田正人ら編：統合失調症．医学書院．

野中猛（2003）図説精神科リハビリテーション．中央法規．

大島巖ら編（2015）IMR 入門．地域精神保健福祉機構．

Rapp, C. et al.（2012）*The Strength Model.*（田中英樹監訳（2014）ストレングスモデル　第 3 版．金剛出版．）

Roberts, D.（2009）*Social Cognition and Interaction Training（SCIT）Training Manual.*（中込和幸ら監訳（2011）社会認知ならびに対人関係のトレーニング（SCIT）治療マニュアル．星和書店．）

白澤政和（2018）ケアマネジメントの本質．中央法規．

Swanson et al.（2015）*IPS Supported Employment Program Implementation Guide.*（林輝男訳（2017）IPS 就労支援プログラム導入ガイド．星和書店．）

田中英樹（2013a）リカバリー／エンパワメント．精神科臨床サービス，**13**; 146-147.

田中英樹（2013b）リジリアンス／ストレングス．精神科臨床サービス，**13**; 148-149.

第15章

予防と早期介入
（メンタルヘルス・ファーストエイド）

大塚耕太郎・加藤隆弘

Keywords　早期介入，メンタルヘルス・ファーストエイド（MHFA），NOCOMIT-J，
精神保健，スティグマ対策，メンタルヘルス・リテラシー，普及啓発

I　はじめに

　従来の精神医療では，精神疾患を患ってからようやく支援を開始するというのが一般的であり，精神疾患への偏見や誤解のために精神医療機関への受診を躊躇うことが稀ではなく，早期支援が困難であった。精神疾患の病態が理解されるにつれて，治療の遅れが予後を悪化させるといったデータの蓄積により，近年では，精神疾患の早期支援の重要性が強く唱えられ，さらには，予防するという観点も重視されるに至っている。精神疾患の予防・早期介入のために心理臨床の専門家が果たしうる役割は大きい。本稿では，精神疾患の予防と早期介入に関して特に自殺対策における地域支援の重要性に関して紹介し，後半は筆者らが推進しているメンタルヘルス・ファーストエイドの活動に関して紹介する。

II　総論：精神疾患の予防と早期介入

　さまざまなストレスにより急性ストレス障害や適応症，PTSD，うつ病など精神疾患に至ることがある。また，現時点ではある一定の頻度で発症するとされている統合失調症や双極症〈双極性障害〉のような精神疾患が存在している。メンタルヘルス対策としては，ハイリスク群へのアプローチだけでなく，健康群への健康増進などポピュレーション・アプローチも必要である。さらに，境界群に対して専門的ケアにつなぐだけでなく，医療化させない予防的介入も必要であり，ハイリスク・アプローチとポピュレーション・アプローチを包括的に組み合わせる

必要がある。

　一般に疾患予防の概念は，

　1）**一次予防**：疾患の罹患や発症を減少させる対策
　2）**二次予防**：疾患に罹患した者やハイリスク者の早期発見・早期治療
　3）**三次予防**：疾患の悪化・再発の防止，社会復帰に関する対策

　等で構成される。地域精神保健における精神疾患の予防としては，一次予防は精神疾患の普及啓発や健康教育，こころの健康に関する健康増進，二次予防では精神疾患の早期発見のためのスクリーニングや相談窓口整備，早期受診と治療，三次予防では精神疾患の治療や社会復帰のためのリハビリテーションや社会参画のための支援，福祉サービス，再発予防，また精神疾患の不幸な転帰の一つである自殺未遂，自殺既遂後のアフターケア等が含まれる。そして，地域精神保健福祉から医療機関，関係機関まで地域全体にわたって関連領域が広がっている。

　また，ハイリスク者へのアプローチとしては，すでに治療中の患者へのケアに加えて，こころの健康の問題を抱えているもの，援助希求行動を起こしているものに対する対応が含まれる。いうまでもなく，精神疾患の発症後，ケアが早期に始まることは予後を好転させることにつながる。一方で，早期の介入やその後のケアが継続されるためには，地域でのスティグマが当事者や家族などその周囲にとって，困難さや障壁となる。メンタルヘルス対策全体を考えた場合に，こころの健康に不調を抱えた方に対する早期の対応や，精神疾患への理解を促し，偏見を除去する活動も重要な課題である。

▌III　地域でのメンタルヘルスの予防対策

　地域全体に広く働きかけるポピュレーション・アプローチの目標は地域住民のメンタルヘルス・リテラシーの向上である。知識や意識を高めるためには普及啓発活動が重要である。一方，広く対象に働きかける場として健診や地域の保健事業でこころの健康だけでなく，身体的な健康面も対象にしてこころのケアを働きかけることも必要である。たとえば，保健領域では，主に保健師達により，健康相談，健診，スクリーニング等でストレスによって影響を受けている住民に対する早期の予防介入，住民に対する健康教育を通しての健康増進活動，支援者に対する研修等を通じた人材養成が行われている。

また，福祉領域は，行政の福祉担当課や社会福祉協議会等による生活支援や見守り活動を実施したり，介護福祉領域の従事者が高齢者や障害者への支援を行っている。たとえば，こころのケアとして，生活支援相談員（社会福祉協議会）や民生委員等による訪問活動による見守り，仮設住宅集会場でのサロン活動，包括支援センターによる介護予防としてのこころのケアなどが行われている。

Ⅳ　危機介入について

　メンタルヘルス不調を抱えたものへの早期介入としては教育的なアプローチとスクリーニングや危機介入が重要である。悩めるものへの心理社会的支援ではあるが，精神療法における治療的アプローチとは，時間的焦点として現在から過去にまたがり，症状や障害を軽減し，発症機序を修正し，人間的成長や人間的変革を促すという目標により回復を目指している。それに対して，危機介入は時間的焦点としては危機に陥っている「今ここで」という時点であり，危機からの安定や障害の軽減，回復，そして次の段階のケアへの移行が目標とされ，予防的アプローチである（Winston et al., 2012）。

　メンタルヘルスのリスクを抱えているものの支援では危機介入と支援連携を組み合わせた対応が必要である。また，心理的アプローチとソーシャルワークを同時並行的に組み合わせていく必要もある。たとえば，自殺の危機介入では 1st step：自殺の危険性のあるものを支援の対象として認識し，2nd step：初期対応として適切な心理的働きかけを行い，3rd step：危険度の判断として危険因子，防御因子を確認し，4th step：危機に陥っている問題解決が選択されるように具体的支援や地域資源につなげていくこと，という4段階で構成される。

Ⅴ　地域における自殺予防対策：複合的自殺対策プログラムの自殺企図予防効果に関する地域介入研究：NOCOMIT-J と被災地での応用

　地域介入比較対照研究である厚生労働科学研究費補助金（自殺対策のための戦略研究）「複合的自殺対策プログラムの自殺企図予防効果に関する地域介入研究NOCOMIT-J」（研究班リーダー 大野裕，事務局長 大塚耕太郎）での研究成果を紹介する（Ono et al., 2013）。

　NOCOMIT-J 研究は，自殺死亡率が長年にわたって高率な地方郡部地域と近年自殺が増加している都市部地域において，地域の自殺対策事業として一次から三次

までのさまざまな自殺予防対策を組み合わせた複合的自殺予防対策プログラムを介入地区で 3.5 年間実施し，対照地区と比較して，自殺企図（自殺死亡および自殺未遂）の発生への予防効果を検証している。主たる結果を要約すると，地方郡部地域では，介入地区でプログラム実施率は対照地区よりも明らかに高く，当初期待されていた自殺企図の減少効果が，男性および 65 歳以上の高齢者で確認され，強い予防効果が得られた。主要評価項目である全体の自殺企図の発生率に関して明確な効果を示さなかったが，これは介入が性別や世代など異なるサブグループに対して異なる効果を持つためであると考察された。一方，都市部地域では明確な効果を示さず，プログラム実施率が影響している可能性が示唆された。

　研究成果から，自殺対策の実効性を高めるためには，詳細な自殺の実態を踏まえながらサブグループごとの介入のポイントを明らかにすることが重要であると考えられる。例えば，普及啓発に関しては，ウエルテル効果というメディアの自殺率増加への影響（Phillips, 1974）が指摘される反面，パパゲーノ効果という危機を克服することについての報道が自殺予防効果を持つ（Niederkrotenthaler, 2010）。若年や女性などへの啓発のあり方ではこれらの観点を考慮する必要がある。一方，都市部では人的資源や地域ネットワークの不足などの地域の特性が影響している可能性が考えられ，これらを科学的に検討した上で介入に優先順位をつけて対策を立案することも重要であろう。また，介入期間がさらに長くなれば，対策の効果が高まるとも考えられた。

　NOCOMIT-J の応用という点では，介入地区である岩手県久慈地域は本研究終了後に発生した 2011 年の東日本大震災津波で，自殺対策のネットワークが直後の危機介入から復興に際しての地域住民の心の健康の維持や地域づくりのために大きく寄与した。

　私たちは個人の健康の向上を目指す場合に，メンタルヘルス不調者への個別介入だけでなく，地域全体への健康に対する取り組み，つまり健康づくり（health promotion）をすすめていく視点が必要である。被災地住民のメンタルヘルス・リテラシーの向上，住民の相互交流の再構築，生活支援との連携，従事者へのメンタルヘルス対策など包括的な対策が求められる。そして，単一の領域の取り組みとしてすすめるのではなく，地域のさまざまな領域がネットワークや重層化した支援体制の中で協働して活動していくことが求められる。

　東日本大震災津波の被災県である岩手県では，自殺対策や被災地のこころのケアとして NOCOMIT-J が示した包括的な自殺対策の骨子を岩手県自殺対策アクションプランに織り込み，全県的に各医療圏の保健所単位で地域特性に合わせて，

さらに地域ごとのアクションプランを策定した。そして，岩手医科大学の学術協力のもと，岩手県障がい福祉課および精神保健福祉センターが協力して，地域単位で導入するための実践的な研修会を行い，市町村ごとの自殺対策の推進に役立てている。

■ VI　こころの健康に関するファーストエイドとは

　ファーストエイドは救急治療や応急対応を意味しており，メンタルヘルスにおけるファーストエイドは救急医療や精神医療保健の専門家だけではなく，一般住民まで幅広い領域で必要となっている。地域におけるメンタルヘルス関連の支援は，一般的解決から専門性の高い解決まで，専門性の強弱によって段階づけられる階層的な構造として捉えることができる（大塚ら，2011）。

　たとえば，住民相互の相談は気軽な相談であり，ボランティアや民生委員，保健推進委員など住民組織による活動は，生活に根差した相談であり，必要により関係機関との連携が必要となる。また，行政機関や各窓口の対応は，ある程度の問題を整理して，必要であればより専門性の高い機関へ連携したり，制度を紹介することが求められる。そして，医療福祉関係者や弁護士，司法書士などの専門性の高い機関では専門的支援が求められる。

　地域においては，それぞれの支援の次元が地域に存在することが重要であり，それぞれの段階を設定しているフィルターが多いほど，地域のケアは充実しているといえ，住民の多様なニーズにこたえられる。階層が重層構造になることはスティグマ対策にもつながる。以下では，筆者が関わってきた一連のファーストエイドの取り組みを紹介する。

　救急医療でのメンタルヘルス対応に関して，日本臨床救急医学会では自殺未遂者ケアの手引きが策定され（有賀ら，2009），自殺未遂者研修会が開催されている。さらに，救急医療スタッフが標準的な初期診療のスキルを習得するためのプログラムで，半日コースで4症例（自殺企図・アルコール・過換気症候群・幻覚妄想）を学ぶ体験型プログラムで構成される PEEC コース（Psychiatric Evaluation in Emergency Care）を開発して，実務者のスキルアップに努めており（日本臨床救急医学会「自殺企図者のケアに関する検討委員会」，2012），著者の大塚もこれら一連の活動に関わってきた。また，精神科救急領域では日本精神科救急学会の自殺未遂者ケアガイドラインをはじめとして，精神科救急ガイドラインにおいてさまざまな対応法を教育している（大塚ら，2015）。これらの教育は，こころの

健康のリスクを抱えたものに対する，ケアの連携の強化に役立っている。

VII　メンタルヘルス・ファーストエイド（MHFA）とは

　メンタルヘルス対策ではこころの健康の問題を抱えたものへの早期の対応や，精神疾患への理解を促し，偏見を除去する活動が重要であり，オーストラリアで，2000 年に Betty Kitchener と Anthony F Jorm によりメンタルヘルス・ファーストエイド（Mental Health First Aid；以下 MHFA）とよばれるプログラムが開発された。MHFA は専門家ではない一般住民が心理的危機に陥った身近な者に対して，どのような目標で行動すべきかという対応法を身につけることができる（Kitchener & Jorm, 2002）。MHFA はオーストラリアでは国民の間に広く普及しており国全体の精神健康に大きく貢献しており，英国，米国，シンガポールなど 12 カ国以上の国に拡がっている。

　我が国では，MHFA 開発者である Kitchener と Jorm の承諾のもと 2007 年に筆者らが MHFA を日本に導入し，大塚を代表としてメンタルヘルス・ファーストエイド日本支部（Mental Health First Aid － Japan; MHFA-J）を立ち上げ（大塚ら，2013），これまで自殺予防やうつ病の早期介入などさまざまな領域で MHFA の普及活動を実践してきた。

　MHFA は，メンタルヘルスの問題を抱える人に対して，専門家に相談するまでの間の，家族や友人，同僚など，側にいる身近な人が行う「こころの応急処置」であり，いかに症状を認識し，初期支援を提供し，いかに適切な専門家のもとに繋げるかという早期介入，危機介入のアプローチを学んでいくものである。したがって，治療者になることを目的とはしていない。地域のメンタルヘルス対策として，メンタルヘルス不調者の増加に対して，専門家ではない一般住民がファーストエイドの対応を教育することにより，住民の身近な関わりやさまざまな接点でつながる人々からの心理社会的支援の提供が可能となり，健康格差を生む支援へのアクセスの問題や支援の質を向上させる方法論の一つである。人が人を支えるのがメンタルヘルス対策では避けてはとおれない原則である。メンタルヘルス対策全体を考えた場合に，こころの健康に関する教育を通して人々の精神保健のリテラシーが向上し，さらに身近なところでの精神的不調や危機に対応できるスキルを習得し，その過程で偏見が除去されることは，今後の精神医療の課題を解決しうる何よりも重要な取り組みの一つであるといえる。MHFA のプログラムはこの 2 つの観点に焦点をあてている。MHFA では，メンタルヘルス上の危機とし

表 1　MHFA の 5 つの基本ステップ（MHFA 第 4 版より引用）

1）「り」：声をかけ，リスクを評価し，その場でできる支援をしましょう。
2）「は」：決めつけず批判せずに話（はなし）を聞き，コミュニケーションをとりましょう。
3）「あ」：安心につながる支援と情報を提供しましょう。
4）「さ」：専門家のサポートを受けるよう勧めましょう。
5）「る」：セルフヘルプやその他のサポートを勧めましょう。

て，自殺や自傷行為，パニック発作，トラウマ的出来事の体験，重症の精神病状態，アルコールや薬物の問題をもつ人，あるいは攻撃的な人への対応などさまざまな状況を想定している。こうした状況への対応を，共通する 5 つの基本ステップを習得することで身につける（表 1）。

　心理的危機に陥った人に対応する場合，まず，声掛けによって支援を開始し，その中でリスクを評価することが重要である（STEP 1）。そして，じっくりと話を聞くこと自体が，極めて重要な支援となる（STEP 2）。相談者は周囲につらい気持ちや考えを体験していることを聞いてもらい，共感してもらうことを希望しており，アドバイスの前にこのステップを踏むことが重要となる。そのうえで，現在，体験している状態が医学的な問題であればそのことを伝え，効果的な治療や対応があることを安心できるように伝え（STEP 3），次に，専門家のところに行くことの有益性を伝える（STEP 4）。気持ちを和らげるために自分でできる対応法を伝えること（STEP 5）も重要である。

Ⅷ　MHFA の具体的な活用

1．自殺対策

　MHFA では，自殺のリスク評価とその支援法を効率的に習得することが可能である。MHFA は，2010 年に内閣府による自殺対策ゲートキーパー養成研修プログラムに採用され，大塚らは MHFA プログラムのエッセンスを生かした地域での自殺対策のために支援方法を習得できる教育法を開発した。このプログラムでは，体験型ロールプレイとしてグループディスカッションやロールプレイが実践できるよう工夫されており，視覚教材（ゲートキーパー養成研修用 DVD）も作成されている（大塚ら，2011-2013）。

2．被災地支援・地域支援

　2011 年 3 月の東日本大震災をきっかけとし，大塚らは災害地支援における MHFA をもとにしたプログラムの開発を推進してきた。具体的には，被災地での精神健康問題に迅速に対応できる人材育成のために，具体的な対応の方法を盛り込んだ視覚教材などが開発されており，こうした教材による研修会が各地で開催されている。被災地に限らず，岩手県，島根県，埼玉県，鹿児島県，北九州市，福岡市，相模原市などでは，地域の支援者や行政職員を対象とした MHFA に基づいた研修会が開催されている。うつ病や自殺対策に加えて，最近，加藤らは「社会的ひきこもり」の支援にも MHFA を活用した家族支援プログラムを開発している（Kubo, 2020）（詳細は第 11 章）。こうした MHFA をもとにしたプログラムが全国のさまざまな支援に活かされることで，国民全体の精神健康の向上が望まれる。

3．医療場面での活用

　精神科や心療内科以外のさまざまな診療科において，こころの応急処置を必要としている患者は稀ではない。加藤らは，研修医を対象とした短時間（2 時間）の MHFA に基づいた教育研修プログラムを開発し，2008 年に大学病院の初期研修医を対象としたパイロット試験を実施した（Kato et al., 2010）。研修前後および 1 カ月後に自記式アンケートを実施した結果，メンタルヘルス不調者への対応スキルおよび対応の自信が研修後において有意に向上し，1 カ月後においても効果が維持されていた。多施設試験での検証を踏まえ（Suzuki et al., 2014; Fujisawa et al., 2013），研修医以外の医療従事者（例えば看護師）でも受講可能なプログラムとして改訂し，研修医，医師，看護師を含む医療従事者 74 名を対象としてプログラムを実施したところ，特に看護師と研修医において効果を認めた（Nakagami et al., 2018）。広く医療場面での活用が期待される。

4．学生支援への活用

　メンタルヘルスの問題を抱えやすい思春期・青年期をすごす学校生活において，メンタルヘルスの問題は無視できない。橋本らは，学生と接する機会が多い大学職員 76 名に対し，MHFA に基づいた 2.5 時間のゲートキーパー研修を実施し，研修前後，研修 1 カ月後に自記式のアンケートを実施した。自殺介入の管理，ゲートキーパーとしての行動意志，自殺の危険の高い学生に対応する際の態度，自信について評価したところ，学生の管理における適性は有意に改善し，ゲート

キーパーとしての行動の意志は研修受講前と比較し，1カ月後に有意に改善した（Hashimoto et al., 2016）。中高生のメンタルヘルス支援を向上させるために，養護教諭を対象としたMHFAに基づく研修プログラム開発もすすめられている。教える側ばかりでなく，学生自身がMHFAの技術を身に付けることも重要であり，先進的な取り組みとしてシドニー大学薬学部では学部生の必須科目として12時間のMHFAコースが取り入れられている。筆者らは，シドニー大学との連携の元で国内の大学生向けのプログラム開発をすすめている。

5．働く人の支援

会社などで働く人の精神的不調は休職，退職，あるいは自殺に至ってしまうリスクがあり，日常の職場の中に早期対応できる人材が求められる。加藤らは，職場での働く人の精神的不調に早期対応できる社員を育成するためのMHFAに基づく短時間（2時間）の研修プログラムを開発している。会社員83名に対してプログラムを実施し，研修前後と研修1カ月後に自記式アンケートを実施したところ，うつ病と希死念慮に早期介入するスキルおよび介入の自信が向上し，精神疾患に対する偏見の低下が認められ，スキルと自信は介入1カ月後も持続していた（Kubo et al., 2018）。今後，広く職域での普及が期待される。

6．MHFA研修システム

MHFAの実施には認定資格が必要であり，大塚が代表をつとめるMHFA-Jは，MHFAのプログラムを実施することができる人材育成のために，2日間の「①MHFA-J実施者（エイダーと改称）研修会」と2日間の「②MHFA-J指導者（インストラクターと改称）研修会」を年数回開催している。その他，上記のようなさまざまな領域におけるMHFAに基づく研修を開催している。詳細はMHFA-Jホームページ（https://mhfa.jp/）に掲載している。

①MHFA-J実施者（エイダー）研修（2日間・12時間）：MHFAの5ステップ，うつ病，精神疾患，不安の問題，物質使用の問題への初期対応法，および成人学習理論について習得し，MHFAを活用できるようになる。

②MHFA-J指導者（インストラクター）研修（2日間・12時間）：MHFAを活用した教育研修プログラムを自分でも積極的に実施したいという指導者養成のためのアドバンス研修会である。うつ病，精神疾患，不安の問題，物質使用の問題，成人学習理論に関する講義や演習の方法について学び，どのよう

に講義やロールプレイなどの演習を進めるか，実践的方法を習得する。

IX　おわりに

　本稿では，精神疾患の予防と早期介入に関する取り組みを紹介した。メンタルヘルス不調者に対して，MHFA などのゲートキーパー養成をはじめとする地域への教育により，住民の身近な関わりやさまざまな接点でつながる人々からの心理社会的支援の提供が可能となる。人が人を支えるということはメンタルヘルス対策では避けてはとおれない原則であり，人こそ宝であるといえる。地域には人という宝が存在し，住民への教育を通して地域が育つことが精神疾患の予防と地域ケアの推進において何よりも重要であると考えられる。こうした領域で心理職の今後さらなる活躍が期待される。

◆学習チェック表
☐　メンタルヘルス対策として早期介入や予防，危機介入が必要である。
☐　精神疾患の予防は一次予防，二次予防，三次予防で構成される。
☐　危機介入とは「今ここで」という時間的焦点を中心としている。
☐　精神疾患の予防や早期介入はスティグマ対策としても重要である。
☐　包括的な自殺予防介入プログラムは地域での自殺対策として重要である。
☐　メンタルヘルス・ファーストエイドは，非専門家による早期介入，危機介入のアプローチを学ぶプログラムである。

より深めるための推薦図書

Kitchener, B. A. & Jorm, A. F. (2002) *Mental Health First Aid.* ORYGEN Research Centre.（メンタルヘルスファーストエイドジャパン編訳（2012）専門家に相談する前のメンタルヘルス・ファーストエイド：こころの応急処置マニュアル．創元社．）

大塚耕太郎（2017）ゲートキーパーのためのメンタルヘルス・ファーストエイド：メンタルヘルスの初期対応と専門家の連携．In：日本家族心理学会編：家族心理学年報 35「個と家族を支える心理臨床実践Ⅲ—支援者支援の理解と実践」．金子書房．

大塚耕太郎・鈴木友理子・藤澤大介・加藤隆弘ほか監修（2011-13）ゲートキーパー養成研修用テキスト，第 1-3 版．内閣府 HP（現在厚生労働省 HP）．https://www.mhlw.go.jp/stf/seisakunitsuite/bunya/hukushi_kaigo/seikatsuhogo/jisatsu/gatekeeper_index.html

文　　献
有賀徹・宅康史・大塚耕太郎・岸泰宏ほか（2009）自殺未遂者への対応：救急外来（ER）・救急科・救命救急センターのスタッフのための手引．日本臨床救急医学会．

Fujisawa, D., Suzuki, Y., & Kato, T.A. et al.（2013）Suicide intervention skills among Japanese medical residents. *Academic Psychiatry,* 37; 402-407.

Hashimoto, N., Suzuki, Y., & Kato, T.A. et al.(2016)Effectiveness of suicide prevention gatekeeper-training for university administrative staff in Japan. *Psychiatry and Clinical Neurosciences,* 70; 62-70.

Kato, T.A., Suzuki, Y., & Sato, R. et al.（2010）Development of 2-hour suicide intervention program among medical residents: First pilot trial. *Psychiatry and Clinical Neurosciences,* 64; 531-540.

Kitchener, B. A. & Jorm, A. F.（2002）*Mental Health First Aid.* ORYGEN Research Centre.（メンタルヘルスファーストエイドジャパン編訳（2012）専門家に相談する前のメンタルヘルス・ファーストエイド：こころの応急処置マニュアル．創元社.）

Kubo, H., Urata, H., & Katsuki, R. et al.（2018）Development of MHFA-based 2-h educational program for early intervention in depression among office workers: A single-arm pilot trial. *PLoS One,* 13: e0208114.

Kubo, H., Urata, H., & Sakai, M. et al.（2020）Development of 5-day hikikomori intervention program for family members: A single-arm pilot trial. *Heliyon,* 6; e03011.

Nakagami, Y., Kubo, H., & Katsuki, R. et al.（2018）Development of a 2-h suicide prevention program for medical staff including nurses and medical residents: A two-center pilot trial. *Journal of Affective Disorders,* 225; 569-576.

Niederkrotenthaler, T., Voracek, M., & Herberth, A. et al.（2010）Role of media reports in completed and prevented suicide: Werther v. Papageno effects. *British Journal of Psychiatry,* 197; 234-243.

日本臨床救急医学会監修日本臨床救急医学会「自殺企図者のケアに関する検討委員会」（2012）救急医療における精神症状評価と初期診療－ PEEC ガイドブック―チーム医療の視点からの対応のために．へるす出版.

Ono, Y., Sakai, A., & Otsuka, K. et al.(2013)Effectiveness of a multimodal community intervention program to prevent suicide and suicide attempts: A quasi-experimental study. *PLoS One,* 8: e74902.

大塚耕太郎・酒井明夫・工藤薫（2011）危機介入―社会資源活用のための連携．In：張賢徳責任編集：専門医のための精神科臨床リュミエール 29：自殺予防の基本戦略．中山書店, pp.48-157.

大塚耕太郎・鈴木友理子・藤澤大介・加藤隆弘ほか（2011-2013）ゲートキーパー養成研修用テキスト第 1-3 版. 内閣府 HP(現在厚生労働省 HP). https://www.mhlw.go.jp/stf/seisakunitsuite/bunya/hukushi_kaigo/seikatsuhogo/jisatsu/gatekeeper_index.html

大塚耕太郎・鈴木友理子・藤澤大介・加藤隆弘ほか（2013）Mental Health First Aid–Japan チームの活動について．精神神経学雑誌, 115; 792-796.

大塚耕太郎・河西千秋・杉山直也・松本俊彦（2015）自殺未遂者対応．In：日本精神科救急学会監修：精神科救急医療ガイドライン 2015 年版．へるす出版, pp.135-184.

Phillips, D.P.（1974）The influence of suggestion on suicide: Substantive and theoretical implications of the Werther effect. *American Sociological Review,* 39; 340-354.

Suzuki, Y., Kato, T.A., & Sato, R. et al.（2014）Effectiveness of brief suicide management training programme for medical residents in Japan: A cluster randomized controlled trial. *Epidemiology and Psychiatric Sciences,* 23; 167-176.

Winston, A., Rosenthal, R.N., & Pinsker, H.（2012）*Learning Supportive Psyhotherapy: An Illustrated Guide.* American Psychiatric Association.（大野裕・堀越勝・中野有美監訳（2015）動画で学ぶ支持的精神療法入門【DVD 付】．医学書院, p.186.）

外来治療

村山桂太郎

Keywords　心理療法，神経心理検査，緩和ケアチーム，精神科リエゾンチーム

I　はじめに

　厚生労働省の報告によれば平成26（2014）年度の精神疾患患者数は392.4万人であり，そのうち外来患者数は361.1万人といわれている。つまり患者のうち92％は外来で治療を受けているということになる。精神科外来治療を行っている医療機関の種類は①精神科診療所（19床以下の入院ベッドがある，もしくは入院ベッドがない），②精神科病院（20床以上の入院ベッドがある）③総合病院の中の精神科（精神科の病床を有する病院と無床病院がある），と3つに大別できる。

　本稿ではまず精神科外来治療における心理職の役割を概要し，これらの3つの医療機関のそれぞれの特徴とそこに心理職がどのようにかかわっているのかを述べていきたいと思う。なお，本稿において心理職個人が経営しているカウンセリングルーム等については省略する。

II　精神科医療機関の外来における心理職の役割

　精神科医療機関における心理職の役割は大きく分けると，①心理療法，②神経心理検査や性格検査の施行を挙げることができる。

　心理療法は医師の指示によって患者やその家族に行うものである。その際，医師は患者もしくは家族のどのような点に，どの程度，どのような方法を用いて介入して欲しいのか指示をすることになる。よって医師は心理職がどのような技法を心理療法として用いることができるのかを把握しておかないといけないし，心理職からも自分の得意とする心理療法の技法をあらかじめ医師に示しておく必要があるだろう。一方で医師からの指示内容が「特に専門的な技法による介入ではなく共感的，支持的に話を聴いてほしい」という場合もある。

　神経心理検査施行については，近年，児童思春期のみならず成人が自閉スペクトラム症や注意欠如多動症を自ら疑い精神科受診をする患者も増加しており，そ

の患者の知的特性を精査するために知能検査やそれぞれの疾患を精査するための諸検査を施行することが多くなっている。また総合病院においては，例えば事故後や脳卒中後の高次脳機能障害の精査目的に遂行機能や注意機能，記憶といった領域の神経心理検査を求められることもあるだろう。

1．精神科診療所

①概要

　本邦における精神科診療所（医院，クリニック）は 3,890 施設（平成 26（2014）年厚生労働省調べ）ある。平成 26 年度の外来患者は 361.1 万人と前述したが，そのうちの 53％を精神科診療所がカバーしている。疾患別にみると診療所には気分障害（双極性障害を含む）やストレス関連障害，身体表現性障害（いわゆる "神経症"）の受診が多い（平成 17（2005）年度厚生労働省調べ）。

　診療所のスタイルは，医師と事務員がいるだけの小規模な診療所もあれば，心理職，看護師や精神保健福祉士（PSW），作業療法士といった多職種を抱える大規模な多機能診療所までとさまざまである。

②精神科診療所における心理職の業務

　上記のように診療所にはさまざまな形態があるが，心理職の業務は患者に対する個人心理療法の施行が大きな割合を占める。平成 26（2014）年に日本精神神経科診療所協会に対して行った調査では，診療所に勤務している心理職の 90％以上が心理療法に携わっている（田崎，2016）。

　診療所で治療を受けている患者の病態水準は外来治療から入院治療への導入が連続性をもってできる精神科病院の外来よりも比較的軽度の場合が多いと推測される。しかし，前述のように神経症性障害や身体表現性障害の患者の割合が多いということは，認知行動療法や精神分析，森田療法といった特定の技法による心理療法が求められることも多いと言えるだろう。患者一人あたりの心理療法の時間は 40 ～ 60 分のことが多く，医療機関によっては心理職から心理療法を受ける場合は患者の自費診療としている場合がある。個人心理療法に加えて診療所によってはグループセラピーやデイケアを行っている場合もあるので，看護師や作業療法士と共にスタッフとして活動へ参加することがあるだろう。その中での心理職の役割はスタッフがどのような職種で構成されているのか，またその活動の内容によって異なってくる。共通して言えることは心理職が患者の心理アセスメントを医師や他のスタッフに提供し，スタッフの患者への理解が深まることで治療

が進み，患者の生活がより良いものとなるように援助していくことである。

　田崎らの報告（田崎, 2016）によると診療所における心理職の業務内容の特徴として，「新規患者の予診」が業務として挙げられていることがある。心理職は新規に患者が来院したら，その患者が何に困って，どのような目的で来院したのか，その困っていることはいつから始まり，どのような経過をたどっているのか，その患者の生活歴や家族背景などを聞き取り，医師の診察前のまとめることになる。心理職は予診をするにあたって精神疾患に関する医学的知識をある程度有しておかなければならない。そうでなければ，患者に対して的確な質問ができないであろうし，患者が話すままに“聴き”，それをそのまま医師に伝えるだけでは，医師にとって必要な情報が乏しい予診になってしまう可能性が高いからである。

２．精神科病院

①概要

　厚生労働省の報告によると平成28年度における精神科病院は1,062施設あり，病床数は約33.4万床ある。本邦において人口10万人に対しての精神病床数は269床であり，アメリカ25床，イギリス54床と他の先進諸国と比べて多い状況といえよう。日本では多くの精神病床は統合失調症の慢性期患者が長期入院しているという事情があり，国はそのような患者を入院ではなくグループホームといった施設で療養できるように整備を進めている。

　精神科病院への通院患者は3割が統合失調症，2割が気分障害（双極性障害を含む）であり，診療所とは異なる患者層の治療を担っていると言えよう。特に入退院を複数回繰り返した場合は診療所に通院するよりも入院治療が行われた病院に通院する場合が多いだろう。それは入院治療を行った主治医がそのまま外来治療を担当することが多く，治療関係の継続性という点で長所と言える。また，主治医との関係だけではなく，作業療法士（OT），精神保健福祉士（PSW）といった医療スタッフとの関係性も同様に外来で維持できるということは，患者やその家族の安心感につながる。

②心理職の関わり

　精神科病院に勤務している心理職のうち心理検査を業務として施行している心理職の割合は94％，心理療法は87％となっていて（田崎, 2016），診療所の業務内容と大きくは変わらない。田崎の調査（田崎, 2016）によると精神病院に勤務している心理職業務の特徴としてカンファレンスや会議への参加が多いことが

挙げられる。これは診療所と比べて精神科病院では医師，看護師，OT，PSW といった職種がそれぞれ多数勤務しており，患者の情報共有を行うためにカンファレンスや会議を頻回に行っていることによるものと思われる。加えて，この調査は入院患者に対する業務も含んだ調査であることも関係しているだろう。

3. 総合病院における精神科

①概要

　総合病院は内科や外科といった多数の診療科を有しており，身体疾患を治療する機能が主体の病院である。総合病院の精神科には精神科病床をもたない無床精神科と精神科病棟を有する有床精神科がある。無床精神科の業務としては外来業務と他科からのコンサルテーション業務の2つが挙げられる。それらに加えて有床精神科の場合は，精神科疾患を有しているために一般の病床では入院が困難な患者の身体的治療を行っている。

　総合病院の精神科外来では，身体疾患のために身体科への通院が必要でかつ精神科の治療も同時に必要な患者を診療していることが多い。例えばがんを患った患者が内科でがんの治療をしているが，同時に抑うつ症状を呈して精神科的な治療が必要な場合といった具合である。

　さらに身体科に入院している患者が精神的不調となった場合はコンサルテーションを受けて精神科が往診で対応したり，有床精神科であれば，精神症状によって一般病床での治療が困難な患者を精神科病棟に転科させて精神科的治療を優先させるといったことも行う。

　医療機関によっては上記以外にも臓器移植に関して臓器提供をおこなうドナーや臓器提供を受けるレシピエントの精神的評価を施行したり，がん患者に対する緩和ケアチームのメンバーとして活動する場合もある。

②心理職の関わり

　総合病院では身体科からさまざまな理由で心理検査が求められる。例えば治療選択において患者に意思決定能力があるかどうかを判断する場合や，患者に対してある治療方法を行うことが可能かどうか，といった判断の参考にするために知能検査をするといった場合である。

　概要に簡単に触れた他科からのコンサルテーションに心理職が参加することもある。その際，以下に述べるような「精神科リエゾンチーム」で対応すると保険点数が加算される。この精神科リエゾンチームの仕事は，一般病床に入院してい

る患者のうち，せん妄や抑うつを有する患者，精神疾患を有する患者，自殺企図で入院した者を対象として，精神症状の評価や診療実施計画書の作成，定期的なカンファレンスの実施，治療評価書の作成，退院後も精神科医療が継続できるような調整を行うと定義されている。これらの業務を行うにあたり，「精神科リエゾンチーム加算」を得るためには「精神科医ならびに所定の研修を終了した看護師の専任，そして公認心理師，薬剤師，精神保健福祉士，作業療法士のいずれかの専従」という基準がある。そのため心理職がこの精神科リエゾンチームの専従メンバーになることもあるだろう。そこでは心理職は患者に対する心理検査や心理療法を行うことのみならず，身体科のスタッフに対して精神科医とともに患者への対応に関するアドバイスを行うこともあるだろう。つまり心理職は身体疾患によって発生する精神症状の知識がある程度必要になるし，身体科のスタッフ（身体科の主治医や病棟看護師，ソーシャルワーカーなど）との十分なコミュニケーションが必要となってくる。その際，心理職はどの職種がどのように患者に関わっているのかを把握し，精神科リエゾンチームの一員としてさまざまな職種と連携を図っていく必要があるだろう。

III　まとめ

　心理職の活動はこれまで以上に幅広くなると考えられる。今後，心理職は患者だけではなく，多くの医療職とコミュニケーションを図っていく必要性がある。さらに治療チームメンバー内やその他の医療者との人間関係を調整するキーパーソンとしての役割を心理職は担っていくことになるだろう。

◆学習チェック表
- □　精神科の医療機関の種類について理解した。
- □　それぞれの精神科医療機関に受診する精神疾患の違いについて理解した。
- □　多職種連携の重要性について理解し，その中における心理職の役割について理解した。

より深めるための推薦図書
　田崎博一（2016）精神科病院および精神科診療所における心理職の現状（特集　心理職の国家資格化と精神科医療）．精神科治療学，31(9); 1117-1121.

　　文　　　献
田崎博一（2016）精神科病院および精神科診療所における心理職の現状（特集　心理職の国家資格化と精神科医療）．精神科治療学，31(9); 1117-1121.

第 17 章

入院治療

宮崎恭輔

⚷ *Keywords* 　精神保健福祉法，精神保健指定医，任意入院，措置入院，医療保護入院，応急
入院，移送制度，開放処遇，閉鎖処遇，隔離，拘束

▌I　はじめに

　厚生労働省によると，2017 年の精神疾患による患者数は 419.3 万人であり，
同年の精神疾患による入院患者数は 30.2 万人である。実に精神疾患をもつ患者
の 7.2％を入院患者が占めている。精神科の入院治療において，心理職は心理療
法や心理検査の専門家として，治療チームの一員として働くことになる。そのた
め，まずは，入院制度の概要と現状および課題について学んで貰いたい。また，
精神医療には，法律用語などの聞きなれない用語も多く，一般の医療とは異なる
特色がある。特に入院制度に関する人権の擁護や法律の遵守などについては，十
分に理解を深めておいて欲しい。

▌II　精神疾患による患者数

　精神疾患で医療機関にかかっている患者数は，近年大幅に増加している。厚生
労働省「患者調査」によると，2014 年には 392.4 万人であったのが，2017 年に
は 419.3 万人となっている。内訳は，多い順に，気分障害（うつ病・躁うつ病），
統合失調症，神経症性障害，認知症であるが，特にうつ病や認知症の増加が著し
い。

▌III　入院治療の概要と現状および課題

1．入院施設

　精神科の入院治療を置かなっている医療機関としては，①精神科診療所（0 か
ら 19 床以下の入院ベッド），②精神科病院（20 床以上の入院ベッド），③総合病

院の精神科（精神病床の有無がある）がある。

２．入院目的

一般に症状が重篤な場合など，外来治療が難しくなると入院治療の適応となる。目的は，自傷や他害の防止，薬の調整，依存症の教育入院，リハビリテーション入院，休養入院，専門的な治療（精神分析・行動療法・森田療法・内観療法など）などさまざまである。

３．精神疾患による入院患者数の特色と推移

厚生労働省によると精神疾患による入院患者数は，2017年は30.2万人で，2002年の34.5万人と比較すると約1割程減少している。

疾患をみると，統合失調症が最も多く，次いで認知症，気分障害（うつ病・躁うつ病）の順である。統合失調症は徐々に減少した結果，2017年は約5万人減の15.1万人となり，一方，認知症は著しく増加して，約2.6倍増の5.2万人になっている。

年齢階級別では，65歳未満の入院患者数は減少しているが，65歳以上は増加しており，特に後期高齢者（75歳以上）は顕著である。

今後は統合失調症の社会的入院が減少していく中で，高齢化社会の進行による認知症の入院が増加することが予想される。

４．精神病床数と平均在院日数の特色と推移

1950年に制定された精神衛生法により精神疾患の患者は医療の対象となったが，入院対象者に対して，精神病床数は著しく少なく，1959年時点での入院対象者約35万人に対して，精神病床は約3万床しかなかった。1964年のライシャワー事件（ライシャワー米国駐日大使を精神疾患の患者が刺傷した事件）を契機に，1960～70年代にかけて，精神病床数が急増し，精神医療は入院中心となった。

2018年の精神病床数は32.9万床であり，全病床数の約2割である。過去20年間で約3万床減少したが，依然として国際的にも人口当たりの病床数は非常に多い。2016年では人口10万人に対して，本邦は269床であるが，ドイツは121床，イギリスは54床，アメリカは25床である。

平均在院日数は2017年で268日であり，1989年と比べると約220日短縮している。それでも国際水準では非常に長く，長期入院患者の影響が大きい。2014

年の調査では，本邦の285日に対して，ドイツは24.2日，イギリスは42.3日，フランスは5.8日であった。近年の新規入院患者の入院期間は短縮傾向で，約9割が1年以内に退院しており，短期と長期の二極化が目立ってきている。長期入院の要因はさまざまであろうが，症状改善後も退院先がない社会的入院が長期入院患者の20%程と推測され，適切な社会復帰の援助が期待される。

IV　入院制度と患者の人権

1．精神保健福祉法

　一般的に医療は医師法や医療法などによって律せられるが，精神医療の場合，精神保健福祉法（精神保健及び精神障害者福祉に関する法律）がそれに加わる。その理由は，精神疾患の患者は一時的にせよ判断能力が損なわれるため，本人の同意によらない医療が必要となるからである。患者自身のためとはいえ，基本的な人権に制限を加えるため，医学的な必要性を厳格に判断し，法的な定められた手続きを踏むことが必要となる。

2．精神保健指定医

　精神保健福祉法に関する職務を遂行するために厚生労働大臣により指定された医師を精神保健指定医と言い，精神医療の経験や資質など一定の基準を満たすことが必要とされる。

3．入院形態

　精神科の入院形態には，精神保健福祉法に規定された任意入院，措置入院，緊急措置入院，医療保護入院，応急入院がある。

①任意入院

　任意入院は，患者自らの同意に基づく入院であり，最も望ましい入院形態である。入院に際しては，患者に書面で説明と告知を行い，同意書に署名してもらう。原則，自らの申し出により退院ができるが，精神保健指定医が診察を行い，入院を継続する必要があると判断された場合，72時間の退院制限を掛けることができる。任意入院は精神科病院の入院患者の53.4%（2014年）である。

②措置入院・緊急措置入院

措置入院・緊急措置入院は，精神症状が重篤で自傷や他害のおそれがある際に都道府県知事・政令指定都市長の権限で行われる入院である。自傷とは自己の生命や身体を害する行為で，他害とは法律に触れる程度に他人を害する行為である。一般人の申請，警察官・検察官・保護観察所長・矯正施設長・医療観察法の指定通院医療機関の管理者の通報，精神科病院の管理者の届出などにより，知事・市長が調査を行い，精神保健指定医の診察を決める。2 人以上の指定医が診察し，措置入院が必要と判断されれば，措置入院となる。緊急の場合には，1 人の指定医の診察でも，72 時間を限度に緊急措置入院をさせることができる。症状が消退すれば，医療保護入院や任意入院に切り替えられる。措置入院は精神科病院入院患者の 0.5％（2014 年）である。

③医療保護入院

　医療保護入院は，入院が必要なほどの精神症状があるが，患者自身から入院についての同意が得られない際に，家族などの同意に基づいて，病院管理者によって行われる入院である。入院の判断は精神保健指定医が行うが，特定病院では特定医師の診察で 12 時間を限度に入院させることができる。特定医師とは，医籍登録後 4 年以上で，かつ精神科経験が 2 年以上，特定病院に勤務している医師のことである。また，家族とは，患者の配偶者，親権を行う者，扶養義務者，後見人または保佐人である。家族がいない場合には，患者の居住地の市町村長の同意を得なければならない。近年は法改正に伴い，退院後生活環境相談員の専任，医療保護者退院支援委員会の開催など，患者の退院促進の体制整備が進められている。医療保護入院は精神科病院入院患者の 45.4％（2014 年）を占めている。

④応急入院

　応急入院は，緊急に入院が必要とされる精神症状があるが，家族などの同意が得られない場合，精神保健指定医の判断で72 時間を限度に応急入院指定病院に入院させられる制度である。特定医師の場合は 12 時間が限度となる。いわば，緊急時の医療保護入院である。

4．移送制度

　精神科治療が必要かつ有効にもかかわらず，治療を拒否する患者を医療に結びつけるために患者を搬送する制度で，2002 年に精神保健福祉法 34 条に新設された。家族が保健所に相談し，保健所の職員が事前調査をしてから，精神保健指定

医が患者宅に赴いて診察し，必要ならば応急入院指定病院に医療保護入院もしくは応急入院させる。その際，保健所などの行政機関が病院への搬送を行う。

５．入院の処遇について

①開放処遇と閉鎖処遇

　精神科病棟への入院は，疾患の特性上，病棟の出入りが自由にできない閉鎖病棟への入院となることがある。ただし，任意入院の場合，出入りが自由な開放病棟への入院，あるいは，自身が同意しての閉鎖病棟への入院が選択できる。いずれにしても，可能な限り開放的な環境下での処遇が望ましいといえる。

②隔離と拘束

　症状が増悪した際，身体の拘束や個室（保護室）への隔離が行われるが，これらは精神保健指定が必要だと判断した時にのみ認められる。こうした行動制限を行った場合は，毎日の頻回な観察が必須であり，行動制限最小化委員会を設置して，行動制限の適切な運用に努めなければならない。

③絶対に制約されない権利

　いかなる入院形態であっても，また行動制限が行われていても，絶対に制約されない権利としては，信書の発受，都道府県・地方法務局などの人権擁護に関する行政機関の職員や患者の代理人である弁護との電話や面会などがある。

④告知義務

　入院する際，入院の形態に関わらず，入院形態，入院中の制限や権利，退院請求などついて，十分な説明が口頭および書面にて告知され，本人に手渡されることになっている。

⑤処遇改善請求および退院請求

　入院中に受けている処遇や治療に納得がいかない場合は，主治医や病院職員と相談すべきであるが，それでも改善を認めない時は，都道府県知事に対して，「処遇改善請求」や「退院請求」を行う権利が保障されている。

⑥精神医療審査会

　医師・法律家・有識者などの委員で構成された審査会が，精神科病院に入院中

の患者に人権侵害のない適切な医療が提供されているかを調査および審査する。審査内容は，医療保護入院の届出，措置入院者・医療保護入院者の定期病状報告，あるいは退院請求や処遇改善請求などで，必要な場合には病院に対して指導を行う。

■ V　退院支援について

　2004 年に厚生労働省によって提示された「精神保健福祉施策の改革ビジョン」において，「入院医療中心から地域生活中心へ」という基本方針が打ち出され，以下の項目が進められることとなった。

1）国民意識の変革：「こころのバリアフリー宣言」の普及を通じて精神疾患や精神障碍者に対する国民の理解を深める。
2）精神医療体系の再編：救急・リハビリ・重度などの機能分化を進め，できるだけ早期に退院を実現できる体制を整備する。
3）地域生活支援の強化：相談支援・就労支援などの施設機能の強化やサービスの充実を通じ，地域で安心して暮らせる体制を整備する。
4）精神保健医療福祉施策の基盤強化の推進：精神医療・福祉に係る人材の育成の方策を検討するとともに，標準的ケアモデルの開発を進める。在宅サービスの充実に向け，通院公費負担や福祉サービスの利用者負担の見直しによる給付の重点化を行う。

　さらに 2013 年には精神保健福祉法が改正され，医療保護入院者の早期の治療と退院を支援するため，精神科病院は以下の事項を義務付けられた。

1）退院後生活環境相談員の選任：医療保護入院者の退院に向けた相談支援や地域援助事業者の紹介，地域生活への円滑な移行のための退院後の居住の場の確保・調整の業務を行う退院後生活環境相談員を精神保健福祉士などから選任する。
2）地域援助事業者の紹介：入院中に退院後に利用する障害福祉サービスや介護サービスについて相談し，医療保護入院者が円滑に地域生活に移行できるように，特定相談支援事業や地域援助事業者を紹介する。
3）医療保護入院者退院支援委員会の設置：主治医・看護職員・退院後生活環

相談員・医療保護入院者および家族などが出席し，医療保護入院者の入院継続の必要性の有無とその理由，入院継続が必要な際の推定される入院期間および退院に向けた取り組みを審議する医療保護入院者退院支援委員会を設置する。

■ VI　おわりに

　これまでみてきたように精神医療の大枠は法律によって定められており，国の政策や法律の改変の影響を免れ得ないため，今後も知識を更新していくことが必要であろう。その中で患者の人権を尊重し，遵法意識の高いエキスパートとして，専門性を十分に発揮し，より良い精神医療を実現していってもらいたい。

◆学習チェック表
□　精神科の入院の特色と課題について理解した。
□　精神保健福祉法，精神保健指定医について理解した。
□　精神科の入院形態（任意入院・措置入院・医療保護入院など）について理解した。
□　処遇（開放と閉鎖），行動制限（隔離と拘束）について理解した。

より深めるための推薦図書
　精神保健福祉研究会監修（2019）三訂・精神保健福祉法詳解．中央法規出版．
　厚生労働省（2011）みんなのメンタルヘルス．https://www.mhlw.go.jp/kokoro/

　　文　　献
厚生労働省（2004）精神保健福祉施策の改革ビジョン．
厚生労働省（2013）精神保健及び精神障害者福祉に関する法律の一部を改正する法律等の施行事項の詳細について．

多職種連携・リエゾン

大橋綾子

🗝 *Keywords*　コンサルテーション・リエゾン精神医学，緩和ケア，せん妄，臓器移植，多職種協働

I　はじめに

コンサルテーション・リエゾン精神医学（consultation-liaison psychiatry）とは，内科や外科など多数の科からなる総合病院において，精神科が行う医療，研究，教育などの活動全般のことである。本稿では，実際の診療場面における，患者・家族・身体医療従事者を対象とした支援の内容を中心に概説する。

II　コンサルテーション・リエゾン精神医学の歴史と定義

1920年代より米国では総合病院における精神科診療の重要さの認識が強まり，コンサルテーション・リエゾン精神医学という概念が広まった（萬谷・井上・山脇，2012）。その後米国で多数の総合病院に精神科が併設され，コンサルテーション・リエゾン精神医学は主に米国や欧州で発展した。

日本では，この分野の学会活動として1988年に日本総合病院精神医学会が設立されて現在に至る。今後コンサルテーション・リエゾン精神医学の必要性はますます大きくなると思われる。

コンサルテーション精神医学と，リエゾン精神医学は，狭義では意味が異なる（萬谷・井上・山脇，2012）。

総合病院におけるコンサルテーション精神医学とは，身体疾患の治療を受け持つ医師が，患者の精神症状について精神科医師に診察を依頼し，精神科医師がそれに対応することを指す。

一方リエゾンとは，連携という意味のフランス語からきている。リエゾン精神

医学とは，精神科医療従事者（医師，看護師，心理師，薬剤師，精神保健福祉士等）が，身体疾患治療中の患者の精神症状を単に治すということにとどまらず，身体科スタッフ（精神科以外の診療科の医師や看護師等）や患者・家族との関係への介入，看護上の問題へのアドバイスや指導，退院後も患者が適切な医療や福祉につながるような連携の支援，場合により医療スタッフの心理的ケアなど，幅広い活動を含む。コンサルテーションと比べると，問題が生じる前から積極的に連携を図り予防にもつとめる意味合いがある。

　実際の診療場面では幅広く「コンサルテーション・リエゾン精神医学」と称される場合も多い。本稿でもまとめて呼称する。

■ III　緩和ケア

1．緩和ケアの理念

　緩和ケアは，人生の終末期のケア（ターミナルケア）と混同されることもあるが，同義ではない。緩和ケアは，がんやそれ以外の生命を脅かすような重症疾患に直面した人の，身体的・心理的苦痛に適切に対応することをさし，どのような時期であっても提供されるべきケアとされる（日本医師会，2017）。2002年，世界保健機関（WHO）は緩和ケアを表1のように定義している（World Hearth Organization, 2002）（表1）。日本では，2016年に改正されたがん対策基本法において「がん患者の状況に応じて緩和ケアが診断のときから適切に提供されるようにすること」（厚生労働省，2016a），がん対策推進基本計画では「がんと診断された時からの緩和ケアの推進」が提唱されている（厚生労働省，2016b）。

　がん治療の進歩から疾患の予後が改善され，がんの既往（過去に罹患したことがある）があり，あるいは治療を行いながら生活する人も増えた。それに伴い，がんイコール生命の危機という問題ばかりではなく，家事や家庭生活，仕事や経済的問題，妊娠出産，育児，認知症など，あらゆる時期でのケアが必要となりうる時代となった。さらに患者を支える家族や周囲の人への支援が必要なこともある。

　緩和ケアは，いわゆる緩和ケアの専門家や，精神医療の専門家のみが行うものではない。がんなどの診断，治療，療養，社会的支援に初期から携わるすべての医療従事者に，基本的な緩和ケアの知識，技術が求められる。そのため厚生労働省と関連学会などが一般医療従事者対象の緩和ケア基本教育として，コミュニケーション，疼痛などの症状対応，多職種チームワーク，地域の医療資源の知識，

表1　WHO の緩和ケアの定義

緩和ケアとは，生命を脅かす疾患による問題に直面している患者とその家族に対して，痛みやその他の身体的問題，心理社会的問題，スピリチュアルな問題を早期に発見し，的確なアセスメントと対処（治療・処置）を行うことによって，苦しみを予防し，和らげることで，クオリティ・オブ・ライフを改善するアプローチである。	
緩和ケアは……	痛みやその他の苦痛な症状を和らげる
	生命を尊重し，死を自然な経過と認める
	死を早めたり，引き伸ばしたりしない
	心理的なケアとスピリチュアルケアを患者ケアに統合する
	死を迎えるまで患者が人生を積極的に生きて行けるように支える
	家族が患者の病気や死別後の生活に適応できるように支える
	患者と家族のニーズを満たすためにチームアプローチを実践する（必要なら死別後のカウンセリングを含む）
	QOL を高め，病気の経過に良い影響を与える
	病気の早い時期から適用することが可能であり，延命を目的とした治療，例えば化学療法や放射線治療，合併症の診断とマネジメントに必要な検査と並行して行われる

エンド・オブ・ライフケア（end of life care）などを含む内容の研修会を行っている（日本緩和医療学会）。

2．重症身体疾患と精神医学的問題とのつながり

　がんに関連する精神的問題を扱う分野はサイコオンコロジー（psycho-oncology）と呼ばれる。

　死に至ることが予想される重症疾患患者の心理的な動きについては，キューブラー・ロス Kubler-Ross の「死ぬ瞬間」の心理過程や防衛機制が有名である（Kubler-Ross, 1969）。すべての患者がすべての過程を順番通りに経過するとは限らないものの，一般的な経過として把握しておくことは，支援を行う側にとっても有用である。しかし身体科の医療従事者にとっては，こうした知識を教科書で読んだことはあっても，実際の患者と結びつけて客観的に考察した経験が乏しく，実務上はなかなか結びつきにくい。例えば目の前の「怒りをぶつけてくる患者」の心理的背景に思い至ることは通常難しく，医療従事者と患者との関係が悪化したり，医療従事者側が患者を非協力的と捉えたり，逆に患者に言われるままに医療スタッフが謝罪し無力感に苛まれたりする場合もある。身体科スタッフを含む人間関

係やその背景を精神医学的面から考慮して，介入することもコンサルテーション・リエゾン診療で必要とされる。

　重症身体疾患に合併する精神疾患としては，特に適応障害，うつ病への罹患に注意が必要である。身体治療と並行して通常の精神科診療を行うが，向精神薬と身体治療薬の併用で相互作用や副作用の問題が生じたり，そもそも併用ができなかったりする場合もあり，薬剤治療には注意を要する。

　また治療者側は精神疾患ばかりに気をとられないことも重要である。がんや重症疾患の治療中であるということは，常に身体疾患を原因とした新たな症状が生じうるからである。例えば身体症状（嘔気，嘔吐，食欲低下，呼吸苦，咳，腹痛，便通異常等）に関して心理的要因を重視しすぎると，実際の胃腸の疾患や肺や脳へのがんの転移など，身体面の悪化や早期治療可能な病状を見逃してしまう。身体症状の原因がすぐにわからない時に「心理ストレスによる精神的なものではないか＝心身症や身体表現性障害ではないか」という見方は，安易にはするべきではない。

■ Ⅳ　せん妄

　せん妄は入院患者の 10 ～ 42％程度と高頻度にみられ（日本総合病院精神医学会せん妄指針改定班，2015a），コンサルテーション・リエゾン精神医学が扱う重要な疾患のひとつである。せん妄とは，軽度の注意や意識の障害が本態であり，幻視や妄想，興奮，睡眠覚醒リズムの障害を伴う（表2）。典型的には，手術後夜眠れなくなり，せん妄を発症し，自分の置かれている状況がわからなくなって点滴などのルート（直接身体の内部から外部の点滴薬や機械につながっているさまざまなチューブ類のことをルートと呼ぶ）を自ら引っこ抜く，安静が必要にも関わらず起き上がろうとして大声を出して暴れる，ということが多い。ルート類の抜去は，即，身体治療遂行に支障をきたし命に関わることもあるため，やむを得ず身体拘束が必要となる場合も多い。

　せん妄は興奮や幻視などの明らかな精神症状を伴うことから，身体科医療スタッフからは「精神の病気」と思われることが多いが，実は身体疾患や薬剤が原因で軽度脳機能が低下し意識が「曇る」ことによる意識障害の一種である（表3）。患者はせん妄から回復した後記憶が欠落していることが多いが，部分的に覚えていると「非常に怖い体験」として記憶が残るようである。せん妄の治療は，原因となっている身体疾患そのものを治すことである。薬剤性せん妄であれば原因薬

表2　せん妄の診断基準（以下の A〜E をすべて満たす）DSM-5 日本語版より引用

A	注意の障害（すなわち，注意の方向づけ，集中，維持，転換する能力の低下）および意識の障害（環境に対する見当識の低下）
B	その障害は短期間の間に出現し（通常数時間〜数日），もととなる注意及び意識水準からの変化を示し，さらに 1 日の経過中で重症度が変化する傾向がある。
C	さらに認知の障害を伴う（例：記憶欠損，失見当識，言語，視空間認知，知覚）。
D	基準 A および C に示す障害は，他の既存の，確定した，または進行中の神経認知障害ではうまく説明されないし，昏睡のような覚醒水準の著しい低下という状況下で起こるものではない。
E	病歴，身体診察，臨床検査所見から，その障害が他の医学的疾患，物質中毒または離脱（すなわち，乱用薬物や医薬品によるもの），または毒物への暴露，または複数の病因による直接的な生理学的結果により引き起こされたという証拠がある。

表3　せん妄の原因となりうる身体疾患例

電解質異常，脱水，神経障害，低栄養状態認知機能低下（認知症等），内分泌異常，外傷，薬物・アルコール依存，貧血，低酸素，感染，臓器不全，尿毒症・代謝異常，頭蓋内病変
せん妄をおこす可能性のある薬剤
抗コリン作用をもつ薬剤（抗コリン薬等），降圧薬，ドパミン作動薬，β遮断薬，H2 受容体拮抗薬，抗不整脈薬，抗菌薬，抗ウイルス薬，麻薬性鎮痛薬（オピオイド等），GABA 作動薬（ベンゾジアゼピン受容体作動薬等），免疫抑制薬，抗悪性腫瘍薬，非ステロイド性抗炎症薬（NSAIDs），交感神経刺激薬，その他（副腎皮質ステロイド薬等）

剤を除去することである。その間，興奮や幻視，不眠などの精神症状に対しては対症療法として抗精神病薬（主に脳内のドパミンを抑えることで，幻覚妄想や興奮を鎮める作用をもつ薬剤）などを投与する。せん妄は一般的には身体面の回復と並行して数日で回復が望める。しかし重症臓器不全状態など身体要因が取り去れない場合は，せん妄症状の回復も困難な場合がある。

　せん妄の多くは一過性ではあるものの，一度発症するとルート類の抜去による患者自身への身体治療遂行困難や，受傷，転倒転落，職員が暴言や暴力を受けるなど医療安全的にも非常に問題を生じる。そのため院内全体で対応していくことが重要であり教育や啓発活動が重要である。

　入院直前までアルコール多飲があった場合は，アルコール離脱せん妄という特殊なせん妄を発症することも多い。その場合はベンゾジアゼピン系受容体作動薬の予防投薬が有効である。

表4　精神症状を呈した際に考慮すべき身体疾患や薬剤の例

精神症状	身体疾患	薬剤
うつ状態	甲状腺機能亢進症，甲状腺機能低下症，Cushing 症候群，Addison 病，下垂体機能低下症，SLE，腎不全，脳血管障害，脳腫瘍，Parkinson 病，脊髄小脳変性症，悪性腫瘍，心疾患，慢性呼吸器疾患	インターフェロン，β 遮断薬，副腎皮質ステロイド
躁状態	甲状腺機能亢進症，甲状腺機能低下症，Cushing 症候群，SLE，ベーチェット病，てんかん	副腎皮質ステロイド，抗うつ薬
不安・パニック発作	甲状腺機能亢進症，甲状腺機能低下症，心疾患，慢性呼吸器疾患，低血糖，HIV 感染症	インターフェロン，薬剤離脱症状
幻覚妄想状態	甲状腺機能亢進症，Cushing 症候群，副甲状腺機能亢進症，SLE，ベーチェット病，急性脳炎，多発性硬化症，脳腫瘍，頭部外傷，てんかん，感覚遮断	副腎皮質ステロイド，依存性物質乱用，せん妄の原因薬剤となるもの
認知症症状	甲状腺機能低下症，下垂体機能低下症，肝性脳症，低血糖，正常圧水頭症，慢性硬膜下血腫，脳炎後症候群，頭部外傷後遺症，脳変性疾患，HIV 感染症	副腎皮質ステロイド
解離，転換症状	多発性硬化症，急性脳炎，甲状腺機能亢進症	

■ V　精神症状を呈する身体疾患や薬剤

　身体疾患による症状として，精神症状が出現することもある。また薬剤の副作用によって精神症状が生じることもあり，注意が必要である。代表的な疾患や薬剤の例を表4に示す（野村・本田，2008）。

■ VI　精神疾患をもつ患者が身体治療を受ける際に問題となること

1．統合失調症

　統合失調症等，長期的な内服治療によって寛解を維持している患者であっても，身体疾患や手術等で向精神薬が内服できなくなると，急な抗精神病薬の中断による悪性症候群の発症，元々の精神症状の悪化などの問題が生じうる。
　口から嚥下できない場合，胃や腸に直接栄養剤や薬剤を注入する経鼻胃管を挿

入する場合もあるが，薬剤の剤形によっては粉砕ができず投薬ができなくなる。類似の注射薬や，舌下吸収薬に変更を余儀なくされることもあり精神症状の再燃に注意を要する。

　また痛みや身体拘束などの心理的ストレス負荷によって，幻覚や被害妄想等が一時的に悪化する場合もある。

2．知的発達症〈知的発達障害〉，神経発達症〈神経発達障害〉，パーソナリティ症〈パーソナリティ障害〉等

　身体治療目的に身体治療科に入院すると，次々に非日常的な検査を受け，検査や治療のリスク，日程の説明，結果の説明が次々に違うスタッフからなされる。また多くの場合病院の検査予定は救急患者や重症患者の発生で，検査予定は容易に変動する。食事や消灯の時間も，患者が多少無理をして病院の都合に合わせなければならない。大部屋では他人のいびきや騒音の問題もある。患者に知的能力や環境への適応の問題があると，他患者や医療従事者とのコミュニケーションの行き違いなどをきっかけに，さまざまな不適応症状が生じうる。

　同時に，医療従事者側も，なぜ患者が不適応となっているのかを気が付くことができず双方の行き違いや溝が埋まらず身体治療の遂行すらままならなくなることもある。精神科リエゾン診療では患者の知的発達症，神経発達症等の診断や評価，患者本人の支援に加え，医療従事者への説明と対応方法を一緒に考え，実行を支援していく必要がある。

3．認知症

　認知能力の低下があると，患者本人が疾患や治療をどの程度理解して，医療に協力できるのかが問題になる。また入院生活自体が心理的ストレスとなって認知症の周辺症状を悪化させることもある。治療によって一時的に痛みが生じたり，身体的不快感を我慢（薬の副作用でだるさが生じる，空腹でも検査前に食べてはいけない，長時間安静にしなければならない等）したりする必要がある場合は，治療によって得られる長期的利益を患者本人が理解できないと，協力を得ることが難しい。また認知症患者にはせん妄が併発しやすい（日本総合病院精神医学会せん妄指針改定班，2015b）ので，せん妄治療も必要となる可能性もある。

VII　臓器不全，移植医療

　重症の臓器不全をもつ患者には，臓器移植治療が選択肢となりうる。脳死後，心停止後，あるいは生体間での臓器移植がある。臓器不全や移植医療に関しても多方面からコンサルテーション・リエゾン精神医学が関与する（山下，2009）。

　例えば生体間の場合は，健康なドナー（臓器を提供する側）から臓器を摘出するという必要が生じるため，必要に応じて移植治療前にドナーの自発的意思確認（金銭の授受，家族内の人間関係も考慮した強制の有無を含め）を精神科医師などが行うことが多い（日本総合病院精神医学会治療戦略検討委員会・臓器移植関連委員会，2015）。レシピエント（臓器を受け取る側）に関しても必要に応じ精神科医師などが評価を行うことがある。

　重症心不全に対しては，脳死下で提供される心臓移植治療が行われる。移植治療待機期間中は数年に渡って補助人工心臓を装着することが一般的であり，機械に生命が依存する状態となる。また移植後も生涯免疫抑制剤を内服し続けないと生命が保てない。いろいろな時期に強い不安状態やうつ状態，適応障害など精神医学的問題を伴うこともある。患者を支える家族の疲弊等の問題も生じうる。小児心疾患の場合は，特に両親など常時介護する担当者の心理的支援も重要となる。

　また，腎疾患に関しては，精神疾患をかかえる末期腎不全患者がどのように年余に渡る透析を維持できるかという問題，認知症合併例など本人の意思と終末期の透析治療の問題等が挙げられる。

　アルコール依存症を合併しているアルコール性肝不全についても，一定期間断酒できていれば肝臓移植治療の適応となるが，術後アルコール問題への対応が改めて必要となりうる。

VIII　救急医療，自殺再企図防止

　救急外来患者が来院したり救急搬入されたりする病院では，向精神薬の多量服薬，刃物による自傷，縊頸，高所からの転落，電車との接触等による自殺企図後の患者が救急搬入されてくることがある。重症度は多様で，命に別状がなく入院不要の場合から緊急入院・手術が必要な場合などがある。

　自殺企図後の身体治療と並行して，コンサルテーション・リエゾン診療を開始することが多い（河西，2012）。精神医療の専門的な面から，自殺企図であるか

どうかの確認，精神疾患の罹患の有無と重症度，希死念慮とその持続の程度，再企図のリスク評価などを行う。必要に応じて入院や転院による精神疾患の治療や，社会資源との連携を開始する。自殺企図後の患者を精神面，社会的側面等から多職種で支援することで6カ月有意に自殺再企図を抑制できたという研究結果（Hiramatsu, Kawanishi, Yonemoto et al., 2009）からも，自殺再企図防止にコンサルテーション・リエゾン精神医学からの活動が重要と考えられる。

IX　多職種協働，教育活動

　筆者が日常診療の際に最も重視しているのは医療従事者の支援である。総合病院で身体の検査や治療を受けている患者の目的は，まずは身体医療を受けることである。精神医学的問題だけ切り離されて存在するわけではない。そのため現に身体治療に当たっている医療従事者が，本来の目的である身体医療を安全に行いつつ，患者の精神面の問題に対して適切な初期・基本的対応を行えることがとても重要である。

　また病棟での多職種カンファレンスはもちろん，非公式でもちょっとした会話を欠かさない等，顔の見える関係を日頃から構築することが，円滑な横のコミュニケーションのために重要であると筆者は考えている。

　コンサルテーション・リエゾン精神医学は成人教育や啓発活動との関連も深く，文中でも触れたようなさまざまな研修や，学生（医学，看護学，心理学，ソーシャルワーカー等），研修医や若手医師，その他の医療従事者を対象にした精神医療関連の教育活動が行われている（青木，2009）。

X　おわりに

　コンサルテーション・リエゾン精神医学について，実際の臨床診療で精神医学的対応や検討が必要となる点を中心に概説した。

◆学習チェック表
□　コンサルテーション・リエゾン精神医学の狭義，広義の意味を理解した。
□　緩和ケアの理念と，実際の診療の概要を理解した。
□　精神症状を呈する身体疾患や薬剤があることを理解した。

より深めるための推薦図書

　小川朝生・内富庸介編（2012）精神腫瘍学クリニカルエッセンス．創造出版．

　日本医師会（2017）新版がん緩和ケアガイドブック．青海社．

　松下正明・山脇成人編（2009）新世紀の精神科治療（新装版）第4巻 リエゾン精神
　　医学とその治療学．中山書店．

文献

青木孝之（2009）リエゾン精神医学の教育的効果．In：松下正明・山脇成人編：新世紀の精神
　　科治療（新装版）第4巻 リエゾン精神医学とその治療学．中山書店, pp.30-40.

Hiramatsu, Y., Kawanishi, C., & Yonemoto, N. (2009) A randomized controlled multicenter trial
　　of post-suicide attempt case management for the prevention of further attempts in Japan
　　(ACTION-J). *BMC Public Health*, 364(9).

河西千秋（2012）自殺対策における一般救急医療従事者と精神科救急医療従事者との連携．精
　　神神経学雑誌, 114(5); 572-576.

厚生労働省（2016a）改正がん対策基本法の概要．https://www.mhlw.go.jp/file/05-Shingikai-
　　10904750-Kenkoukyoku-Gantaisakukenkouzoushinka/0000146884.pdf

厚生労働省（2016b）がん対策推進基本計画．https://www.mhlw.go.jp/stf/seisakunitsuite/
　　bunya/0000183313.html

Kubler-Ross, E. (1969) *On Death and Dying*. Macmillan.（鈴木晶訳（2001）死ぬ瞬間—死とその
　　過程について．中央公論新社．）

萬谷智之・井上真一・山脇成人（2012）コンサルテーション・リエゾン精神医学の歴史と定義．
　　In：松下正明・山脇成人編：新世紀の精神科治療（新装版）第4巻 リエゾン精神医学とそ
　　の治療学．中山書店．

松下正明・山脇成人編（2009）新世紀の精神科治療（新装版）第4巻 リエゾン精神医学とその
　　治療学．中山書店．

日本医師会（2017）新版がん緩和ケアガイドブック．青海社．

日本緩和医療学会（2008）緩和ケア継続教育プログラム PEACE PROJECT．http://www.jspm-
　　peace.jp

日本総合病院精神医学会せん妄指針改定班（2015a）A 診断　1. 診断と評価スケール．In：せん
　　妄の臨床指針：せん妄の治療指針 第2版．星和書店, pp.1-17.

日本総合病院精神医学会せん妄指針改定班（2015）A 診断　2. 危険因子．In：せん妄の臨床指
　　針：せん妄の治療指針 第2版．星和書店, pp.17-25.

日本総合病院精神医学会治療戦略検討委員会・臓器移植関連委員会（2015）生体臓器移植ドナ
　　ーの意思確認に関する指針．星和書店．

野村総一郎・本田明（2008）症状精神病・器質性精神病．In：野村総一郎・本田明編：精神
　　科身体合併症マニュアル—精神疾患と身体疾患を併せ持つ患者の診療と管理．医学書院,
　　pp.283-340.

山下仰（2009）臓器不全・臓器移植患者へのアプローチ．In：山脇成人編：新世紀の精神科治
　　療（新装版）第4巻 リエゾン精神医学とその治療学．中山書店, pp.183-189.

World Hearth Organization(2002)*WHO Definition of Palliative Care*. http://www.who.int/cancer/
　　palliative/definition/en/（参照日：2018 年7月）

バイオ・サイコ・ソーシャルモデル
──脳科学と精神分析との融合モデルによる未来の精神医学

加藤隆弘

⊶ Keywords　バイオ・サイコ・ソーシャルモデル，脳科学，精神分析，エビデンス，教条主義，多元主義

I　精神医学における生物学的アプローチと心理学アプローチとの解離

　第1章で触れたように，エミール・クレペリン（Kraepelin, E. ; 1856-1926）は，19世紀後半から20世紀前半にかけて，精神疾患を心因・内因・外因と分類しており，クレペリンの分類をもとにした精神疾患概念が現代精神医学の礎となっている。クレペリンは，精神疾患を脳に起因する生物学的な病態として捉え，生物学的アプローチにより精神疾患を治療しうると考えていた。当時，クレペリンは精神疾患患者の死後脳を用いた神経病理学的研究を推進していた。残念ながら，当時最先端の研究をもってしても，統合失調症など代表的な精神疾患においてその器質因（生物学的要因）を同定することができず，これらは内因性疾患に分類された。

　他方，20世紀初頭，ジークムント・フロイト（Freud, S. ; 1856-1939）が創始した精神分析は，精神疾患を「心の病」と捉えて治療する方法として特に米国では大々的に受入れられ，精神分析を柱とする心理学的アプローチが精神医学のメインストリームとなった。そこには，「精神分析をもってすれば，すべての心の病のメカニズムが解明され，すべての患者を治癒に導いてくれるはずだ！」という大きな期待があったのであろう。当時の米国社会は，一般人の間でも精神分析を受けることがステイタスになっていたという時代である。実際には，精神分析ブームは長くは続かなかった。1950年代に麻酔薬として開発された薬物（クロルプロマジン）が偶然にも精神病患者の幻覚妄想の改善に効果があることが見出され，1960年代以降，脳内の神経伝達物質（ドパミンやセロトニン）を調整する

薬剤が次々と開発され，心の病を生物学的（脳科学的）に理解し治療するという薬物療法が席巻することとなった。それに伴い，精神分析に対しては「夢解釈なんて星占いみたいで胡散臭い」「エビデンスがなく非科学的」といった批判が高まり，1970年代以降，「脳科学をもってすれば何でも解明される」という生物学的アプローチをもっぱらとする立場（ネオ・クレペリン主義）が復権したのである。こうした状況は，教条主義（dogmatism）の時代とも呼ばれ，生物学的アプローチにより全ての精神現象を理解できるとする立場と，心理学的アプローチで全ての現象を説明できるという立場にある両者の間で大きな論争が起こったのである。

　論争の打開策として精神医学に導入されたのが，1970年代にジョージ・エンゲル（Engel, G. L.; 1913-1999）が提唱したバイオ・サイコ・ソーシャルモデル（bio-psycho-social model;以下BPSモデル）である（Engel, 1977）。エンゲルは，リエゾン精神医学領域での身体疾患における心理学的理解の重要性を唱えるモデルとしてBPSモデルを考案した。最終的に，BPSモデルは広く精神疾患の理解とその治療において生物学的，心理学的，社会的アプローチすべて併用すべきというコンセプトに至ったのである。

　以下，現代における生物学的アプローチ（脳科学研究）と心理学的アプローチ（主に精神分析）を紹介し，その対話可能性に関して最新の知見を紹介する。

II　生物学的アプローチ（脳科学研究）

　2009年1月に文部科学省で開催された科学技術・学術審議会での「日本における脳科学研究の基本的構想」と題する資料のなかに「脳科学研究が目指すべき方向性」という項目がある。現代の「脳科学」を理解するためのエッセンスがこの項目に凝集されているので引用する（文部科学省，2019）。

　　脳は，遺伝子に基づいて作り出された分子機械が重層的に組み合わさり，神経細胞，神経回路，機能コラム，脳領域といった階層構造を形成し，個体の認知，行動，記憶，思考，情動，意思や，他の個体との相互作用による社会的行動の基盤を成している。同時に，脳は，自律神経系，内分泌系，免疫系等を介して，他の身体部位との密接な連携により，全身のホメオスタシス（恒常性）を維持している。また，脳の各部位に局在する機能素子は，高度な相互依存・相互作用を特徴として，極めて全体性の高いシステムを形成し，様々な情報処理を実現している。
　　…（中略）…脳を理解することは，生命科学的知見に立脚しながら，心を備えた社

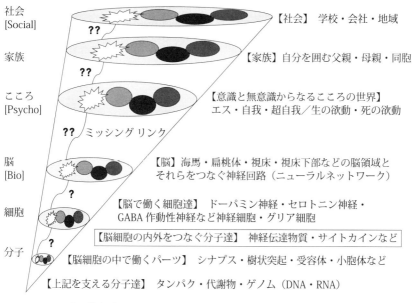

図1　多層的な脳とこころの世界とその住人（加藤（2020）より引用改変）

会的存在として人間を総合的に理解することである。また，パターン認識や，運動制御，言語処理などの情報処理機能について，脳がいかにして，人工システムを遙かにしのぐ能力を実現するのかを理解し，再現することは，情報科学の究極の目標でもある。

　脳科学に携わる研究者は，脳科学の学問が持つこのような特徴を意識し，脳の構造と機能についての知見を学問として究めるとともに，従来の専門分化型の枠組みに縛られることなく，異分野や関連諸領域との連携・融合を積極的に進めながら，人間の総合的理解を目指す「総合的人間科学」の構築を目指すことが期待される。また，次世代の人材の育成においては，脳科学の特徴である学際性・融合性を十分に意識し，広い視点から研究の内容や方向性を整理・再構築する能力を涵養することが必要である。（引用中の**太字**は筆者による）

　この提言で明らかなように，ひとことで「脳」といっても，「脳」は実に多層的で複雑なのである。脳（とこころ）の世界における円環構造を理解してもらうために，筆者が活用してきた概念図を呈示する（図1）。下の数段が脳の世界である。

　脳に限らないが，全ての臓器における全ての細胞はDNAにコードされた遺伝子情報に基づき，RNAの発現を経てタンパクを合成し，さまざまな細胞構造物（細

胞膜・受容体・細胞内情報伝達物質・小胞体など）を生成することで一つの細胞になる。脳で働く細胞の代表は神経細胞である。神経細胞は軸索（細胞体からのびた足）を伸ばし，神経（ニューロン）として情報伝達の主役として働いている。

　脳内にはドパミン神経・セロトニン神経・グルタミン酸作動性神経・GABA作動性神経などさまざまな神経が存在している。それぞれの神経はシナプスという情報伝達のコネクターを多数もっており，シナプスを介して他の神経との間で情報伝達を行っている。シナプス間の情報交換は，それぞれの神経が細胞外に放出するドパミン・セロトニン・グルタミン酸・GABAといった神経伝達物質（ニューロトランスミッター）により達成されている。そして，脳内には神経以外に，グリア細胞と呼ばれるプレイヤーも存在している。

　マクロな次元では，脳は海馬・扁桃体・視床・視床下部など数多くの部位（領域）の集合体であり，それぞれの脳領域が近傍のあるいは遠隔の脳領域と神経回路網を形成し，複雑な情報伝達を担っている。そして，こうした脳の働きによって，私たちの認知，行動，記憶，思考，情動，意思といった高次の活動が達成されるのである。私たち人間は一人では存在しえない存在であり，母子関係にはじまる人と人との相互作用による社会的行動の基盤も脳に宿ると考えられている。

　現代の生物学的精神医学研究では，こうした多層的で複雑なシステムである脳における異常を精神疾患患者において見出すために，患者の（あるいはモデル動物の）死後脳研究，イメージング研究，脳生理学研究，脳以外のサンプルを用いた遺伝子解析や血中物質測定解析といったバイオマーカー研究などさまざまなアプローチが取り入れられている。

■ III　心理学的アプローチ（主に精神分析）

　BPSモデルでは生物学的アプローチと同じように心理学的アプローチを重視しているが，上述の脳の世界はフロイトが提唱した精神分析理論に基づくこころの世界とどのように繋がるのであろうか（加藤，2019）。

　フロイトは19世紀末から20世紀初頭にかけて貴婦人の間で大流行したヒステリー患者の治療を通じて，精神分析を創出している。ヒステリー者の病理の背後に（無意識的な）抑圧が存在するのだと想定し，催眠などさまざまな治療的実践による試行錯誤の末に自由連想することで抑圧から解放され症状が消失することを発見し，無意識を扱うための特殊な治療法，つまり，精神分析を創出したのである。フロイトは，寝椅子を用いた週4〜5回の精神分析の実践を通じて，抑圧・

転換・昇華など無意識のメカニズムを次々に発見するとともに，治療者と患者との二者関係の中で生じる転移・逆転移という現象を発見している。無意識の構成物としてエス・自我・超自我という3つの心的装置を想定し，人間に元来備わっている欲動（Drive）として「生の欲動」とともに晩年には「死の欲動」という概念をも提唱している。こころの発達段階を口唇期・肛門期・男根期（エディプス期）・潜伏期・性器期といったステージに分類し，精神発達論の礎も築いている。

こうした膨大なこころに関する新しい理論を次々に創出した精神分析は20世紀の心理学・精神医学に多大なる影響を与えたのであるが，エビデンスが求められる現代において精神分析はエビデンスの乏しい治療としてその価値が疑問視される傾向さえある。残念ながら，精神分析臨床実践の中でフロイトそしてその後継者達が発掘してきた心的装置・対象関係・精神発達の諸理論は，主観的で曖昧といわれ，実証心理学・神経心理学・神経生理学・神経解剖学など客観性を拠り所とする科学の研究課題になるには程遠い存在として長年科学的批判の対象になってきた。

しかしながら，精神分析が再び科学として受け入れられる時代が来るのではないかという期待がないわけではない。若き頃精神分析家を志していたコロンビア大学の基礎神経学者であるエリック・カンデル Kandel, E. R. は，アメフラシという軟体動物を用いた基礎実験で環境ストレスによりシナプスが変化することで記憶が形成される仕組みを明らかにし，2000年にノーベル生理学・医学賞を受賞している。カンデルは，環境が脳を形成しうることを発見し，脳とこころはお互いに影響を与え合うというモデルを提唱し，心理的アプローチ，特に精神分析の現代的な意義に言及している（Kandel, 1979）。カンデルは精神分析による叡智が現代の精神医学・脳科学に取り入れられなければ悲劇であると警告し，両者の接点から導き出される新しい精神医学の枠組みを提唱している（Kandel, 1999）。我が国では九州大学の神庭が，遺伝子環境－相関による神経の発達に鑑みた精神疾患の理解モデルを提唱している（神庭，2006）。筆者らはさらに，神経ばかりでなくグリアが脳と心を繋ぐ重要な細胞である可能性も提唱している（Kato & Kanba, 2013；加藤・神庭，2019）。

■ IV　未来の精神医学の発展に向けて

2009年の文部科学省による脳科学研究に関する提言には次のような「異分野融合による新しい学問領域の創出」という項目も併記されている（文部科学省，

2019)。

　　脳科学研究の成果は，多くの関連領域の発展を牽引するものであり，脳を情報処理装置と見なして数理科学・情報科学などを中心とする工学系諸領域のみならず，これまでの知の枠組みの中では，自然科学と距離があると考えられてきた哲学，心理学，教育学，社会学，倫理学，法学，経済学等の人文・社会科学の領域に加えて，芸術等の諸領域を含むあらゆる人間の精神活動の所産である文化が，脳科学研究の対象となり得る。

　　…（中略）…とりわけ脳科学は，従来，自然科学の対立概念として捉えられることの多かった人文・社会科学とを架橋する役割を果たすことが期待される。近年の脳機能画像などの基盤技術や，ブレイン・マシン・インターフェースなどの脳科学的知見の応用技術，脳機能に作用する化学物質とその作用機序についての知見などの発展によって，人間の精神活動の解読や補完支援が可能になりつつあり，さらには脳活動の操作・増強の可能性さえ論じられてきている。したがって，人間の精神・社会活動の理解に向けて，人文・社会科学系諸分野と相補的に協働していくことが期待される。

　　また，これまで人文・社会科学が研究対象としてきた人格の同一性と自己意識，自由意志と人間存在，道徳判断と感情制御，芸術経験と創造性，文化と社会の多様性など，人間のさまざまな精神活動の基盤を，脳科学の知見を活用することにより，これまでとは異なる観点から人間の理解に資することが期待される。さらにこうした人間理解に通じる科学的検証や，その結果得られた知識の正しい普及を通じ，中期的な神経神話・擬似脳科学問題への包括的な対処につなげていくことが望ましい。

　　この「脳科学」に関する提言は，精神医学における生物学的アプローチと心理学的アプローチの対話可能性を期待させる。提言で明らかなように，脳科学はいまだ発展途上の段階にあり，わからないことが数多く存在している。この提言では，その事実を謙虚に開示しているという点に意義がある。科学を科学たらしめているものは，未知の現象に対して仮説を創出し，仮説検証を進め，わかったことだけを提示するだけでなく未だわからないことを限界として認め，開示することにあると思う。この仮説呈示・検証・結果の開示，限界への言及，これらのプロセスのいずれかが欠けてしまうと科学的発展は止まり，疑似科学になる危険をはらんでいる。いまだ，ほとんど全ての精神疾患においてその病態は十分には解明されておらず，精神医学も科学の一員であるからには，同様の謙虚な姿勢が求められる。

　　1970年代にエンゲルが提唱したBPSモデルは，生物学的，心理学的，社会的アプローチそれぞれを同じように重視するという立場をとり，現代でも支持されているが，批判にもさらされている。ジョンズ・ホプキンス大学のポール・マクヒ

ュー McHugh, P. R. とフィリップ・スラヴニー Slavney, P. R. は，BPS モデルの有用性を認めつつも，精神科臨床や精神医学研究においては曖昧な指針であるとして批判している（McHugh & Slavney, 1998）。タフツ大学のナシア・ガミー Ghaemi, N. も BPS モデルを折衷主義（eclecticism）と批判している（Ghaemi, 2003）。ガミーは，「いずれのアプローチにも限界があるという点を踏まえつつ，精神疾患について理解し治療するためには複数の独立したアプローチが必要である」という多元主義（Pluralism）を提唱している（Ghaemi, 2003）。

　図のように多層的な脳の世界と，意識と無意識からなるこころの世界，そして社会との関係はいまだ十分には解明されていないが，生物，心理，社会的次元で重層的に多元的に繋がっている可能性がある（加藤, 2020）。心理職を含む多職種・他分野の専門家による連携により，将来的に一つでも多くの精神疾患において多元的な病態理解とそれらの繋がりが見出され，幾つもの画期的な治療法が開発されることを期している。

文　　献

Engel, G.L.（1977）The need for a new medical model: A challenge for biomedicine. *Science*, **196**; 129-136.

Ghaemi, S.N.（2003）*The Concepts of Psychiatry.* Johns Hopkins University Press.（村井俊哉訳（2009）現代精神医学原論. みすず書房.）

神庭重信（2006）ストレスから精神疾患に迫る：海馬神経新生と精神機能. 日本薬理学雑誌, **128**; 3-7.

Kandel, E.R.（1979）Psychotherapy and the single synapse. The impact of psychiatric thought on neurobiologic research. *The New England Journal of Medicine*, **301**; 1028-1037.

Kandel, E.R.（1999）Biology and the future of psychoanalysis: A new intellectual framework for psychiatry revisited. *American Journal of Psychiatry*, **156**; 505-524.

Kato, T.A. & Kanba, S.（2013）Are microglia minding us? Digging up the unconscious mind-brain relationship from a neuropsychoanalytic approach. *Frontiers in Human Neuroscience*, **7**; 13.

加藤隆弘（2019）精神分析と脳科学が出会ったら？ 脳とこころが交差する悩ましい世界への旅. こころの科学, **209**; 8-12.

加藤隆弘・神庭重信（2019）精神疾患の新しいモデル－ミクログリア仮説. 日経サイエンス, **2019 年 1 月号**；32-35.

加藤隆弘（2020）現代の多層化・複雑化した脳科学研究と精神分析の居場所. こころの科学, **210**; 128-131.

McHugh, P.R. & Slavney, P.R.（1998）*The Perspectives of Psychiatry, 2nd Ed.* Johns Hopkins University Press.（澤明訳（2019）現代精神医学. みすず書房.）

文部科学省（2019）我が国における脳科学研究の基本的構想（文部科学省科学技術・学術審議会, 資料 2（2019 年 1 月開催）. http://www.mext.go.jp/b_menu/shingi/gijyutu/gijyutu2/shiryo/attach/1236339.htm

■ 索　引

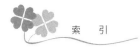

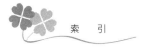

付録
大学及び大学院における必要な科目

○大学における必要な科目
Ａ．心理学基礎科目
①公認心理師の職責
②心理学概論
③臨床心理学概論
④心理学研究法
⑤心理学統計法
⑥心理学実験
Ｂ．心理学発展科目
（基礎心理学）
⑦知覚・認知心理学
⑧学習・言語心理学
⑨感情・人格心理学
⑩神経・生理心理学
⑪社会・集団・家族心理学
⑫発達心理学
⑬障害者・障害児心理学
⑭心理的アセスメント
⑮心理学的支援法
（実践心理学）
⑯健康・医療心理学
⑰福祉心理学
⑱教育・学校心理学
⑲司法・犯罪心理学
⑳産業・組織心理学
（心理学関連科目）
㉑人体の構造と機能及び疾病
㉒精神疾患とその治療
㉓関係行政論
Ｃ．実習演習科目
㉔心理演習
㉕心理実習（80 時間以上）

○大学院における必要な科目
Ａ．心理実践科目
①保健医療分野に関する理論と支援の展開
②福祉分野に関する理論と支援の展開
③教育分野に関する理論と支援の展開
④司法・犯罪分野に関する理論と支援の展開
⑤産業・労働分野に関する理論と支援の展開
⑥心理的アセスメントに関する理論と実践
⑦心理支援に関する理論と実践

⑧家族関係・集団・地域社会における心理支援
に関する理論と実践
⑨心の健康教育に関する理論と実践
Ｂ．実習科目
⑩心理実践実習（450 時間以上）
※「Ａ．心理学基礎科目」，「Ｂ．心理学発展科
目」，「基礎心理学」，「実践心理学」，「心理学
関連科目」の分類方法については，上記とは
異なる分類の仕方もありうる。

○大学における必要な科目に含まれる事項
Ａ．心理学基礎科目
①「公認心理師の職責」に含まれる事項
　1．公認心理師の役割
　2．公認心理師の法的義務及び倫理
　3．心理に関する支援を要する者等の安全の確保
　4．情報の適切な取扱い
　5．保健医療，福祉，教育その他の分野における
　　公認心理師の具体的な業務
　6．自己課題発見・解決能力
　7．生涯学習への準備
　8．多職種連携及び地域連携
②「心理学概論」に含まれる事項
　1．心理学の成り立ち
　2．人の心の基本的な仕組み及び働き
③「臨床心理学概論」に含まれる事項
　1．臨床心理学の成り立ち
　2．臨床心理学の代表的な理論
④「心理学研究法」に含まれる事項
　1．心理学における実証的研究法（量的研究及び
　　質的研究）
　2．データを用いた実証的な思考方法
　3．研究における倫理
⑤「心理学統計法」に含まれる事項
　1．心理学で用いられる統計手法
　2．統計に関する基礎的な知識
⑥「心理学実験」に含まれる事項
　1．実験の計画立案
　2．統計に関する基礎的な知識
Ｂ．心理学発展科目
（基礎心理学）
⑦「知覚・認知心理学」に含まれる事項
　1．人の感覚・知覚等の機序及びその障害
　2．人の認知・思考等の機序及びその障害
⑧「学習・言語心理学」に含まれる事項
　1．人の行動が変化する過程
　2．言語の習得における機序
⑨「感情・人格心理学」に含まれる事項

1. 感情に関する理論及び感情喚起の機序
2. 感情が行動に及ぼす影響
3. 人格の概念及び形成過程
4. 人格の類型，特性等

⑩「神経・生理心理学」に含まれる事項
1. 脳神経系の構造及び機能
2. 記憶，感情等の生理学的反応の機序
3. 高次脳機能障害の概要

⑪「社会・集団・家族心理学」に含まれる事項
1. 対人関係並びに集団における人の意識及び行動についての心の過程
2. 人の態度及び行動
3. 家族，集団及び文化が個人に及ぼす影響

⑫「発達心理学」に含まれる事項
1. 認知機能の発達及び感情・社会性の発達
2. 自己と他者の関係の在り方と心理的発達
3. 誕生から死に至るまでの生涯における心身の発達
4. 発達障害等非定型発達についての基礎的な知識及び考え方
5. 高齢者の心理

⑬「障害者（児）心理学」に含まれる事項
1. 身体障害，知的障害及び精神障害の概要
2. 障害者（児）の心理社会的課題及び必要な支援

⑭「心理的アセスメント」に含まれる事項
1. 心理的アセスメントの目的及び倫理
2. 心理的アセスメントの観点及び展開
3. 心理的アセスメントの方法（観察，面接及び心理検査）
4. 適切な記録及び報告

⑮「心理学的支援法」に含まれる事項
1. 代表的な心理療法並びにカウンセリングの歴史，概念，意義，適応及び限界
2. 訪問による支援や地域支援の意義
3. 良好な人間関係を築くためのコミュニケーションの方法
4. プライバシーへの配慮
5. 心理に関する支援を要する者の関係者に対する支援
6. 心の健康教育

（実践心理学）
⑯「健康・医療心理学」に含まれる事項
1. ストレスと心身の疾病との関係
2. 医療現場における心理社会的課題及び必要な支援
3. 保健活動が行われている現場における心理社会的課題及び必要な支援

4. 災害時等に必要な心理に関する支援

⑰「福祉心理学」に含まれる事項
1. 福祉現場において生じる問題及びその背景
2. 福祉現場における心理社会的課題及び必要な支援
3. 虐待についての基本的知識

⑱「教育・学校心理学」に含まれる事項
1. 教育現場において生じる問題及びその背景
2. 教育現場における心理社会的課題及び必要な支援

⑲「司法・犯罪心理学」に含まれる事項
1. 犯罪・非行，犯罪被害及び家事事件についての基本的知識
2. 司法・犯罪分野における問題に対して必要な心理に関する支援

⑳「産業・組織心理学」に含まれる事項
1. 職場における問題（キャリア形成に関することを含む。）に対して必要な心理に関する支援
2. 組織における人の行動

（心理学関連科目）
㉑「人体の構造と機能及び疾病」に含まれる事項
1. 心身機能と身体構造及びさまざまな疾病や障害
2. がん，難病等の心理に関する支援が必要な主な疾病

㉒「精神疾患とその治療」に含まれる事項
1. 精神疾患総論（代表的な精神疾患についての成因，症状，診断法，治療法，経過，本人や家族への支援を含む。）
2. 向精神薬をはじめとする薬剤による心身の変化
3. 医療機関との連携

㉓「関係行政論」に含まれる事項
1. 保健医療分野に関係する法律，制度
2. 福祉分野に関係する法律，制度
3. 教育分野に関係する法律，制度
4. 司法・犯罪分野に関係する法律，制度
5. 産業・労働分野に関係する法律，制度

㉔「心理演習」に含まれる事項
（略）

㉕「心理実習」に含まれる事項
（略）

執筆者一覧（50 音順）　＊編者

江口　重幸（えぐちしげゆき：東京武蔵野病院）

大塚耕太郎（おおつかこうたろう：岩手医科大学医学部神経精神科学講座，同学部災害・地域精
　　　神医学講座）

大橋　綾子（おおはしあやこ：九州大学大学院医学研究院精神病態医学）

加藤　隆弘（かとうたかひろ：九州大学大学院医学研究院精神病態医学）＊

神庭　重信（かんばしげのぶ：九州大学名誉教授，飯田病院顧問，日本うつ病センター理事長）＊

北島　和俊（きたじまかずとし：九州大学大学院医学研究院精神病態医学）

小原　圭司（こばらけいじ：島根県立心と体の相談センター）

鈴木　智美（すずきともみ：可也病院／精神分析キャビネ）

早川　宏平（はやかわこうへい：九州大学大学院医学研究院精神病態医学）

平野　羊嗣（ひらのようじ：九州大学大学院医学研究院精神病態医学）

藤澤　大介（ふじさわだいすけ：慶應義塾大学医学部精神・神経科／医療安全管理部）

藤山　直樹（ふじやまなおき：個人開業）

福田　真也（ふくだしんや：あつぎ心療クリニック・成蹊大学学生サポートセンター）

松﨑　尊信（まつざきたかのぶ：国立病院機構久里浜医療センター精神科）

松本ちひろ（まつもとちひろ：日本精神神経学会 ICD-11 委員会）

丸田　敏雅（まるたとしまさ：聖徳大学保健センター）

宮崎　恭輔（みやざききょうすけ：九州大学大学院医学研究院精神病態医学）

村山桂太郎（むらやまけいたろう：九州大学大学院医学研究院精神病態医学）

門司　　晃（もんじあきら：佐賀大学名誉教授，慈光会若久病院院長）

山下　　洋（やましたひろし：九州大学病院子どものこころの診療部））

山根　謙一（やまねけんいち：九州大学病院子どものこころの診療部））

編者略歴

加藤隆弘（かとう・たかひろ）　九州大学大学院医学研究院精神病態医学 准教授，精神科医，精神分析家，グループサイコセラピスト
鹿児島県出身。2000 年九州大学医学部卒，九州大学病院，牧病院，鮫島病院で精神科研修後，2005 年精神分析訓練と精神免疫学研究を開始。2008 年日本学術振興会特別研究員，2011 年米国ジョンズホプキンス大学精神科留学，2013 年九州大学レドックスナビ研究拠点特任准教授，2017 年九州大学病院精神科神経科講師を経て，2021 年より現職。専門は精神分析，集団精神療法，精神免疫学，うつ病，ひきこもり。著書に『みんなのひきこもり』（木立の文庫，2020 年），『精神分析と脳科学が出会ったら』（日本評論社，2022 年），『逃げるが勝ちの心得』（木立の文庫，2023 年）ほか。

神庭重信（かんば・しげのぶ）　九州大学名誉教授。精神科医，医学博士
福岡県出身。1980 年慶應義塾大学医学部卒，米国メイヨー・クリニックで精神薬理学フェローと精神科レジデントとして精神医学を学び，同講師，帰国後慶應義塾大学医学部講師をへて，1996 年山梨大学教授（精神神経医学）。2004 年九州大学大学院医学研究院教授（精神病態医学）。2019 年より九州大学名誉教授。飯田病院顧問，日本うつ病センター理事長。
単著に，『うつ病の論理と臨床』（弘文堂，2014 年），『思索と想い―精神医学の小径で』（慶應義塾大学出版会，2014 年），『思量と願い―精神医学の風景』（九州大学出版会，2019 年），『こころと体の対話――精神免疫学の世界』（文春新書，1999 年）ほか編著多数。

こうにんしんりし　きそ　じっせん
公認心理師の基礎と実践㉒［第 22 巻］

せいしんしっかん　　　　　ちりょう
精神疾患とその治療

2020 年 7 月 1 日　第 1 刷
2024 年 4 月 10 日　第 3 刷

監 修 者　野島一彦・繁桝算男
　　　　　　のじまかずひこ　しげますかずお
編　　者　加藤隆弘・神庭重信
　　　　　　かとうたかひろ　かんばしげのぶ
発 行 人　山内俊介
発 行 所　遠見書房
製作協力　ちとせプレス（http://chitosepress.com）

tomi
shobo
遠見書房

〒 181-0001 東京都三鷹市井の頭 2-28-16
TEL 0422-26-6711　FAX 050-3488-3894
tomi@tomishobo.com　http://tomishobo.com
遠見書房の書店　https://tomishobo.stores.jp/

印刷・製本　モリモト印刷

ISBN978-4-86616-072-6　C3011